D&T InforMed

Medicina de Família e Comunidade

D&T InforMed

Medicina de Família e Comunidade

DIAGNÓSTICO E TRATAMENTO EM MINUTOS

COORDENADOR

Rodrigo Antonio Brandão Neto

informed by manole

manole editora

Editora: Anna Yue
Produção editorial: Soares Gestão Editorial
Projeto gráfico: Departamento de Arte da Editora Manole
Editoração eletrônica: Formato Editoração
Ilustrações: Formato Editoração e Luargraf Serviços Gráficos
Capa: Ricardo Yoshiaki Nitta Rodrigues
Imagem de capa: istockphoto

CIP-BRASIL. CATALOGAÇÃO NA PUBLICAÇÃO
SINDICATO NACIONAL DOS EDITORES DE LIVROS, RJ

D492

D&T InforMed Medicina de Família e Comunidade : diagnóstico e tratamento em minutos / coordenação Rodrigo Antonio Brandão Neto. - 1. ed. - Santana de Parnaíba [SP] : Manole, 2025.

Inclui bibliografia e índice
ISBN 9788520470671

1. Emergências médicas. 2. Medicina da família. I. Brandão Neto, Rodrigo Antonio.

25-100590.1 CDD: 616.025
CDU: 616-083.98

Meri Gleice Rodrigues de Souza - Bibliotecária - CRB-7/6439

Edição – 2026

Direitos adquiridos pela:
Editora Manole Ltda.
Alameda América, 876 – Tamboré
Santana do Parnaíba
06543-315 – SP – Brasil
Tel.: (11) 4196-6000
www.manole.com.br | https://atendimento.manole.com.br

Impresso no Brasil | *Printed in Brazil*

Coordenador

Rodrigo Antonio Brandão Neto
Primeiro Supervisor da Residência em Medicina de Emergência do Hospital das Clínicas da Faculdade de Medicina da Universidade de São Paulo (HCFMUSP). Doutorado em Ciências Médicas pela Faculdade de Medicina da Universidade de São Paulo (FMUSP). MBA em Gestão pela Fundação Getulio Vargas (FGV). Coordenador do Curso de Emergência da Universidade de São Paulo (USP). Supervisor do pronto-socorro do HCFMUSP (2011-2023). Docente de Medicina de Emergência da Faculdade Israelita Albert Einstein (2023-2025).

Autores

Adriano Meyer-Pflug
Médico Assistente do pronto-socorro cirúrgico do Hospital das Clínicas da Faculdade de Medicina da Universidade de São Paulo (HCFMUSP). Doutor pela Universidade de São Paulo (USP) na área de ensino médico.

Ana Beatrice Bonganha Zanon
Formada em Medicina pela Faculdade de Medicina da Universidade de São Paulo (FMUSP). Residência em Ginecologia e Obstetrícia no Hospital das Clínicas da FMUSP (HCFMUSP). Pós-graduação em Ginecologia Oncológica e Cirurgia Minimamente Invasiva pelo Hospital Sírio-Libanês. Especialização em Reprodução Humana pelo HCFMUSP.

Andréa Silva Gondim
Professora de Geriatria da Faculdade de Medicina do Centro Universitário Christus (Unichristus). Médica Assistente do Serviço de Geriatria do Hospital Universitário Walter Cantídio da Universidade Federal do Ceará (HUWC-UFC). Residência em Geriatria pela Faculdade de Medicina da UFC (FAMED-UFC). Mestra em Ensino em Saúde e Tecnologias Educacionais pelo Unichristus.

Armando Carneiro Furtado
Médico Cardiologista Assistente do pronto-socorro do Instituto do Coração do Hospital das Clínicas da Faculdade de Medicina da Universidade de São Paulo (InCor-HCFMUSP). Subespecialização em Aterosclerose.

Brenno Rizerio Gomes
Médico pela Faculdade de Medicina da Universidade de São Paulo (FMUSP). Residência em Clínica Médica pelo Hospital das Clínicas da FMUSP (HCFMUSP). Residência em Cardiologia pelo Instituto do Coração do Hospital das Clínicas da FMUSP (InCorHCFMUSP). Especialista

em Cardiologia e em Ecocardiografia pela Sociedade Brasileira de Cardiologia (SBC) e em Terapia Intensiva pela Associação de Medicina Intensiva Brasileira (AMIB). Especialista em Insuficiência Cardíaca pela European Society of Cardiology (HFA-ESC). Médico Assistente do Núcleo de Insuficiência Cardíaca do InCorHCFMUSP (2019-2023). Médico Diarista da UTI cardiológica do Hospital Rio Grande (RN). Médico da equipe de Insuficiência Cardíaca e Transplante Cardíaco do Hospital Rio Grande (RN).

Bruna Macêdo de Carvalho

Médica com Residência em Clínica Médica pela Universidade Federal de São Paulo (Unifesp). Médica Residente de Geriatria no Hospital das Clínicas da Faculdade de Medicina da Universidade de São Paulo (HCFMUSP).

Daniel Abdalla Added Filho

Médico pela Faculdade de Medicina da Universidade de São Paulo (USP). Residência em Clínica Médica no Hospital das Clínicas da Faculdade de Medicina da Universidade de São Paulo (HCFMUSP). Preceptor da Residência de Clínica Médica do HCFMUSP. Assistente da Divisão de Clínica Médica do Hospital Universitário da USP.

Daniel Costa Guimarães

Médico pelo Centro Universitário Christus (Unichristus). Residência em Clínica Médica pelo Hospital Universitário Walter Cantídio (HUWC). Professor Universitário na Unichristus. Preceptor da Residência de Clínica Médica na Santa Casa de Misericórdia de Fortaleza. Chefe do setor de Clínica Médica na Santa Casa de Misericórdia de Fortaleza.

Daniela Engelender Abreu

Médica Especialista em Clínica Médica pela Universidade São Francisco e Universidade Estadual de Campinas (Unicamp) no Brasil. Medicina de Família pela Universite de Sherbrooke no Canadá.

Edilza Câmara Nóbrega

Médica pela Universidade Federal da Paraíba (UFPB). Residência em Clínica Médica pelo Hospital das Clínicas da Faculdade de Medicina da Universidade de São Paulo (HCFMUSP). Residência em Cardiologia pelo Instituto do Coração do HCFMUSP (InCor-HCFMUSP). Especialista em Interconsulta em Cardiologia com enfoque em Avaliação de Risco Perioperatório pelo InCor-HCFMUSP.

Eli Faria Evaristo

Médico Neurologista do corpo clínico do Hospital Sírio-Libanês. Doutor em Ciências pela Faculdade de Medicina da Universidade de São Paulo (FMUSP).

Felipe Chaves Duarte Barros

Médico Neurologista pela Universidade Federal de São Paulo (Unifesp). Especialista em Neurologia Vascular e Neurointensivismo pela Unifesp. Membro Titular da Academia Brasileira de Neurologia (ABN).

Filumena Maria da Silva Gomes

Doutora em Ciências pelo Departamento de Pediatria da Faculdade de Medicina da Universidade de São Paulo (FMUSP). Especialista em Pediatria pela Sociedade Brasileira de Pediatria (SBP). Médica Assistente em Pediatria do Departamento de Pediatria da FMUSP. Membro da Comissão de Graduação do Departamento de Pediatria da FMUSP.

Francisco Akira Malta Cardozo

Graduação em Medicina pela Faculdade de Medicina da Universidade de São Paulo (FMUSP). Cardiologista pelo Instituto do Coração do Hospital das Clínicas da FMUSP (InCor-HCFMUSP). Médico Assistente da Unidade de Medicina Interdisciplinar em Cardiologia do InCor-HCFMUSP. Doutorando pela Faculdade de Medicina de São Paulo.

Gabriela de Toledo Passos Candelaria

Graduação em Medicina pela Universidade Estadual de Campinas (Unicamp). Residência em Pediatria e em Hematologia e Hemoterapia Pediátrica pelo Instituto da Criança e do Adolescente do Hospital das Clínicas da Faculdade de Medicina da Universidade de São Paulo (ICr-HCFMUSP). Especialização em Hemoterapia e Terapia Celular pelo Hospital Israelita Albert Einstein. *Research Fellow* pelo Lindsley F. Kimball Research Institute (New York Blood Center).

Isabela Carvalhinho Carlos de Souza

Médica pela Escola Superior de Ciências da Santa Casa de Misericórdia de Vitória (Emescam). Residência em Clínica Médica pela Faculdade de Medicina da Universidade de São Paulo (FMUSP).

Jarbas de Sá Roriz Filho

Graduado em Medicina pela Universidade Federal do Ceará (UFC). Doutor em Ciências Médicas pela Faculdade de Medicina de Ribeirão Preto (FMRP-USP). Especialista em Geriatria pela Sociedade Brasileira de Geriatria e Gerontologia (SBGG). Residência em Clínica Médica e em Geriatria pela FMRP-USP. Professor do Magistério Superior, Adjunto IV, do Departamento de Medicina Clínica da Faculdade de Medicina da Universidade Federal do Ceará (Famed-UFC). Presidente do Instituto de Geriatria e Gerontologia do Ceará (INGGÁ). Membro da Comissão de Imunizações da SBGG.

José Renato G. Amaral

Especialista em Clínica Médica e Geriatria pela Faculdade de Medicina da Universidade de São Paulo (FMUSP) e pela Sociedade Brasileira de Clínica Médica (SBCM), Sociedade Brasileira de Geriatria e Gerontologia (SBGG) e Associação Médica Brasileira (AMB). Médico Assistente do Serviço de Geriatria do Hospital das Clínicas da FMUSP (HCFMUSP). Médico do corpo clínico do Hospital Sírio-Libanês e do Hospital Nipo Brasileiro. Membro da Diretoria da Sociedade Brasileira de Geriatria e Gerontologia – seção São Paulo (SBGG-SP) na gestão 2022-2024.

José Roberto Mendes Pegler

Graduação pela Faculdade Medicina da Universidade de São Paulo (FMUSP), com estágio de 1 ano na Harvard School of Public Health. Residência em Pediatria no Instituto da Criança e do Adolescente do Hospital das Clínicas da FMUSP (ICr-HCFMUSP), com titulação pela Sociedade Brasileira de Pediatria (SBP). Residência em Alergia e Imunologia Pediátrica no ICr-HCFMUSP, com estágio no Johns Hopkins All Children's Hospital. Título de Especialista em Alergia e Imunologia pela Associação Brasileira de Alergia e Imunologia (ASBAI). Médico da Unidade de Alergia e Imunologia Pediátrica do ICr-HCFMUSP. Membro do Departamento Científico de Alergia na Infância e Adolescência da ASBAI (biênio 2025-2026).

Larissa Kallas Curiati

Médica pela Faculdade de Ciências Médicas da Santa Casa da São Paulo (FCMSCSP). Pediatra e Endocrinologista Pediátrica pelo Instituto da Criança e do Adolescente do Hospital das Clínicas da Faculdade de Medicina da Universidade de São Paulo (ICr-HCFMUSP). Títulos de Especialista pela Sociedade Brasileira de Pediatria (SBP) e Sociedade Brasileira de Endocrinologia e Metabologia (SBEM).

Loren Suyane Oliveira de Andrade

Especialista em Geriatria pela Faculdade de Medicina da Universidade de São Paulo (FMUSP). Titulada pela Sociedade Brasileira de Geriatria e Gerontologia (SBGG). Complementação especializada em Cardiogeriatria pelo Instituto do Coração (InCor-HCFMUSP). Professora de Geriatria da pós-graduação em Geriatria da AFYA. Professora da pós-graduação em Geriatria do Hospital Sírio-Libanês. Professora da graduação de Medicina da Unit – Aracaju.

Luciana Dornfeld Bichuette

Residência em Clínica Médica pelo Hospital das Clínicas da Faculdade de Medicina da Universidade de São Paulo (HCFMUSP). Residência em Cardiologia Clínica no Instituto do Coração do HCFMUSP (InCor-HCFMUSP). Médica Assistente da Unidade de Medicina Interdisciplinar em Cardiologia (InCor-HCFMUSP).

Marcelo Borges Cavalcante

Mestre em Tocoginecologia pela Universidade Federal do Ceará (UFC). Doutor em Ciências Médicas pela UFC. Pós-doutorado na University of Central Florida, Orlando-FL-USA. Professor Adjunto do curso de Medicina da Universidade de Fortaleza (Unifor). Diretor da Clínica CONCEPTUS (Centro Cearense de Medicina Reprodutiva).

Maria Helena Valente

Mestre e Doutora em Ciências pelo Departamento de Pediatria da Faculdade de Medicina da Universidade de São Paulo (FMUSP). Especialista em Pediatria pela Sociedade Brasileira de Pediatria (SBP). Médica Assistente em Pediatria do Departamento de Pediatria da FMUSP.

Nathalia Conci Santorio

Médica pela Universidade Federal do Espírito Santo (UFES). Residência em Clínica Médica pelo Hospital das Clínicas da Faculdade de Medicina da Universidade de São Paulo (HC-

FMUSP). Residência em Cardiologia pelo Instituto do Coração (InCor). Especialista em Cardiologia pela Sociedade Brasileira de Cardiologia (SBC). Complementação Especializada em Ecocardiografia com ênfase em Cardiopatias Adquiridas e Congênitas pelo InCor. Especialista em Ecocardiografia pelo Departamento de Imagem Cardiovascular (DIC). Mestrado em Ciências pela FMUSP.

Pedro Henrique Navarro Alves de Lima

Residência em Clínica Médica pela Universidade Federal de Uberlândia (UFU). Residência em Geriatria pela Faculdade de Medicina de Ribeirão Preto - Universidade de São Paulo (FMRP-USP). Docente do Curso de Medicina da Universidade Anhembi Morumbi (São José dos Campos/SP). Médico Assistente do Ambulatório de Geriatria do Centro Integrado de Saúde da Universidade Anhembi Morumbi (São José dos Campos/SP).

Ranna Santos Pessoa

Médica pela Universidade Federal do Rio Grande do Norte (UFRN). Residência em Clínica Médica pela Faculdade de Medicina da Universidade de São Paulo (FMUSP). Residência em Cardiologia pelo Instituto do Coração do Hospital das Clínicas da Faculdade de Medicina da Universidade de São Paulo (InCor-HCFMUSP). Especialista em Valvopatias pelo InCor-HCFMUSP e Ecocardiografia. Médica Cardiologista do Hospital Universitário Onofre Lopes da Universidade Federal do Rio Grande do Norte (HUOL-UFRN).

Rayra Maia Alvarez

Médica Pediatra formada e pós- graduada pelo Hospital Israelita Albert Einstein (HIAE). Especialista em Pediatria pela Sociedade Brasileira de Pediatria (SBP) e Membro da American Academy of Pediatrics (AAP). Título de MBA em Gestão em Saúde. Docente da pós-graduação em Urgências e Emergências Pediátricas do HIAE.

Renato Antunes dos Santos

Psiquiatra pela Escola Paulista de Medicina da Universidade Federal de São Paulo (EPM-Unifesp). Doutor em Medicina (Educação e Saúde) pela Faculdade de Medicina da Universidade de São Paulo (FMUSP). *Assistant Professor*, Department of Psychiatry, McGill University. Médico Psiquiatra do Centre de Santé Inuulitsivik (Nunavik) e do Douglas Mental Health University Institute (Montreal).

Rodrigo Antonio Brandão Neto

Primeiro Supervisor da Residência em Medicina de Emergência do Hospital das Clínicas da Faculdade de Medicina da Universidade de São Paulo (HCFMUSP). Doutorado em Ciências Médicas pela Faculdade de Medicina da Universidade de São Paulo (FMUSP). MBA em Gestão pela Fundação Getulio Vargas (FGV). Coordenador do Curso de Emergência da Universidade de São Paulo (USP). Supervisor do pronto-socorro do HCFMUSP (2011-2023). Docente de Medicina de Emergência da Faculdade Israelita Albert Einstein (2023-2025).

Rodrigo Freddi Miada

Médico pela Faculdade de Medicina da Universidade de São Paulo (FMUSP). Residência em Clínica Médica pelo Hospital das Clínicas da FMUSP (HCFMUSP). Residência em Cardiologia Clínica no Instituto do Coração do HCFMUSP (InCor-HCFMUSP). Ex-Preceptor do Programa de Residência em Cardiologia Clínica do InCor-HCFMUSP. Médico Assistente da equipe de Cardiologia do Hospital Beneficência Portuguesa (BP-SP). Instrutor de ACLS (*Advanced Cardiovascular Life Support*) pelo Laboratório de Treinamento e Simulação em Emergências Cardiovasculares (LTSEC) - InCor-HCFMUSP.

Vagner Madrini Junior

Médico pela Universidade Federal do Pará (UFPA). Especialista em Clínica Médica pela Escola Paulista de Medicina da Universidade Federal de São Paulo (EPM-Unifesp). Assistente do Departamento de Miocardiopatias e Doenças da Aorta pelo Instituto do Coração do Hospital das Clínicas da Faculdade de Medicina da Universidade de São Paulo (InCor-HCFMUSP). Editor do aplicativo CardioTrials e do Projeto CardioLearning.

Sumário

SEÇÃO II – MEDICINA DE FAMÍLIA E COMUNIDADE EM INTERFACE COM PEDIATRIA

Apresentação

A plataforma InforMed, ferramenta digital de conteúdo médico, auxilia a tomada de decisões na prática clínica diária com informações sucintas e de excelente qualidade técnica.

A curadoria do conteúdo em Medicina de Família e Comunidade é realizada pelo médico Rodrigo Antonio Brandão Neto, com a colaboração de uma equipe composta por muitos outros médicos especialistas.

É um grande desafio produzir conteúdos técnicos atuais, revisados constantemente, e que, ainda, são associados a acessos a capítulos dos livros da editora Manole, além de muitas aulas, artigos e *podcasts*.

Os médicos, que lidam com a medicina de família e comunidade, assim como os de outras especialidades, estudantes e profissionais da área da saúde, necessitam do conteúdo de diagnóstico e tratamento em uma plataforma de fácil acesso, para consulta durante o atendimento clínico e para atualização de conhecimentos.

D&T InforMed Medicina de Família e Comunidade: diagnóstico e tratamento em minutos traz um recorte da plataforma InforMed e apresenta textos com orientações para a prática clínica baseada em evidências de forma direta e objetiva.

Curadores do InforMed

Filumena Maria da Silva Gomes

Doutora em Ciências pelo Departamento de Pediatria da Faculdade de Medicina da Universidade de São Paulo (FMUSP). Especialista em Pediatria pela Sociedade Brasileira de Pediatria (SBP). Médica Assistente em Pediatria do Departamento de Pediatria da FMUSP. Membro da Comissão de Graduação do Departamento de Pediatria da FMUSP.

Kamila Maria Maranhão Sidney

Graduada em Farmácia pela Unifor. Especialista em Farmácia Clínica com Residência em Atenção ao paciente crítico cardiopulmonar pelo Hospital Dr. Carlos Alberto Studart Gomes/ESP-CE. Mestre em Ciências Farmacêuticas pela UFC.

Maria Helena Valente

Mestre e Doutora em Ciências pelo Departamento de Pediatria da Faculdade de Medicina da Universidade de São Paulo (FMUSP). Especialista em Pediatria pela Sociedade Brasileira de Pediatria (SBP). Médica Assistente em Pediatria do Departamento de Pediatria da FMUSP.

Michelle Silva Nunes

Farmacêutica Especialista em Terapia Intensiva (HUOL/UFRN). Mestre pelo PPGCS/UnB.

Mílton de Arruda Martins

Professor Titular de Clínica Médica da Faculdade de Medicina da Universidade de São Paulo (FMUSP). Diretor do Serviço de Clínica Geral do Hospital das Clínicas da FMUSP.

Rodrigo Antonio Brandão Neto

Primeiro Supervisor da Residência em Medicina de Emergência do Hospital das Clínicas da Faculdade de Medicina da Universidade de São Paulo (HCFMUSP). Doutorado em Ciências Médicas pela Faculdade de Medicina da Universidade de São Paulo (FMUSP). MBA em Gestão pela Fundação Getulio Vargas (FGV). Coordenador do Curso de Emergência da Universidade de São Paulo (USP). Supervisor do pronto-socorro do HCFMUSP (2011-2023). Docente de Medicina de Emergência da Faculdade Israelita Albert Einstein (2023-2025).

D&T InforMed
Medicina de Família e Comunidade

SEÇÃO 1

MEDICINA DE FAMÍLIA E COMUNIDADE EM INTERFACE COM MULTIESPECIALIDADES

1 Anemia ferropriva: diagnóstico e tratamento

Isabela Carvalhinho Carlos de Souza

Rodrigo Antonio Brandão Neto

Daniel Costa Guimarães

DEFINIÇÃO

- Definição da Organização Mundial da Saúde (OMS) de anemia:
  - Hemoglobina < 13 g/dL em homens.
  - Hemoglobina < 12 g/dL em mulheres não gestantes.
  - Hemoglobina < 11 g/dL em mulheres gestantes.
- A anemia ferropriva é um estado em que há redução da quantidade de ferro corporal. O fornecimento de ferro torna-se insuficiente para a formação da hemoglobina.
- A carência do ferro é a principal causa de anemia no mundo.
- Anemias microcíticas significativas (volume corpuscular médio [VCM] menor que 70 fL) ocorrem por deficiência de ferro ou talassemia.

METABOLISMO DO FERRO

- A maior parte do ferro – até 25 mg/dia – provém da reciclagem de hemácias no próprio organismo.
- Uma pequena parte – cerca de 1 a 2 mg/dia – provém da absorção intestinal do ferro da dieta. A absorção de ferro da dieta é eficaz com 10-20% sendo absorvido.
- Distribuição do ferro corporal:
  - Armazenado no fígado: 500 a 1.000 mg.

  - Macrófagos: 600 mg: > 25 mg reciclados/dia.
  - Hemácias: 1.800 mg.
  - Medula óssea: 300 mg.
  - Ligado à transferrina: 3 mg.
  - Absorção intestinal: 1 a 2 mg.
- Principais causas de anemia ferropriva:
  - Perda ginecológica – principal causa em mulheres em idade fértil:
    - Menometrorragia.
    - Câncer uterino.
  - Perda gastrointestinal – principal causa em homens e mulheres pós-menopausa:
    - Malignidade.
    - Esofagite.
    - Úlcera gastroduodenal.
    - Angiodisplasia.
    - Varizes esofágicas.
    - Doença diverticular dos cólons.
    - Doença inflamatória intestinal.
    - Doenças perianais.
  - Aumento da demanda:
    - Gravidez.
    - Infância e adolescência.
  - Má absorção:
    - Doença celíaca.
    - Doença inflamatória intestinal.
    - Gastrite autoimune.
    - Infecção por *H. pylori*.
    - Gastrectomia, ressecção duodenal e cirurgia de *bypass*.
  - Dieta:
    - Vegetarianismo/veganismo.
    - Pobreza/má nutrição.
  - Outras causas:
    - Parasitose intestinal.
    - Cirurgias.
    - Doação de sangue.
    - Uso crônico de anti-inflamatórios não esteroidais (AINE) e ácido acetilsalicílico.

QUADRO CLÍNICO

- Sintomas muito frequentes:
  - Palidez.
  - Fadiga.
  - Dispneia.
  - Cefaleia.
- Sintomas frequentes:
  - Alopecia.
  - Glossite atrófica.
  - Desejo por alimentos específicos ou pica (lascas de gelo, terra).
  - Queilite angular.
  - Síndrome das pernas inquietas.
  - Pele e cabelo ressecados.
  - Taquicardia.
  - Sopro cardíaco.
  - Angina.
  - Vertigem.
- Sintomas raros:
  - Síncope.
  - Coiloníquia.
  - Disfagia alta (atribuída a carência de ferro, fato ainda não comprovado) na vigência de anemia (síndrome de Plummer-Vinson, consequência de uma "teia", espasmo ou estenose no formato de anel, atrás do músculo cricofaríngeo).
  - Unhas quebradiças ou em colher – coiloníquia.
  - Instabilidade hemodinâmica.

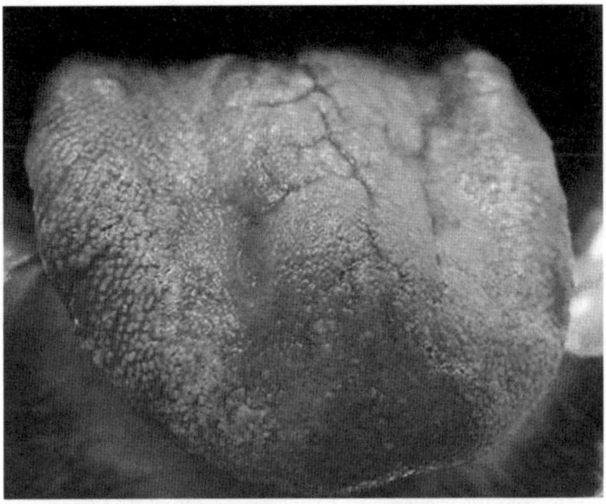

FIGURA 1
Glossite atrófica: perda das papilas filiformes secundária à anemia.
Fonte: Pastores L et al., 2007.

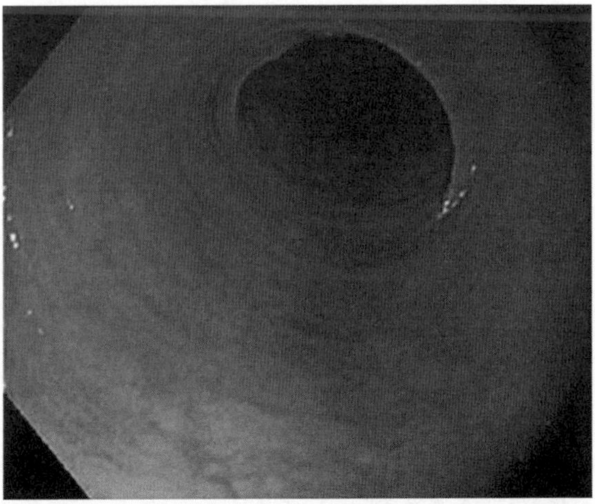

FIGURA 2
Síndrome de Plummer-Vinson: tríade composta por anemia, disfagia e anéis esofágicos (vistos na figura).
Fonte: Lo KB et al., 2019.

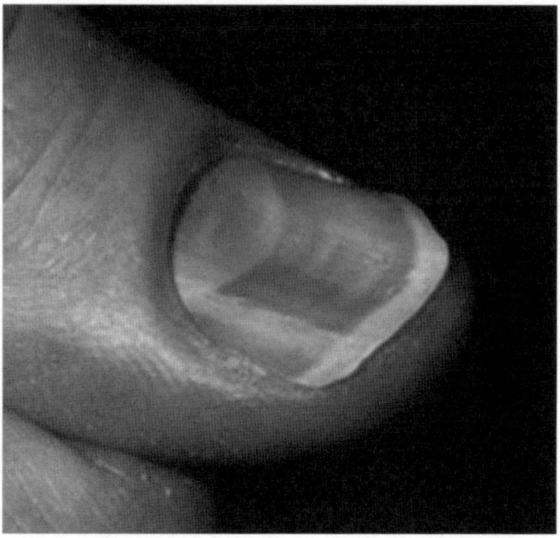

FIGURA 3
Coiloníquia: unhas em forma de colher.
Fonte: McGarry N, 2015.

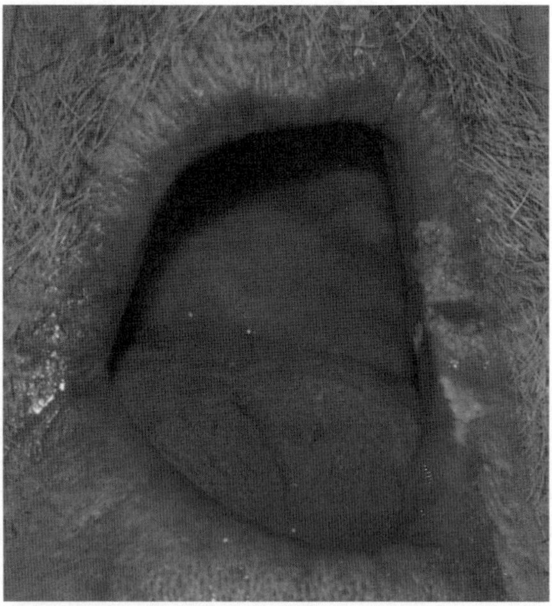

FIGURA 4
Queilite angular.
Fonte: Sharon V; Fazel N, 2010.

DIAGNÓSTICO

Hemograma

TABELA 1 Dado laboratorial, valores e interpretação do hemograma.

Dado laboratorial	Valores	Interpretação
Hemoglobina	< 13 g/dL em homens e < 12 g/dL em mulheres não gestantes	Valores < 11 g/dL em homens e < 10 g/dL em mulheres demandam investigação imediata
VCM	< 80 fL	Microcitose: hemácias menores
HCM	< 27 pg	Hipocromia: hemácias menos coradas, possuem menos hemoglobina
RDW	> 14,5%	Índice de anisocitose: grande variabilidade no tamanho das hemácias. Ajuda no diagnóstico diferencial com talassemia
Plaquetas	> 450 mil/mm^3	A anemia ferropriva pode ser causa de trombocitose
Reticulócitos	< 0,5%	Auxilia no diagnóstico diferencial com outras anemias. Nesse caso, falta substrato para a produção das células vermelhas

HCM: hemoglobina corpuscular média; RDW: red cell distribution width; VCM: volume corpuscular médio.

Perfil de ferro

TABELA 2 Dado laboratorial, valores e interpretação do perfil de ferro.

Dado laboratorial	Valores	Interpretação
Saturação de transferrina	< 16%	Varia nos estados inflamatórios; < 20% indica deficiência de ferro nesses casos
Ferro sérico	< 65 a 75 mcg/dL	Valores de referência variam conforme o método; isoladamente limitado para o diagnóstico

(continua)

TABELA 2 Dado laboratorial, valores e interpretação do perfil de ferro. (continuação)

Dado laboratorial	Valores	Interpretação
CTLF	Aumentado	Calculada a partir do ferro sérico e da saturação de transferrina. Há aumento da síntese de transferrina, cuja capacidade de ligação aumenta
Receptor solúvel da transferrina	Aumentado	Auxilia na diferenciação entre anemia e processo inflamatório. Na redução do ferro funcional, há estímulo para a produção do receptor

CTLF: capacidade total de ligação do ferro.

- O padrão-ouro para o diagnóstico é a dosagem de ferro medular baixa.
- Valores de ferritina < 12 ng/mL têm valor preditivo similar ao da dosagem baixa de ferro medular.

Investigação da causa

- Anamnese:
  - Buscar ativamente uso de medicações, história familiar de anemia e outras desordens hematológicas.
  - Avaliar a dieta e a presença de deficiência no consumo de ferro. Faça perguntas abertas, pedindo ao paciente que escreva um diário de suas principais refeições.
  - História familiar de neoplasia, especialmente câncer colorretal.
- Trato gastrointestinal:
  - Investigação de sangramento oculto* no trato gastrointestinal para todos os homens e mulheres pós-menopausa. É a principal causa de anemia nesses casos.

---

* Uma revisão sistemática de ensaios clínicos randomizados (grau A) demonstrou que a realização de pesquisa de sangue oculto nas fezes anualmente ou a cada 2 anos, seguida de investigação complementar nos casos de resultado positivo, diminuiu as taxas de mortalidade por câncer colorretal quando comparadas à não realização de rastreamento após 18 anos de acompanhamento. As pessoas em bom estado geral e expectativa de vida ≥ 10 anos devem iniciar rastreamento aos 45 anos de idade e manter até os 75 anos. Entre 76 e 85 anos de idade, avaliar o estado geral e o desejo dos pacientes. Acima de 85 anos de idade, por ora, não é preciso fazer o rastreamento.

  - Os métodos de escolha são a endoscopia digestiva alta (EDA) e a colonoscopia. A ordem de realização varia com a disponibilidade e suspeita clínica.
  - Achados menores no exame endoscópico, como gastrite, esofagite e úlceras em cicatrização, não significam o fim da investigação.
  - Investigação de doença celíaca: há indicação de pesquisa com testes sorológicos (antitransglutaminase tecidual) e/ou EDA com biópsia duodenal.
  - Pesquisa de *H. pylori* e gastrite atrófica.
- Trato geniturinário:
  - Em mulheres em idade fértil, avaliar de forma detalhada a história menstrual e, se necessário, prosseguir com exames complementares.
  - Exame de urina: cerca de 1% dos pacientes com anemia ferropriva apresentam malignidade do trato geniturinário, sendo a hematúria um importante sinal.

TRATAMENTO

- Via oral:
  - Dose recomendada: de 100 a 200 mg de ferro elementar/dia para reposição.
  - A formulação mais comercializada no Brasil é o sulfato ferroso 200 a 300 mg, com 20% de ferro elementar (40 a 60 mg).
  - A medicação tem como principal efeito colateral intolerância gastrointestinal. Pode-se dividir a dose em 2 a 3 tomadas diárias e introduzir gradativamente.
  - Manter o tratamento por 3 meses após a normalização do hemograma, para que haja reposição dos estoques de ferro.
- Via intravenosa:
  - Indicações:
    - Falência da terapia oral.
    - Intolerância gastrointestinal importante.
    - Necessidade de normalização rápida.
    - Condições disabsortivas (doença celíaca, *bypass* gástrico, gastrite atrófica).
    - Substituto à hemotransfusão em pacientes que não aceitam receber sangue.
    - Insuficiência cardíaca crônica.
    - Doença renal crônica dialítica.

- Para cálculo da dose pode ser utilizada a fórmula: (peso corporal [kg] × 2,4 × déficit de hemoglobina) + 500 mg.
- A formulação mais encontrada no Brasil é o composto de 100 mg de ferro^{3+} por ampola.
- Transfusão sanguínea:
  - Indicações:
    - Sangramento ativo e instabilidade hemodinâmica.
    - Anemia crítica (hemoglobina < 7 g/dL).
    - Anemia importante e infarto agudo do miocárdio.
    - Falência de outros tratamentos em corrigir a anemia.
    - Anemia com hemoglobina < 8 g/dL e insuficiência cardíaca.
    - A indicações devem ser individualizadas caso a caso, e a transfusão, reservada apenas para pacientes com real necessidade.

PRESCRIÇÃO NA PRÁTICA

Exemplo de prescrição (cada caso deve ser avaliado individualmente e a decisão deve ser tomada pelo médico responsável pelo caso).

- Uso oral:
  - Sulfato ferroso 300 mg, 180 comprimidos: tomar 1 comprimido 1 hora antes do almoço, preferencialmente com um copo de suco de laranja.
- Uso injetável – endovenoso:
  - Cada ampola de 5 mL contém sacarato de hidróxido férrico 500 mg (equivalente a 100 mg de ferro III).
  - Passo 1: homogeneização da ampola.
  - Passo 2: o sacarato de hidróxido férrico deve ser diluído somente com solução de cloreto de sódio estéril a 0,9% (soro fisiológico). Não devem ser usadas outras soluções de diluição intravenosa ou medicamentos, uma vez que há potencial para precipitação e/ou interação.
  - Passo 3: o sacarato de hidróxido férrico deve ser administrado por via intravenosa e nunca por via intramuscular. Devido a seu elevado pH, pode ocorrer necrose do tecido muscular.

(continua)

(continuação)

- Passo 4: soro fisiológico estéril a 0,9% 100 mL e sacarato de hidróxido férrico 5 mL, por via endovenosa, em 15 minutos.
  - 1 mL de sacarato de hidróxido férrico para no máximo 20 mL de soro fisiológico.

Concentração de ferro	100 mg	200 mg	300 mg	400 mg	500 mg
Velocidade mínima de infusão	15 minutos	30 minutos	1,5 hora	2,5 horas	3,5 horas

- Antes da administração da primeira dose de sacarato de hidróxido férrico em pacientes recebendo a medicação pela primeira vez, administrar uma dose-teste durante 1 a 2 minutos, de 1 mL (20 mg de ferro).
- Reações adversas que devem ser notificadas: nível de consciência reduzido, tontura, confusão, angioedema, inchaço de articulações, hiperidrose, dor nas costas, bradicardia e cromatúria. Notifique ao Sistema de Notificações em Vigilância Sanitária – Notivisa, disponível em https://notivisa.anvisa.gov.br/frmLogin.asp.

REFERÊNCIAS

1. Camaschella C. Iron deficiency anemia. N Engl J Med. 2015;372(19):1832-43.
2. Goddard AF, James MW, McIntyre AS, Scott BB, British Society of Gastroenterology. Guidelines for the management of iron deficiency anaemia. Gut. 2011;60(10):1309-16.
3. Grotto HZW. Diagnóstico laboratorial da deficiência de ferro. Rev Bras Hematol Hemoter. 2010;32(Supl. 2):22-8.
4. Iolascon A, Andolfo I, Russo R, Sanchez M, Busti F, Swinkels D, et al. Recommendations for diagnosis, treatment, and prevention of iron deficiency and iron deficiency anemia. Hemasphere. 2024;8(7):e108.
5. Jimenez K, Kulnigg-Dabsch S, Gasche C. Management of iron deficiency anemia. Gastroenterol Hepatol (N Y).2015;11(4):241-50.
6. Kalra PR, Cleland JGF, Petrie MC, Thomson EA, Kalra PA, Squire IB, et al. Intravenous ferric derisomaltose in patients with heart failure and iron deficiency in the UK (IRONMAN): an investigator-initiated, prospective, randomised, open-label, blinded-endpoint trial. Lancet. 2022;400(10369):2199-209.

7. Lo KB, Albano J, Sandhu N, Candelario N. Plummer-Vinson syndrome: improving outcomes with a multidisciplinary approach. J Multidiscip Healthc. 2019;12:471-7.
8. Lopez A, Cacoub P, Macdougall IC, Peyrin-Biroulet L. Iron deficiency anaemia. Lancet. 2016;387(10021):907-16.
9. Macdougall IC, White C, Anker SD, Bhandari S, Farrington K, Kalra PA, et al. Intravenous Iron in Patients Undergoing Maintenance Hemodialysis. N Engl J Med. 2019;380(5):447-58.
10. Matos JF, Dusse LMS, Stubbert RVB, Lages GFG, Carvalho MG. Índice de anisocitose eritrocitária (RDW): diferenciação das anemias microcíticas e hipocrômicas. Rev Bras Hematol Hemoter. 2008;30(2):120-3.
11. McGarry N. Iron deficiency anaemia: basic management. Pharm J. 2015.
12. Ning S, Zeller MP. Management of iron deficiency. Hematology Am Soc Hematol Educ Program. 2019;2019(1):315-22.
13. Pastores L, Muzio LL, Serpico R. Atrophic glossitis leading to the diagnosis of celiac disease. N Engl J Med. 2007;356(24):2547.
14. Sharon V, Fazel N. Oral candidiasis and angular cheilitis. Dermatol Ther. 2010;23(3):230-42.
15. von Haehling S, Doehner W, Evertz R, Garfias-Veitl T, Derad C, Diek M, et al. Ferric carboxymaltose and exercise capacity in heart failure with preserved ejection fraction and iron deficiency: the FAIR-HFpEF trial. Eur Heart J. 2024;45(37):3789-800.

2

Avaliação cardiovascular perioperatória e critérios de encaminhamento ao especialista

D&T

Francisco Akira Malta Cardozo

Luciana Dornfeld Bichuette

Edilza Câmara Nóbrega

ANAMNESE

- Doença de base que motivou a cirurgia.
- Risco/porte da cirurgia.
- Urgência do procedimento proposto.
- Sintomas de doença coronariana ou insuficiência cardíaca (angina, dispneia, intolerância aos esforços, ortopneia, dispneia paroxística noturna).
- Antecedentes cardiovasculares relevantes (arritmias, valvopatias, presença de marca-passo).
- Outras comorbidades relevantes.
- Compartilhar risco *versus* benefício do procedimento proposto.
- Avaliar capacidade funcional.

EXAME FÍSICO

- Exame físico geral.
- Presença de sinais de congestão.
- Pressão arterial e frequência cardíaca.
- Presença de sopros.
- Palpação de pulsos periféricos.

FRAGILIDADE

- A fragilidade deve ser avaliada rotineiramente em idosos submetidos a cirurgias de risco intermediário ou alto. Ela deve ser mensurada objetivamente por meio de instrumento específico como *Clinical Frailty Scale, Essential Frailty Toolset* e escala FRAIL.
- Pacientes frágeis apresentam maior risco de complicações clínicas no período pós-operatório, como infecções, delirium, insuficiência renal aguda, arritmias cardíacas e infarto agudo do miocárdio (IAM), bem como problemas relacionados à cicatrização da ferida cirúrgica, como deiscência e hérnias.

INDICAÇÕES DE EXAMES COMPLEMENTARES PRÉ-OPERATÓRIOS

- Eletrocardiograma:
  - História e/ou exame físico sugestivos de doença cardiovascular; operações de risco intermediário/alto; pacientes de risco intermediário/alto a diabete melito; obesidade; idade > 40 anos.
- Radiografia de tórax:
  - Idade > 40 anos, suspeita de doença pulmonar, cirurgias de médio e grande porte.
- Hemograma:
  - Doença hematológica, anemia, intervenções de médio e grande porte com previsão de sangramento e necessidade de transfusão, idade > 40 anos.
- Coagulograma:
  - Uso de anticoagulante, diátese sanguínea, cirurgia de médio e grande porte, insuficiência hepática.
- Função renal:
  - Idade > 40 anos, hipertensão, diabete, doença renal crônica, insuficiência cardíaca, cirurgias de médio e grande porte.
- Troponina:
  - Cirurgias vasculares arteriais, cirurgias não vasculares de risco intermediário ou alto.
- BNP ou NT-ProBNP:

  - Pacientes > 65 anos ou pacientes entre 45 e 64 anos com doença cardiovascular estabelecida ou fator de risco para doença cardiovascular submetidos a operações não cardíacas.
- Ecocardiograma:
  - Insuficiência cardíaca conhecida ou suspeita; doença valvar conhecida ou suspeita; transplante hepático; prótese valvar intracardíaca com sintomas; prótese valvar intracardíaca sem sintomas sem avaliação nos último 6 meses em casos de doença valvar.
- Teste funcional não invasivo (cintilografia miocárdica; teste ergométrico; ecocardiograma de estresse com dobutamina):
  - Baixa capacidade funcional e risco intermediário/alto.
- Cineangiocoronariografia:
  - Síndrome coronariana de alto risco, isquemia extensa em prova funcional.

ALGORITMOS DE RISCO

- Estratificar conforme o algoritmo de preferência (RCRI ou AUB-HAS2).
- Utilizar o VSG-CRI para cirurgias vasculares arteriais.

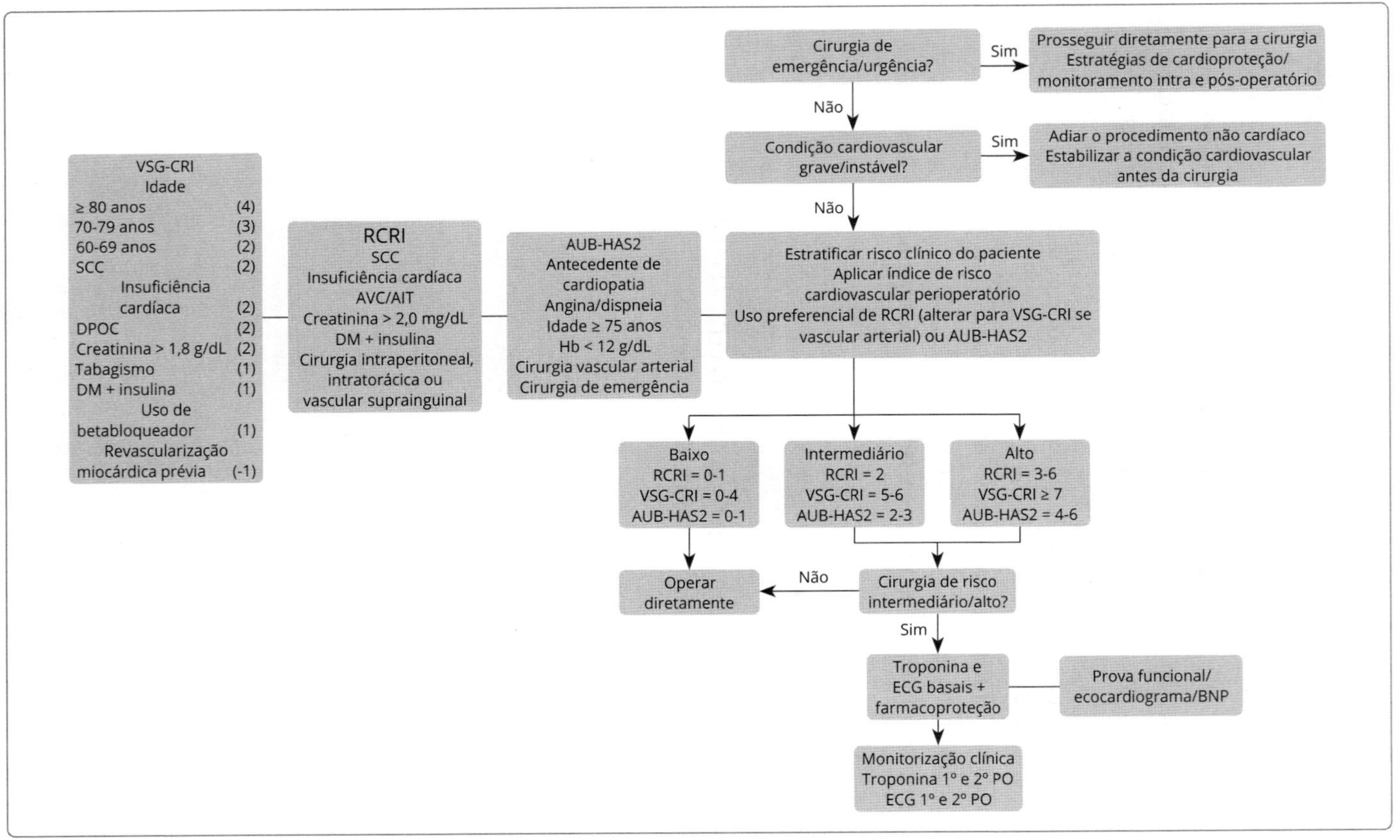

FIGURA 1

Avaliações pelos algoritmos VSG-CRI, RCRI, AUB-HAS2 e algoritmo de avaliação cardiovascular perioperatória.

AIT: ataque isquêmico transitório; AUB-HAS2: American University of Beirut-HAS2; AVC: acidente vascular cerebral; BNP: peptídeo natriurético tipo B; DM: diabete melito; DPOC: doença pulmonar obstrutiva crônica; ECG: eletrocardiograma; Hb: hemoglobina; PO: pós-operatório; RCRI: Revised Cardiac Risk Index; SCC: síndrome coronariana crônica; VSG-CRI: Vascular Study Group of New England Cardiac Risk Index.
Fonte: Gualandro DM et al., 2024.

MANEJO DE MEDICAÇÕES CARDIOVASCULARES NO PERIOPERATÓRIO

- Betabloqueador:
  - Manter dose habitual em usuários crônicos, não introduzir < 7 dias antes do procedimento.
- Anti-hipertensivos:
  - Manter dose habitual em usuários crônicos; suspensão permitida em casos selecionados.
- Ácido acetilsalicílico:
  - Suspender se prevenção primária 7 dias antes do procedimento.
  - No contexto de prevenção secundária, ele deve ser mantido com exceção: neurocirurgia, ressecção transuretral (RTU) de próstata ou cirurgia oftalmológica de câmara posterior.
- Varfarina:
  - Manter em procedimentos de baixo risco de sangramento.
  - Suspender 5 dias antes se alto risco de sangramento e certificar que o INR < 1,5.
- Ponte com heparina:
  - Considerar se alto risco tromboembólico, prótese valvar mecânica, CHADsVasc 5 ou 6, tromboembolismo venoso recente (< 3 meses), acidente vascular cerebral (AVC) recente ou trombofilias.
- Anticoagulantes diretos:
  - Procedimentos com baixo risco de sangramento a medicação pode ser suspensa 24 horas da cirurgia e reintroduzida 24 horas após a cirurgia.
  - Se cirurgias com alto risco de sangramento, a medicação deve ser suspensa 48 horas antes do procedimento e reintroduzida 48 horas após.
  - Se presença de disfunção renal, o tempo de suspensão e o retorno devem ser avaliados de acordo com cada anticoagulante.
- Estatinas:
  - Manter dose habitual em usuários crônicos.
  - Introduzir se cirurgias vasculares arteriais.
  - Introduzir em operações não vasculares onde haja indicação clínica do uso de estatinas devido a doenças associadas (doença arterial coronariana, doença cerebrovascular, doença arterial periférica, diabete), independentemente do contexto do perioperatório.
- Inibidores de SGLT2:

- Suspender 72 horas antes do procedimento cirúrgico.

RECOMENDAÇÕES ODONTOLÓGICAS

- Uso de solução antimicrobiana oral antes e depois dos procedimentos odontológicos e cirurgias não cardíacas de risco intermediário e alto (15 mL de solução de clorexidina 0,2% (mais efetiva) ou iodopovidona (5%) para bochecho de 30 a 60 segundos).
- Uso de anestésicos com 1-4 ampolas de vasoconstritor é seguro para tratamento dentário de pacientes cardiopatas.
- Manter tratamento antiplaquetário e anticoagulante na maioria dos tratamentos odontológicos, incluindo extração de até dois dentes, restaurações, próteses, endodontia, limpezas e implantes. Se uso de varfarina, manter INR < 3,5.

DOENÇA VALVAR

- Pacientes portadores de valvopatia candidatos a cirurgias não cardíacas têm um maior risco de complicações cardiovasculares durante o período perioperatório.
- Pacientes com estenose aórtica importante, assintomática, em programação de operações não cardíacas eletivas de risco intermediário e alto deverão ser submetidos ao tratamento intervencionista da valvopatia antes da operação não cardíaca.
- Pacientes com estenose mitral importante, assintomática e com complicadores (pressão sistólica na artéria pulmonar [PSAP] ≥ 50 mmHg no repouso ou PSAP ≥ 60 mmHg ao esforço) deverão ser submetidos ao tratamento da valvopatia antes da cirurgia não cardíaca.
- Pacientes com valvopatia regurgitante importante assintomática podem ser submetidos à cirurgia não cardíaca eletiva.

MANEJO DE DUPLA ANTIAGREGAÇÃO PLAQUETÁRIA NO PRÉ-OPERATÓRIO DE CIRURGIAS NÃO CARDÍACAS

- Intervenções cirúrgicas completamente eletivas devem ser realizadas após o término do tempo ideal de dupla antiagregação plaquetária (DAPT).
- Suspender clopidogrel e ticagrelor 5 dias antes de cirurgias não cardíacas.
- Suspender prasugrel 7 dias antes de cirurgias não cardíacas.
- Em caso de interrupção de DAPT antes do tempo mínimo ideal, realizar cirurgias não cardíacas em centros com suporte multidisciplinar e retaguarda hemodinâmica.
- Realizar cirurgias de baixo risco de sangramento na vigência de DAPT se o intervalo decorrido desde a angioplastia for menor do que 3 meses.
- Em pacientes com intervenção coronariana percutânea no contexto de doença coronariana crônica ou aguda e necessidade de cirurgia tempo-sensível (como oncológicas e fratura de fêmur), a suspensão do inibidor P2Y12 pode ser realizada em 30 dias (classe II b).
- Para casos de risco trombótico muito elevado (menos de 1 mês de intervenção coronariana percutânea) e interrupção de DAPT, utilizar tirofibana como terapia de ponte.

MONITORIZAÇÃO DE COMPLICAÇÕES SE RISCO CIRÚRGICO INTERMEDIÁRIO OU ALTO

- Pós-operatório em UTI.
- Realizar eletrocardiograma e dosar troponina 1 x/dia no pós-operatório imediato, 1º e 2º dias pós-operatório.
- Realizar ECG e troponina se deterioração clínica ou sintomas cardiovasculares.
- Reconciliar medicações de uso habitual precocemente.
- Profilaxia mecânica/farmacológica de tromboembolismo venoso.

FIBRILAÇÃO ATRIAL NO PÓS-OPERATÓRIO

- Em cirurgias não cardíacas, há uma incidência de 10% no pós-operatório.
- A manutenção da anticoagulação em longo prazo deve ser considerada em pacientes com fibrilação atrial detectada após cirurgia não cardíaca, quando

analisado o risco de AVC, conforme CHA2 DS2 VASc e risco de sangramento, de acordo com a cirurgia realizada.

PROFILAXIA

Indicações de profilaxia de endocardite infecciosa

- Valvopatias moderadas ou importantes.
- Portadores de prótese valvar.
- Endocardite infecciosa prévia.
- Miocardiopatia hipertrófica.
- Cardiopatia congênita cianogênica não corrigida, com correção parcial ou corrigida há menos de 6 meses.

Recomendações de profilaxia de endocardite infecciosa de acordo com o tipo de procedimento

- Amoxicilina 2 g por via oral, 1 hora antes do procedimento, em dose única.
- Procedimentos gastrointestinais e geniturinários com lesão de mucosa: ampicilina 2 g e gentamicina 1,5 mg/kg, por via endovenosa, 1 hora antes do procedimento.

CRITÉRIOS DE ENCAMINHAMENTO AO ESPECIALISTA

- Pacientes com cardiopatia descompensada ou com diagnóstico novo.
- Pacientes de alto risco cardiovascular.
- Paciente com eventos cardiovasculares no perioperatório.
- Nos casos de alto risco de complicações cardiovasculares, recomendar que a cirurgia seja feita em hospital com retaguarda e disponibilidade de suporte cardiológico.

REFERÊNCIAS

1. Calderaro D, Bichuette LD, Maciel PC, Cardozo FAM, Ribeiro HB, Gualandro DM, et al. Atualização da Diretriz de Avaliação Cardiovascular Perioperatória da Sociedade Brasileira de Cardiologia: Foco em Manejo dos Pacientes com Intervenção Coronária Percutânea - 2022. Arq Bras Cardiol. 2022;118(2):536-47.
2. Gualandro DM, Fornari LS, Caramelli B, Abizaid AAC, Gomes BR, Tavares CAM, et al. Diretriz de Avaliação Cardiovascular Perioperatória da Sociedade Brasileira de Cardiologia - 2024. Arq Bras Cardiol. 2024;121(9):e20240590.
3. Gualandro DM, Yu PC, Caramelli B, Marques AC, Calderaro D, Fornari LS, et al. 3ª Diretriz de Avaliação Cardiovascular Perioperatória da Sociedade Brasileira de Cardiologia. Arq Bras Cardiol. 2017;109(3Supl.1):1-104.
4. Halvorsen S, Mehilli J, Cassese S, Hall TS, Abdelhamid M, Barbato E, et al. 2022 ESC Guidelines on cardiovascular assessment and management of patients undergoing non-cardiac surgery. Eur Heart J. 2022;43(39):3826-924.
5. Tarasoutchi F, Montera MW, Ramos AIO, Sampaio RO, Rosa VEE, Accorsi TAD, et al. Atualização das Diretrizes Brasileiras de Valvopatias - 2020. Arq Bras Cardiol. 2020;115(4):720-75.

3

Cefaleias primárias: diagnóstico e tratamento

D&T

Eli Faria Evaristo

Felipe Chaves Duarte Barros

Rodrigo Antonio Brandão Neto

DIAGNÓSTICO

Critérios diagnósticos

- A International Headache Society elaborou critérios diagnósticos para enxaqueca, cefaleia do tipo tensional e cefaleia em salvas e outras cefaleias autonômicas e trigeminais.

Migrânea

- A. Pelo menos 5 crises preenchendo critérios B-D.
- B. Crise de cefaleia durando 4 a 72 horas (não tratada ou tratada sem sucesso).
- C. A cefaleia tem, no mínimo, 2 das seguintes características:
  - 1. Localização unilateral.
  - 2. Qualidade pulsátil.
  - 3. Intensidade moderada ou forte (limitando ou impedindo atividades diárias).
  - 4. Agravamento por subir degraus ou atividade física semelhante de rotina (ou o paciente evita realizar as funções habituais).
- D. Durante a cefaleia há, no mínimo, um dos seguintes sintomas:
  - 1. Náuseas e/ou vômitos.
  - 2. Fotofobia e fonofobia.
- E. Não há uma causa secundária atribuível à cefaleia:

- 1. História, exame físico e neurológico não sugestivos de cefaleias secundárias.
- 2. História e/ou exame físico e/ou neurológico sugestivos de tais distúrbios, mas que são afastados por investigação apropriada.
- 3. Tais distúrbios estão presentes, mas as crises de migrânea não ocorreram pela primeira vez em clara relação temporal com o distúrbio.

- Classificação adicional da migrânea:
  - Migrânea sem aura.
  - Migrânea com aura: aura típica com migrânea; aura típica com cefaleia não migrânea; aura sem cefaleia; migrânea hemiplégica familiar; migrânea hemiplégica esporádica; migrânea tipo basilar.
  - Migrânea retiniana.
  - Migrânea complicada: crônica; estado migranoso; aura persistente sem infarto; infarto migranoso; convulsão relacionada à migrânea.
  - Migrânea provável: sem aura; com aura; migrânea crônica provável.

Cefaleia do tipo tensional

- A. Pelo menos 10 crises de cefaleia que preenchem os critérios B-D.
- B. Cefaleia durando 30 minutos a 7 dias.
- C. Pelo menos 2 das seguintes características da dor:
  - 1. Qualidade de aperto/pressão (não pulsátil).
  - 2. Intensidade leve a moderada (pode limitar, mas não impede atividades).
  - 3. Localização bilateral.
  - 4. Não é agravada por subir degraus ou atividade física semelhante de rotina diária.
- D. Ambos os seguintes critérios:
  - 1. Ausência de náusea ou vômitos (anorexia pode ocorrer).
  - 2. Fotofobia e fonofobia estão ausentes, ou apenas uma delas está presente.
- E. A cefaleia não é atribuída a outro distúrbio:
  - 1. História, exame físico e neurológico não sugestivos de cefaleias secundárias.
  - 2. História e/ou exame físico e/ou neurológico sugestivos de tais distúrbios, mas que são afastados por investigação apropriada.
  - 3. Tais distúrbios estão presentes, mas as crises de cefaleia do tipo tensional não ocorreram pela primeira vez em clara relação temporal com o distúrbio.

- Frequência da cefaleia do tipo tensional:
  - Episódica infrequente: o número de dias dessa cefaleia é menor que 12 ao ano (menor que um ao mês).
  - Episódica frequente: o número de dias desta cefaleia é > 1 e < 15 dias ao mês (> 12 e < 180 dias ao ano).
  - Crônica: o número de dias desta cefaleia é > 15 episódios ao mês e > 180 ao ano.

Cefaleia em salvas e outras cefaleias autonômicas trigeminais

- A. Pelo menos cinco crises preenchendo B-D.
- B. Crises intensas de dor unilateral, orbitária, supraorbitária e/ou temporal, durando 15 a 180 minutos se não tratada.
- C. A cefaleia é associada com pelo menos um dos seguintes sinais:
  - 1. Injeção conjuntival e/ou lacrimejamento ipsilateral.
  - 2. Congestão nasal e/ou rinorreia ipsilateral.
  - 3. Edema palpebral ipsilateral.
  - 4. Sudorese da fronte e da face ipsilateral.
  - 5. Miose e/ou ptose ipsilateral.
  - 6. Sensação de inquietação ou agitação.
- D. A frequência das crises varia de uma em dias alternados até 8 crises por dia.
- E. Não é atribuída a outro distúrbio:
  - 1. História, exame físico e neurológico não sugestivos de distúrbio secundário.
  - 2. História e/ou exame físico e/ou neurológico sugestivos de tais distúrbios, mas que são afastados por investigação apropriada.
  - 3. Tais distúrbios estão presentes, mas as crises de cefaleia em salvas não ocorreram pela primeira vez em clara relação temporal com o distúrbio.
- Classificação adicional de cefaleias autonômicas trigeminais:
  - Cefaleia em salvas: episódica; crônica.
  - Hemicrania paroxística: episódica; crônica.
  - Cefaleia SUNCT (*short-lasting unilateral neuralgiform headache attacks with conjunctival injection and tearing*): cefaleia de curta duração, unilateral, do tipo neurálgica, associada a injeção conjuntival e lacrimejamento ipsilateral.

Migrânea (enxaqueca)

- Apresenta características clínicas típicas, que incluem localização unilateral, dor com caráter pulsátil, intensidade moderada a grave, piora com atividade física, presença de fotofobia, fonofobia, náuseas e vômitos. Em alguns casos, a crise de cefaleia é precedida por aura enxaquecosa.
- Aura da enxaqueca: alterações sensitivas, visuais, de fala, linguagem ou motricidade, com duração de 5 a 60 minutos, iniciando-se antes ou no início da crise enxaquecosa:
  - A apresentação mais típica consiste em sintomas visuais, com escotomas cintilantes, acompanhados ou não de parestesias.
  - O déficit neurológico presente na aura costuma ter piora gradual ao longo dos minutos.
  - A duração típica da aura é de 15 a 25 minutos.
- Estado migranoso (estado de mal enxaquecoso): crise de migrânea intensa que dura mais que 72 horas.
- Migrânea episódica: menos de 15 dias de crise ao mês.
- Migrânea crônica: crises mais de 15 dias ao mês, durante mais de 3 meses.

Cefaleia tensional

- Embora seja a cefaleia primária mais comum, os pacientes procuram o serviço de saúde com menor frequência que os casos de migrânea.
- Características clínicas típicas incluem ser bilateral, não pulsátil, intensidade leve a moderada, e não agravada por atividade física.

Cefaleia em salvas e outras cefaleias trigeminoautonômicas

- Cefaleia em salvas: é a cefaleia trigeminoautonômica mais frequente:
  - Características clínicas típicas incluem dor intensa, unilateral, com alterações autonômicas (hiperemia conjuntival, lacrimejamento, congestão ocular e nasal, rinorreia, edema palpebral, rubor facial, miose e ptose ipsilaterais).
  - As crises costumam ter duração de 15 a 180 minutos.
- Outros tipos incluem hemicrania paroxística, SUNCT, SUNA (*short-lasting unilateral neuralgiform headache attacks with cranial autonomic features*).

TRATAMENTO

Migrânea

- Tratamento das crises – primeira linha (recomenda-se tratar precocemente e com a dose usual para melhorar os sintomas previamente):
  - Triptanos: são agonistas superseletivos dos receptores serotoninérgicos 5-HT1B e 5-HT1D e atuam especificamente na crise de migrânea:
    - Exemplos de medicações: sumatriptana, zolmitriptana, rizatriptana e naratriptana, todos eles com apresentação em comprimidos para uso oral. Sumatriptana também existe em apresentações nasal e subcutânea. A vantagem dessas duas formas de apresentação é garantir a distribuição do medicamento mesmo na presença de vômitos e gastroparesia tipicamente presentes nas crises de enxaqueca.
    - Efeitos adversos: sensação de aperto no peito, tontura, fraqueza, náuseas.
    - Contraindicações: doença coronariana, hipertensão arterial grave, insuficiência vascular e gravidez.
    - Crises graves sugerem combinação de triptano, difenidramina e dexametasona (4 mg).
  - Analgésicos não inflamatórios: dipirona (metimazol) e paracetamol.
  - Anti-inflamatórios não esteroidais (AINE): podem ser usados isoladamente, em combinação com triptanos ou com analgésicos não inflamatórios. Entre os AINE orais, o mais estudado em enxaqueca é o naproxeno. Para pacientes admitidos ao pronto-socorro (PS), o mais usado é o cetoprofeno, em razão de poder ser usado por via intravenosa.
  - Antieméticos:
    - Metoclopramida: é a recomendação preferencial por também apresentar alguma ação analgésica adicional na migrânea. Recomenda-se diluir em pelo menos 100 mL de soro fisiológico (SF) e infundir lentamente, para reduzir o risco de reação extrapiramidal idiossincrásica (acatisia). É usada frequentemente em associação com triptanos.
    - Outros: ondansetrona, difenidramina.
  - Corticoide: a dexametasona, em associação com o tratamento padrão para migrânea, reduz o risco de recorrência de crises ou diminui o tempo das crises. A dose habitual de uso é 10 mg, sendo especialmente indicada no estado migranoso, quando a dor perdura por mais que 72 horas.

- Tratamento das crises – segunda linha: medicamentos habitualmente indicados em crises enxaquecosas refratárias aos tratamentos de primeira linha:
  - Clorpromazina: pode ser realizada por via intramuscular na dose de 0,1 a 0,25 mg/kg, mantendo infusão intravenosa de SF (0,9%) de forma concomitante. Caso seja realizada por via intravenosa, diluir em pelo menos 500 mL de SF (0,9%) e infundir lentamente, pelo menos em 2 horas.
    - Potenciais efeitos adversos incluem:
      - » Risco de prolongamento de intervalo QT no eletrocardiograma.
      - » Hipotensão, bradicardia, tontura e sonolência.
    - Caso o paciente persista com dor, clorpromazina pode ser repetida, na mesma dose, em um total de até 3 vezes.
  - Derivados do ergot: comprimidos de ergotamina e diidroergotamina para uso oral são os mais conhecidos. Atualmente, recomenda-se deixar seu uso para segunda linha, por efeitos colaterais como constrição coronariana, aumento de complicações cerebrovasculares e periféricas isquêmicas, bem como maior risco de náuseas e vômitos. No Brasil, não há a apresentação intravenosa da diidroergotamina.
  - Outras medicações: podem ser usados outros antipsicóticos nas crises de migrânea refratária, incluindo haloperidol, olanzapina e clorpromazina gotas. Não se recomenda o uso de opioides.
- O tratamento adjuvante com bloqueio anestésico dos nervos occipital maior e menor, uni ou bilateral, realizado com lidocaína 2%, é uma alternativa promissora, mas que ainda precisa de maior validação.
- Tratamento profilático: indicado em pacientes com crises frequentes de migrânea (em geral, mais de 4 dias de dor ao mês) ou crises muito intensas, mesmo que mais esporádicas.
  - Observações e recomendações gerais:
    - A escolha do tratamento profilático deve considerar a frequência dos episódios e as comorbidades do paciente.
    - Em geral, o tratamento profilático demora ao menos 2 semanas de uso contínuo para início do efeito. Considera-se o tratamento bem-sucedido quando reduz a frequência e intensidade da dor em pelo menos 50%.
    - O tratamento profilático deve ser associado com medidas não farmacológicas, incluindo higiene do sono, dieta regular, atividade física e controle de gatilhos.

    - Continuar o tratamento profilático após 6 a 12 meses, posteriormente ao controle dos sintomas.
  - Betabloqueadores: propranolol (maiores evidências), metoprolol e timolol.
  - Antidepressivos: tricíclicos (principalmente amitriptilina e nortriptilina), e duais (venlafaxina e desvenlafaxina).
  - Anticonvulsivantes: topiramato, valproato de sódio. São mais efetivos para migrânea crônica, sendo, contudo, importante observar seus potenciais efeitos colaterais.
  - Anticorpos monoclonais antagonistas de CGRP: erenumabe, fremanezumabe e galcanezumabe.
  - Outros agentes: toxina botulínica, magnésio, riboflavina.

Cefaleia tensional

- Em geral as crises são de menor intensidade que as de migrânea.
- Pacientes costumam procurar menos o PS.
- Tratamento de fase aguda:
  - AINE são os medicamentos mais utilizados, sendo os mais estudados o ibuprofeno, o cetoprofeno e o naproxeno. Não existe evidência de maior benefício com alguma medicação específica.
  - Analgésicos não inflamatórios: dipirona (metimazol) e paracetamol.
- Refratariedade da dor: cefaleia tensional sem melhora com analgésicos comuns deve motivar a procura de outras causas de cefaleia (diagnóstico diferencial), especialmente cefaleia por abuso de analgésicos.
- Tratamento profilático: os medicamentos mais utilizados são antidepressivos tricíclicos (principalmente amitriptilina e nortriptilina).
- Indicações para tratamento profilático: frequentemente ≥ 2 dias de dor de cabeça por semana, duração ≥ 4 horas, ou resposta ruim a terapias agudas, OU cefaleia incapacitante. Terapia cognitivo-comportamental pode auxiliar.

Cefaleia em salvas

- Tratamento de fase aguda:
  - Oxigênio a 100%, com máscara, fluxo de 5 a 7 L/min, durante 5 a 10 minutos.

  - Triptanos: preferencialmente nasal ou subcutâneo, para efeito mais rápido. Sumatriptana 20 mg, *spray* nasal; sumatriptana 6 mg, via subcutânea.
- Tratamento profilático: verapamil é o agente de escolha (com doses variando entre 240 e 960 mg/dia), com ajustes progressivos de dose baseados na resposta terapêutica e no monitoramento de potenciais efeitos colaterais, sobretudo cardiovasculares, incluindo realização de eletrocardiogramas periódicos (risco de bradiarritmia). Outras possibilidades para tratamento profilático incluem lítio, topiramato e estimulação do gânglio esfenopalatino. Glicocorticoides, bloqueio do nervo occipital maior e, mais recentemente, um antagonista de CGRP, o galcanezumabe (300 mg, via subcutânea, 1 x/mês), podem servir de tratamento profilático, durante o período de maior suscetibilidade da cefaleia em salvas na sua forma episódica (geralmente 6-8 semanas). Importante evitar, especialmente nesse período, o consumo de bebidas alcoólicas.

PRESCRIÇÃO NA PRÁTICA

Exemplo de prescrição (cada caso deve ser avaliado individualmente e a decisão deve ser tomada pelo médico responsável pelo caso).

Exemplo de prescrição de crise de migrânea

- Dipirona (metimazol): 1 g, IV.
- Cetoprofeno: 100 mg, IV.
- Metoclopramida: 10 mg, IV – diluir em 100 mL de SF.
- Dexametasona: 10 mg, IV (especialmente em casos de estado migranoso).

Exemplo de prescrição de crise de cefaleia em salvas

- Oxigênio a 100%, com máscara, fluxo de 5 a 7 L/min, por 5 a 10 minutos.
- Sumatriptana 6 mg, via subcutânea.

ALGORITMO PARA TRATAMENTO

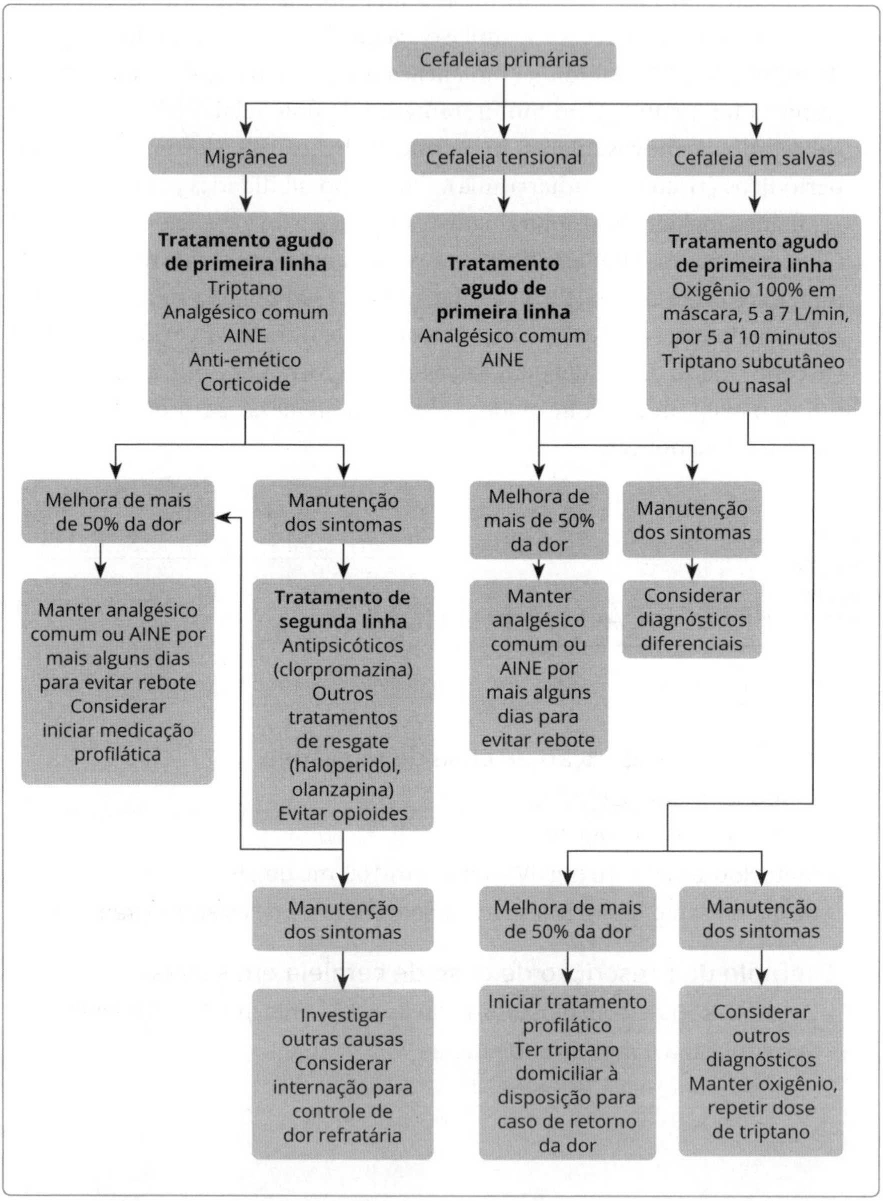

AINE: anti-inflamatórios não esteroidais.

REFERÊNCIAS

1. Olesen J, Steiner TJ, Bendtsen L, Dodick D, Ducros A, Evers S, et al. The International Classification of Headache Disorder (ICHD-3) s. 3rd ed. Abbreviated pocket version. 2018.
2. Qaseem A, Tice JA, Etxeandia-Ikobaltzeta I, Wilt TJ, Harrod CS, Cooney TG, et al; Clinical Guidelines Committee of the American College of Physicians; Hicks LA, Balk E, Cross JT Jr, Fitterman N, Lewis J, Linsky AM, et al. Pharmacologic Treatments of Acute Episodic Migraine Headache in Outpatient Settings: A Clinical Guideline From the American College of Physicians. Ann Intern Med. 2025;178(4):571-8.
3. Speciali JG, Kowacs F, Jurno ME, Bruscky IS, Carvalho JJF, Fantini FGMM, et al. Protocolo nacional para diagnóstico e manejo das cefaleias nas unidades de urgência do Brasil. Acad Bras Neurol. 2018:11.
4. Ting TY, Shulman LM. Neurologic Emergencies; 2012.
5. Velasco IT, Brandão Neto RA, Souza HP, Marino LO, Marchini JFM, et al. Medicina de emergência: abordagem prática. 14th ed. Barueri: Manole; 2021.

4

Cessação de tabagismo: tratamento e acompanhamento

Ranna Santos Pessoa

Brenno Rizerio Gomes

Armando Carneiro Furtado

AVALIAÇÃO CLÍNICA DO PACIENTE TABAGISTA

- História de tabagismo:
  - Idade de início.
  - Número de cigarros fumados por dia: outros produtos com tabaco também devem ser incluídos – cigarros eletrônicos, narguilé (conhecido como *hookah* em alguns países), cachimbo.
  - Tentativas prévias de cessação e os tratamentos tentados.
  - Motivos de falhas dos tratamentos anteriores.
  - Sintomas de abstinência, exposição passiva ao fumo, formas de convivência com outros fumantes e fatores associados ao consumo de cigarros (p. ex., café, após as refeições, telefonar, consumo de bebida alcoólica, ansiedade).
- Grau de dependência pela nicotina:

TABELA 1

Teste de Fagerström	
1. Quanto tempo após acordar você fuma seu primeiro cigarro?	
Nos primeiros 5 minutos	3
De 6 a 30 minutos	2
De 31 a 60 minutos	1
Mais de 60 minutos	0

(continua)

TABELA 1 (*continuação*)

Teste de Fagerström	
2. Você acha difícil não fumar em lugares proibidos?	
Sim	1
Não	0
3. Qual o cigarro do dia que traz mais satisfação?	
O 1° da manhã	1
Os outros	0
4. Quantos cigarros você fuma por dia?	
Mais de 31	3
21-30	2
11-20	1
Menos de 10	0
5. Você fuma mais frequentemente pela manhã?	
Sim	1
Não	0
6. Você fuma mesmo doente, quando precisa ficar acamado a maior parte do tempo?	
Sim	1
Não	0

Grau de dependência: 0-2 = muito baixa; 3-4 = baixa; 5 = média; 6-7 = elevada; 8-10 = muito elevada.

- Grau de motivação para a cessação do tabagismo (de acordo com modelo de DiClemente et al.):
  - Fase pré-contemplativa: não quer parar de fumar.
  - Contemplativa: pensa em parar de fumar.
  - Ativa: preparado para iniciar tratamento.
  - Manutenção e recaída: voltou a fumar.
- Sintomas: tosse, expectoração, chiado, dispneia, dor torácica, palpitações, claudicação intermitente, tontura e desmaios.
- Investigação de comorbidades que possam interferir no tratamento: lesões orais ou de pele, úlcera péptica, hipertensão arterial sistêmica, diabete melito, cardiopatias, transtornos psiquiátricos, uso de álcool, drogas, pneumopatias, epilepsia, acidente vascular encefálico, câncer, nefropatias, hepatopatias.
- Exames complementares: radiografia de tórax, espirometria pré e pós-broncodilatador, eletrocardiograma, hemograma completo, bioquímica sérica

e urinária. Podem ser úteis no acompanhamento medidas do monóxido de carbono no ar expirado e da cotinina (urinária, sérica ou salivar), um metabólito da nicotina.

TRATAMENTO

Tratamento não medicamentoso

- Visa a tratar a dependência psicológica e comportamental.
- Terapia cognitivo-comportamental: atendimentos individuais ou em grupo.
  - Periodicidade semanal no primeiro mês, quinzenal por 3 meses e mensal até completar 1 ano. Baseada na motivação individual.
- Aconselhamentos de acordo com a fase de motivação do paciente:
  - Pré-contemplação: informar sobre os benefícios de parar de fumar.
  - Contemplação e preparação: reforçar os malefícios do cigarro. Encorajar a marcar uma data nos próximos 30 dias para parar de fumar. Identificar os motivos que levam a fumar e encontrar formas de evitar esses gatilhos.
  - Ação: nessa fase o paciente deve se afastar de tudo que lembre o cigarro.
    - Orientar a descartar todos os cigarros restantes, cinzeiros, isqueiros; evitar hábitos, locais e companhias que sirvam de gatilhos.
    - Orientar medidas para combate à fissura:
      - Beber líquidos, chupar gelo, mascar chicletes, cristais de gengibre, canela, cravo, cenoura.
      - Manter mãos ocupadas, segurar canetas, escrever, digitar, costurar, pintar.
    - Criar ambientes livre de tabaco (locais onde seja proibido fumar em sua casa, meio de transporte e trabalho).
    - Fumar de castigo: técnica comportamental que consiste em fumar em pé, sozinho, em uma área isolada olhando para uma parede, sendo o cigarro o único estímulo. O racional dessa estratégia é eliminar estímulos ambientais, que são fatores importantes na persistência do hábito de fumar.
  - Manutenção: nessa fase podem ocorrer lapsos e recaídas. O paciente deve ser constantemente alertado, buscar identificar para prever e evitar possíveis contribuintes.

- Caso ocorra recaída, deve ser acolhido pelo profissional de saúde sem julgamentos, para manter a confiança na relação médico-paciente. Explicar que "apenas um cigarro" já pode ser o suficiente para recaídas, invalidando todo o tratamento. Os contatos para verificação da manutenção podem ser feitos por telefone.

Tratamento medicamentoso

- Indicado para todo fumante acima de 18 anos, que consome mais de 10 cigarros/dia, interessado em parar de fumar. O uso de fármacos aumenta de 2 a 3 vezes a chance de sucesso de acordo com a medicação prescrita.
- Visa a tratar a dependência química.

Primeira linha de tratamento

- Vareniclina, bupropiona e terapia de reposição nicotínica combinada; essas terapias podem ser usadas isoladamente ou em combinação.
- Terapia de reposição nicotínica: disponível em adesivos, gomas, pastilhas, *spray* nasal e inalador oral.
  - O objetivo é reduzir sintomas de abstinência (irritabilidade, ansiedade, ganho de peso, dificuldade de concentração etc.).
  - Não reproduz exatamente os efeitos de fumar, em parte porque a nicotina é absorvida mais lentamente e produz picos menos intensos de concentração de nicotina no sangue comparada ao cigarro.
  - Todos as opções listadas têm eficácia semelhante; a combinação entre dois métodos é superior ao uso de um deles isoladamente.

Segunda linha de tratamento

- A segunda linha de tratamento inclui nortriptilina e terapia de reposição niconítica em monoterapia.
- Nortriptilina:
  - Dose: 25 mg/dia, em dose única, com incremento gradual até atingir entre 75-100 mg/dia em três semanas. Marcar o "dia D" (data para cessar o tabagismo) após a otimização da dose de nortriptilina e manter tratamento por 3 meses.
  - Contraindicação: infarto agudo do miocárdio, arritmias, insuficiência hepática, epilepsia, psicose e amamentação.
  - Atenção: cigarros eletrônicos NÃO são considerados auxílio na cessação de tabagismo, eles perpetuam a dependência psicológica e comportamental.

TABELA 2

Apresentação	Forma de aplicação	Efeitos colaterais	Cuidados
Terapia de reposição nicotínica			
Adesivos transdérmicos	▪ 21, 14 ou 7 mg ▪ 21 mg/dia (4 semanas), 14 mg (4 semanas) e 7 mg (2 semanas) ▪ Doses > 21 mg: fumantes com maior dependência ▪ Aplicar ao acordar, em área não exposta, sem pelos (entre o pescoço e a cintura), no dia escolhido para deixar de fumar, trocando a cada 24 h (ou retirando ao deitar) e fazer rodízio entre os locais de aplicação	▪ Reações cutâneas locais (prurido, eritema), infiltração da derme, bolhas, insônia, hipersalivação, náuseas e vômitos	▪ Sintomas de intoxicação: náuseas, salivação, palidez, dor abdominal, sudorese, cefaleia, tontura e tremores ▪ Indicam que a dose está alta e deve ser reduzida, ou podem surgir caso o paciente faça uso da terapia e continue fumando ▪ Cautela no uso em pacientes coronariopatas e com arritmias cardíacas Evitar nas primeiras duas semanas após infarto agudo do miocárdio
Gomas	▪ 2 ou 4 mg ▪ Uma goma a intervalos 1-2 h ou se houver fissura ▪ Dose média: de 8-12 gomas/dia, não ultrapassar 24 unidades ▪ Não ingerir bebidas ou alimentos 15 minutos antes ou durante o uso. Mascar até surgir sabor característico, em seguida repousar entre a gengiva e a bochecha. Repetir as manobras durante 30 minutos ▪ Fumantes de 25 cigarros ou mais devem utilizar gomas de 4 mg e fumantes de menos de 25 cigarros/dia devem utilizar gomas de 2 mg	▪ Aftas, salivação, soluços, dispepsia, irritação faríngea, dor na articulação temporomandibular, dentes amolecidos, cefaleia, náuseas	

(continua)

TABELA 2 (continuação)

Apresentação	Forma de aplicação	Efeitos colaterais	Cuidados
Pastilhas	▪ A cada 1 ou 2 h, reduzindo progressivamente até completar 14 semanas. Mínimo de 9 e no máximo 15 pastilhas/dia ▪ A pastilha deve ser movida de um lado para o outro da boca, repetidamente, até que ela esteja totalmente dissolvida, em 20 a 30 minutos. Não morder		
Terapia não nicotínica			
Bupropiona	▪ Iniciar com 150 mg/dia durante 3 dias, e progredir para 300 mg/dia, mantendo assim até o final do tratamento (12 semanas), em duas tomadas, a última até 16 h	▪ Convulsão em pacientes com tendência ▪ Insônia ▪ Cefaleia ▪ Boca seca ▪ Tonturas ▪ Hipertensão arterial, arritmias cardíacas ▪ Enxaqueca ▪ Náuseas, vômitos, constipação, dor abdominal ▪ Anemia ▪ Trombocitopenia ▪ Leucopenia ▪ Anorexia ▪ Equimoses ▪ Urticárias	▪ Contraindicações absolutas: epilepsia, convulsão febril na infância, tumor do SNC, anormalidades no EEG, traumatismo craniano, uso de IMAO nos últimos 15 dias ▪ Contraindicações relativas: evitar uso com álcool, anoréticos, psicotrópicos e drogas ilícitas, corticosteroides sistêmicos, hipoglicemiante oral/insulina. Hipertensão arterial sistêmica não controlada

(continua)

TABELA 2 (continuação)

Apresentação	Forma de aplicação	Efeitos colaterais	Cuidados
Vareniclina	▪ Comprimidos de 0,5 e 1 mg ▪ Do 1º ao 3º dia: 1 comprimido de 0,5 mg, 1 x/dia ▪ Do 4º ao 7º dia: 1 comprimido de 0,5 mg, a cada 12 h ▪ Do 8º dia até o final do tratamento (12 semanas): 1 comprimido de 1 mg, a cada 12 h	▪ Náuseas, aumento do apetite ▪ Sonolência ▪ Tontura ▪ Mudança no paladar, vômitos, constipação, diarreia, distensão abdominal, epigastralgia, boca seca ▪ Fadiga ▪ Dispneia ▪ Rinorreia	▪ Precauções: o uso pode estar associado a humor depressivo, agitação e ideação ou comportamento suicida ▪ Contraindicações absolutas: hipersensibilidade à vareniclina e insuficiência renal grave

SNC: sistema nervoso central; EEG: eletroencefalograma; IMAO: inibidores da monoamina oxidase.

ALGORITMO DA ABORDAGEM DO PACIENTE TABAGISTA

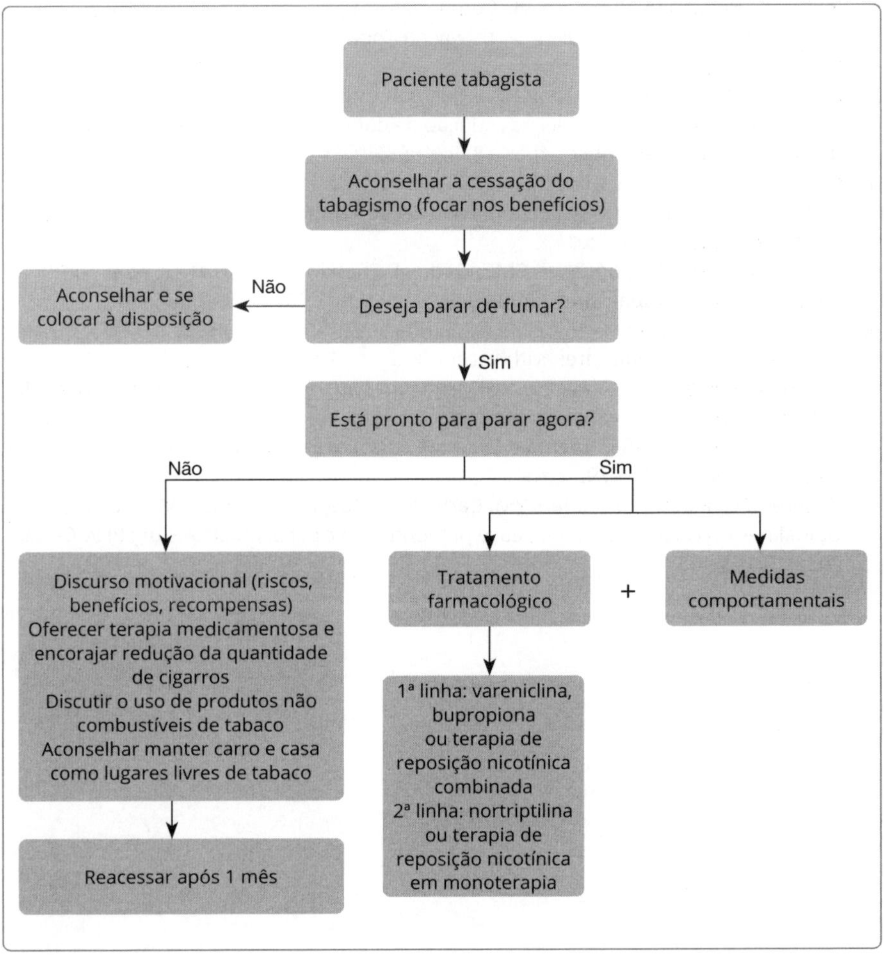

PRESCRIÇÃO NA PRÁTICA

Exemplo de prescrição (cada caso deve ser avaliado individualmente e a decisão deve ser tomada pelo médico responsável pelo caso).

- Adesivo de nicotina: 21 mg, tópico, 1 x/dia, por 4 semanas.
- Bupropiona: 150 mg, VO, 2 x/dia (último horário 16 h).

REFERÊNCIAS

1. Barua RS, Rigotti NA, Benowitz NL, Cummings KM, Jazayeri M-A, Morris PB, et al. 2018 ACC Expert Consensus Decision Pathway on Tobacco Cessation Treatment. J Am Coll Cardiol. 2018;72:3332-65.
2. Carvalho AM. Cigarros eletrônicos: o que sabemos? Estudo sobre a composição do vapor e danos à saúde, o papel na redução de danos e no tratamento da dependência de nicotina. Rev Bras Canceriol. 2018;64(4):587-9.
3. Mirra AP, Meirelles RHS, Godoy I, Issa JS, Reichert J, Carvalho NB, et al. Diretrizes Clínicas na Saúde Suplementar: Tabagismo. Associação Médica Brasileira, Agência Nacional de Saúde Suplementar; 2011.
4. Reichert J, Araújo AJ, Gonçalves CMC, Godoy I, Chatkin JM, Sales MPU, et al. Diretrizes para cessação do tabagismo – 2008. J Bras Pneumol. 2008;34(10):845-80.
5. Scholz JR, Abe TO, Gaya PV, Bellini B, de Moraes IRA, Santos JR, et al. Cue restricted smoking increases quit rates with varenicline. Tob Prev Cessat. 2021;7:33.
6. US Preventive Services Task Force, Krist AH, Davidson KW, Mangione CM, Barry MJ, Cabana M, et al. Interventions for Tobacco Smoking Cessation in Adults, Including Pregnant Persons: US Preventive Services Task Force Recommendation Statement. JAMA. 2021;325(3):265-79.
7. Visseren FLJ, Mach F, Smulders YM, Carballo D, Koskinas KC, Bäck M, et al. 2021 ESC Guidelines on cardiovascular disease prevention in clinical practice. Eur J Prev Cardiol. 2022;29(1):5-115.

5

Constipação intestinal no idoso: diagnóstico e tratamento

Bruna Macêdo de Carvalho

José Renato G. Amaral

Daniel Costa Guimarães

INTRODUÇÃO

- A constipação intestinal é uma queixa comum em consultórios e enfermarias que prestam atendimento a idosos e traz grande impacto na qualidade de vida dos pacientes.
- Nessa população, a incidência de constipação intestinal varia entre 24 e 54%, dentre os quais 10 a 19% fazem uso diário de laxativos.

FATORES DE RISCO

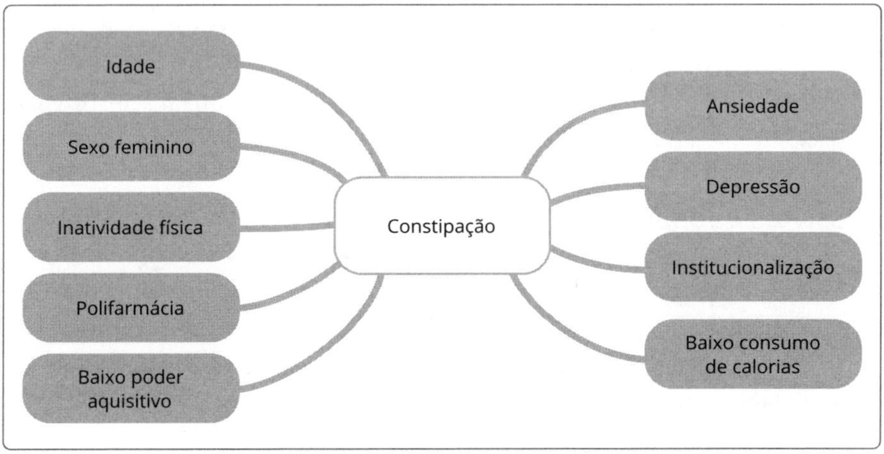

DEFINIÇÃO

- Segundo os critérios de Roma IV, constipação crônica funcional é definida pela presença de pelo menos dois dos seguintes sintomas:
  - Esforço evacuatório.
  - Uso de manobras digitais.
  - Sensação de evacuação incompleta.
  - Fezes endurecidas e irregulares.
  - Sensação de obstrução anorretal ou bloqueio de 25% dos movimentos intestinais.
  - Frequência de evacuações inferior a três por semana.
- Os sintomas devem estar presentes nos últimos 3 meses com início há pelo menos 6 meses e deve ser excluído o diagnóstico de síndrome do intestino irritável com predomínio de constipação.

DIAGNÓSTICO

- Constipação é um sintoma que pode estar associado a múltiplas doenças e medicamentos, ou ser consequência da alteração funcional do cólon e da região anorretal pela lentificação do trânsito intestinal ou por defecação dissinérgica.
- A defecação dissinérgica é definida pela presença de:
  - Aumento paradoxal da pressão do esfíncter anal ou
  - Menos de 20% de relaxamento da pressão de repouso do esfíncter anal.
  - Forças propulsivas inadequadas observadas por meio de manometria, imagem ou eletromiografia.
- Faz parte da investigação uma breve revisão dos medicamentos em uso pelo paciente, bem como da interação entre eles.

Possíveis causas

- Medicamentosa:
  - Opioides.
  - Anti-hipertensivos (p. ex., bloqueadores dos canais de cálcio, diuréticos, betabloqueadores, hidralazina).
  - Benzodiazepínicos.

  - Antidepressivos tricíclicos e inibidores seletivos de recaptação de serotonina.
  - Inibidores da bomba de prótons.
  - Preparações de ferro.
  - Drogas antiepilépticas.
  - Suplementos de cálcio.
  - Estatinas.
  - Antiparkinsonianos.
  - Anti-inflamatórios não esteroidais.
  - Anti-histamínicos anti-H1.
  - Anticolinérgicos antiespasmódicos (p. ex., escopolamina).
- Neurológica:
  - Lesão medular.
  - Doença de Parkinson.
  - Paraplegia.
  - Esclerose múltipla.
  - Neuropatia autonômica.
- Gastrointestinal:
  - Neoplasia de cólon.
  - Massa extraintestinal.
  - Doença inflamatória intestinal.
  - Isquemia mesentérica.
  - Estenose cirúrgica.
  - Retocele ou enterocele.
- Miogênica:
  - Dermatomiosite.
  - Polimiosite.
  - Esclerodermia.
  - Amiloidose.
  - Pseudo-obstrução intestinal.
- Anorretal:
  - Fissura anal.
  - Estreitamento anal.
  - Proctite.
  - Doença inflamatória intestinal.
  - Prolapso retal.

- Dieta e hábitos de vida:
  - Baixa ingestão de água.
  - Inatividade física.
  - Baixa ingestão de fibras.
- Endócrina e metabólica:
  - Diabete.
  - Hipotireoidismo.
  - Hipercalcemia.
  - Hipocalemia.
  - Hipo ou hipermagnesemia.
  - Porfiria.
  - Doença renal crônica.
  - Pan-hipopituitarismo.
  - Gravidez.

Avaliação clínica

- A avaliação de idosos com constipação deve se iniciar pela história clínica detalhada e pelo exame físico com foco em excluir causas secundárias. É importante caracterizar o início e a duração dos sintomas, a forma e a consistência das fezes, comorbidades e cirurgias prévias, bem como estar atento aos sinais de alarme, que levarão a uma investigação mais extensiva.
- O exame físico deve incluir inspeção da região perianal e toque retal, para avaliar o tônus do esfíncter anal e a presença de fezes na ampola retal, bem como identificar eventuais complicações relacionadas à constipação crônica, como hemorroidas, fissuras anais, prolapso anal, úlceras retais, impactação e incontinência fecal.

Exames complementares

- Pacientes que preenchem critérios de Roma 4 para constipação crônica idiopática não necessitam ser submetidos a testes diagnósticos adicionais.
- Na presença de sinais de alarme, suspeita de causa orgânica, início dos sintomas após os 50 anos e na ausência de resposta ao tratamento, devem ser solicitados exames laboratoriais de acordo com a etiologia presumível e colonoscopia.

- A cada ano, são indicadas aos pacientes da Geriatria do HCFMUSP cerca de 150 colonoscopias; em 75% delas é encontrada alguma alteração e em 10 a 15% são encontradas lesões neoplásicas.
- Sinais de alarme:
  - Hematoquezia.
  - Pesquisa de sangue oculto nas fezes positiva.
  - Sintomas de obstrução.
  - Início agudo da constipação.
  - Constipação não responsiva ao tratamento.
  - Perda ponderal superior a 4,5 kg.
  - Alteração no calibre das fezes.
  - História familiar de câncer colorretal.
  - Doença inflamatória intestinal.

TRATAMENTO

Medidas gerais

- O primeiro passo para o tratamento da constipação crônica funcional é mudança nos hábitos de vida, embora haja pouca evidência de que atitudes como aumentar ingestão hídrica e praticar atividade física sejam eficazes.
- O ato de iniciar a defecação é um reflexo condicionado que é mais ativo após acordar e após as refeições. É aconselhável encorajar os pacientes a terem uma rotina regular de defecação com um treinamento de toalete. Recomenda-se pelo menos duas idas ao banheiro, 30 minutos após as refeições, nas quais o paciente deve permanecer sentado por não mais que 5 minutos.
- Recomenda-se uma ingestão de fibras de 20-30 g/dia. As fibras aumentam a massa fecal e têm efeito propulsivo, embora esse efeito possa levar semanas a se manifestar e vir acompanhado de distensão e flatulência. É recomendada a introdução gradual de fibras na dieta para adaptação do trato gastrointestinal e menor ocorrência de eventos adversos.

Laxativos

- O uso de laxativos em idosos deve ser individualizado. Deve-se ter em mente a história clínica do paciente, suas comorbidades, interações medicamentosas, custos e efeitos colaterais (Tabela 1).
- Em linhas gerais, é respeitada a seguinte ordem de prioridade:
  - 1ª escolha: formadores de fezes ou laxativos osmóticos.
  - 2ª escolha: irritativos.

TABELA 1 Laxativos.

Medicação	Mecanismo	Exemplos	Principais efeitos adversos
Formadores de massa	Polissacarídeos naturais ou sintéticos que exercem efeito laxativo pelo aumento da absorção de água e aumento da massa fecal	▪ *Psyllium* ▪ Metilcelulose ▪ Policarbofila cálcica ▪ Dextrina de trigo	Bom perfil de segurança e poucos efeitos colaterais como distensão abdominal e flatulência
Osmóticos	Contêm íons ou moléculas não absorvíveis que aumentam a absorção de água	▪ PEG (1ª escolha)* ▪ Lactulona ▪ Sorbitol	Dor abdominal, cólicas e flatulência. Os idosos são mais suscetíveis a tais efeitos que são dose-dependentes. Recomenda-se iniciar tratamento com baixas doses (p. ex., PEG 17 g/dia)
Irritativos	Afetam o transporte de eletrólitos através da mucosa intestinal estimulando a motilidade	▪ Sene ▪ Bisacodil ▪ Picossulfato de sódio	Segurança a longo prazo não estudada

* O uso de PEG é preferível ao uso de lactulona por ter sido superior em alguns estudos nos seguintes aspectos: aumento da frequência de evacuações, alteração da consistência das evacuações e melhora do desconforto abdominal.
PEG: polietilenoglicol.

Medicamentos de segunda linha

- Laxativos salinos como hidróxido de magnésio não foram estudados para uso em idosos e devem ser usados com cautela pelo risco de hipermagnesemia.
- Agentes emolientes como óleo mineral e docusato de sódio são substâncias bem toleradas e não agressivas. Devem ser administrados com cautela em pacientes com distúrbios da deglutição pelo risco de pneumonia lipoide.
- Supositórios de glicerina e enemas, apesar de muito utilizados, têm eficácia clínica limitada e podem causar danos à mucosa retal. Supositórios de glicerina e de bisacodil podem ser usados em idosos institucionalizados com defecação dissinérgica para ajudar na impactação retal.
- Não é recomendada a utilização de enemas com fosfato de sódio para tratamento de constipação em idosos, por maior risco de complicações como depleção volêmica, hipotensão, hipo ou hipercalemia, hipocalcemia, acidose metabólica e lesão renal aguda. Há maior risco de eventos adversos quando é realizada dose superior a uma aplicação em 24 horas e em pacientes com doença renal crônica.

Secretagogos colônicos

- Lubiprostona é um ácido graxo oral que ativa canais de cloro tipo 2 nas células epiteliais do intestino aumentando a secreção de água no lúmen intestinal. Em estudos em andamento, tal droga na dose de 24 mcg/dia tem se mostrado efetiva para tratamento de constipação em pacientes idosos. Até o momento, seu uso tem sido reservado para pacientes cujo uso de outras terapias bem estabelecidas foi insatisfatório.
- Linaclotide e plecanatide são agonistas do receptor C da guanilato ciclase que estimulam a secreção de fluidos no intestino e aumentam o trânsito intestinal. Estudos têm demonstrado efetividade dessas drogas no tratamento da constipação intestinal crônica. No entanto, seu perfil de segurança para a população idosa ainda não foi estabelecido e diarreia tem sido um fator limitante ao uso desses medicamentos.

Antagonistas de opioides

- Antagonistas dos receptores Mu periféricos como o metilnaltrexone podem ser efetivos na constipação induzida por opioides, mas há falta de estudos que justifiquem seu uso particularmente na população idosa. Tais medicamentos não cruzam a barreira hematoencefálica e não têm, portanto, efeito sobre a analgesia induzida pelos opioides.

Agonistas do receptor 5-HT4

- A serotonina é um regulador da motilidade intestinal. Prucaloprida é um agonista do receptor 5-HT4 que tem se mostrado efetivo em acelerar o trânsito intestinal. Essa medicação tem como principais efeitos adversos cefaleia, náusea e diarreia. Até o momento faltam estudos que comprovem sua eficácia e segurança a longo prazo, no entanto, esse medicamento é liberado pela Agência Nacional de Vigilância Sanitária (Anvisa).

Biofeedback

- *Biofeedback* é uma terapia indolor que consiste no treinamento da musculatura do assoalho pélvico e da parede abdominal. A técnica pode ser executada com auxílio de eletrodos e tem maior benefício para pacientes com defecação dissinérgica. Estudos são necessários para estabelecer a eficácia dessa prática em idosos.

Cirurgia

- A realização de colectomia subtotal é uma opção de exceção para tratamento de constipação crônica funcional e lentificação do trânsito intestinal quando não houve resposta a outros tratamentos e o quadro clínico traz grande repercussão sobre a qualidade de vida do paciente. Além das complicações inerentes ao procedimento cirúrgico (infecções, aderências etc.), alguns pacientes desenvolvem diarreia. Antes da realização do procedimento, é necessário que seja feita uma investigação da motilidade do trato gastrointestinal incluindo a realização de manometria para evitar a ocorrência de oclusão intestinal no pós-operatório.

PRESCRIÇÃO NA PRÁTICA

Exemplo de prescrição (cada caso deve ser avaliado individualmente e a decisão deve ser tomada pelo médico responsável pelo caso).

- Caso clínico: paciente A. D. T., 70 anos, sexo feminino, comparece em consulta médica com queixa de constipação intestinal.
- Paciente relata que tem fezes ressecadas desde criança, no entanto até 6 meses atrás conseguia fazer uma evacuação a cada três dias e no presente momento relata piora do padrão de evacuações, com necessidade do uso de manobras digitais, sensação de esvaziamento incompleto e uma evacuação por semana. Relata ingerir pouca quantidade de água ao longo do dia, consome poucos vegetais e frutas e, em decorrência da osteoartrose de joelhos, faz pouca atividade física. Relata ainda que há 1 mês está em uso de tramadol para controle álgico com resposta parcial. Paciente nega presença de hematoquezia, relata ganho de peso nos últimos meses, pois tem se sentido mais ansiosa e está comendo mais doces.
- Antecedentes patológicos:
  - Osteoartrose de joelhos, pior à direita, com uso de bengala.
  - Insônia inicial.
  - Hipertensão arterial sistêmica.
  - Constipação crônica.
  - Osteoporose.
- Medicamentos em uso:
  - Carbonato de cálcio 500 mg 2 x/dia.
  - Tramadol 50 mg a cada 6h.
  - Amitriptilina 25 mg/dia.
  - Anlodipino 5 mg/dia.
- Durante consulta médica, foi realizado exame físico e toque retal, sem alterações.

Condução do caso clínico

- Exames laboratoriais para avaliar causas secundárias.
- Revisão medicamentosa: paciente em uso de quatro medicamentos potencialmente constipantes, um deles com introdução recen-

(continua)

(continuação)

te. Suspenso o carbonato de cálcio, com orientação para aumento da ingestão de laticínios, foi realizada substituição do tramadol para analgésicos simples e lidocaína tópica e realizada substituição da amitriptilina (medicação potencialmente inapropriada em idosos) por trazodona 25 mg à noite como indutor do sono, bem como foi realizada instituição de medidas para melhorar a higiene do sono. Optou-se inicialmente por manter o anlodipino com perspectiva de troca por inibidor do receptor de angiotensina caso a paciente persistisse com queixa de constipação.

- Paciente foi orientada quanto à necessidade de aumentar a ingestão hídrica (2 L/dia) e a ingestão de fibras de 20 a 30 g/dia, bem como a realizar treino de toalete.

Retorno médico

- Paciente retorna com melhora do padrão de evacuações, agora com 2 a 3 evacuações por semana, sem a necessidade do uso de manobras digitais, porém com manutenção da sensação de esvaziamento incompleto e fezes ressecadas. Não atingiu consumo adequado de fibras, pois relata que nunca gostou de vegetais. Tem seguido as demais orientações realizadas em consulta anterior.
- Conduta:
  - Prescrição de formador de fezes: *psyllium* 7 g ou 1 colher de sobremesa diluída em 240 mL de água 2 x/dia (pode ser administrado até 3 x/dia).
- Uma alternativa seria a prescrição de laxativo osmótico:
  - PEG: envelope de 14 g, 1 sachê 1 x/dia.
  - Lactulose: 10 mL a cada 12 h (dose máxima 60 mL/dia).
- Como terceira escolha, haveria a possibilidade de prescrever um agente irritativo:
  - Bisacodil: 10-30 mg/dia.
  - Picossulfato de sódio: 15-45 gotas VO 1 x/dia.
  - Sene: 0,5 a 2 g/dia.

CONSIDERAÇÕES FINAIS

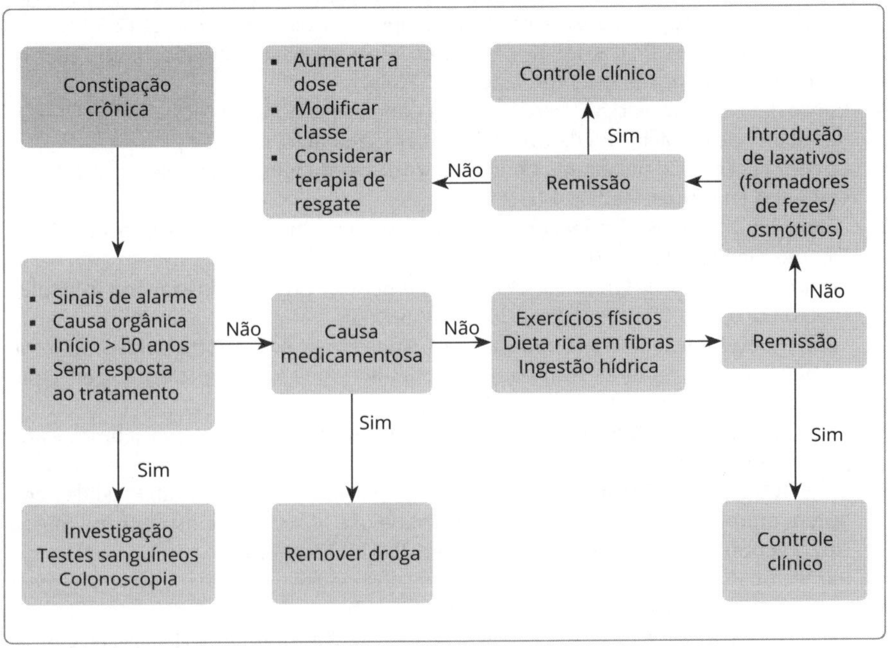

- Constipação é uma queixa comum na população idosa e traz grande impacto na qualidade de vida dos pacientes.
- É um sintoma que pode estar associado a múltiplas doenças e medicamentos ou ser consequência da alteração funcional do cólon e da região anorretal.
- Deve ser parte do exame físico inspeção da região perianal e do reto e realização do toque retal.
- Pacientes que preenchem critérios de Roma 4 para constipação crônica idiopática não necessitam ser submetidos a testes diagnósticos adicionais que se tornam importantes na presença de sinais de alarme.
- O uso de laxativos em idosos deve ser individualizado. Deve-se ter em mente a história clínica do paciente, suas comorbidades, interações medicamentosas, custos e efeitos colaterais.

REFERÊNCIAS

1. ASGE Standards of Practice Committee, Early DS, Ben-Menachem T, Decker GA, Evans JA, Fanelli RD, et al. Appropriate use of GI endoscopy. Gastrointest Endosc. 2012;6:1127-31.
2. Baffy N, Foxx-Orenstein A, Harris LA, Sterler S. Intractable constipation in the elderly. Curr Treat Options Gastroenterol. 2017;15:363-81.
3. Banco de dados Research Electronica Data Capture (REDCap) do Hospital das Clínicas da Faculdade de Medicina da Universidade de São Paulo.
4. Costilla VC, Foxx-Orenstein AE. Constipation: understanding mechanisms and management. Clin Geriatr Med. 2014;30:107-15.
5. Koliani-Pace J, Lacy BE. Update on the management of chronic constipation. Curr Treat Options Gastroenterol. 2017;15:126-34.
6. Krogh K, Chiarioni G, Whitehead W. Management of chronic constipation in adults. United European Gastroenterol J. 2017;5:465-72.
7. Leppert W, Zaiaczkowska R, Wordliczek J. The role of oxycodone/naloxone in the management of patients with pain and opioid-induced constipation. Expert Opin Pharmacother. 2019;20(5):511-22.
8. Lewis SJ, Heaton KW. Stool form scale as a useful guide to intestinal transit time. Scand J Gastroenterol. 1997;32:920-4.
9. Ori Y, Rozen-Zvi B, Chagnac A, Herman M, Zingerman B, Atar E, et al. Fatalities and severe metabolic disorders associated with the use of sodium phosphate enemas: a single center's experience. Arch Intern Med. 2012;172(3):263-5.
10. Rao SS, Go JT. Update on the management of constipation in the elderly: new treatment options. Clin Interv Aging. 2010;5:163-71.
11. Serra J, Mascort-Roca J, Marzo-Castillejo M, Aros SD, Santos JF, Rubio ERD, et al. Clinical practice guidelines for the management of constipation in adults. Part 1: Definition, aetiology and clinical manifestations. Gastroenterol Hepatol. 2017;40:132-41.
12. Serra J, Mascort-Roca J, Marzo-Castillejo M, Aros SD, Santos JF, Rubio ERD, et al. Clinical practice guidelines for the management of constipation in adults. Part 2: Diagnosis and treatment. Gastroenterol Hepatol. 2017;40:303-16.

6

Depressão no idoso: diagnóstico e tratamento

Pedro Henrique Navarro Alves de Lima

Daniel Costa Guimarães

DIAGNÓSTICO

História clínica

- O diagnóstico de depressão é essencialmente clínico e depende de uma avaliação criteriosa.
- A apresentação clínica geralmente é semelhante em idosos e adultos mais jovens, sendo utilizados os mesmos critérios diagnósticos (DSM-V). Contudo, os idosos têm maior risco de apresentar quadros atípicos, com sintomas físicos em detrimento do humor deprimido, o que pode dificultar o diagnóstico nessa população.
  - Sintomas atípicos que podem estar associados à depressão nos idosos: fadiga, perda de peso, dor, queixas difusas e inexplicáveis, queixas de memória, retraimento social, recusa a alimentação ou uso de medicamentos, problemas com cuidados pessoais, uso novo ou indiscriminado de medicamentos ou substâncias.
- Ferramentas de triagem utilizadas na população idosa (também úteis para avaliar a gravidade e a eficácia do tratamento):
  - Escala de depressão geriátrica.
  - Questionário PHQ-9 (Patient Health Questionnaire).
  - Escala Cornell de depressão em demência.
- Diante da suspeita clínica, deve ser realizada uma avaliação para determinar a cronologia dos sintomas depressivos atuais, o impacto sobre o funcionamento

ocupacional e interpessoal, os fatores agravantes ou eventos estressores da vida, as comorbidades prévias (médicas gerais e/ou psiquiátricas), o risco de suicídio, a presença de episódios prévios de mania ou hipomania e sintomas psicóticos.

- O diagnóstico diferencial inclui transtorno de adaptação com humor deprimido, transtorno bipolar, transtorno de personalidade, luto complicado, demência (como diagnóstico diferencial e/ou comorbidade associada) e transtorno esquizoafetivo.
- A avaliação cognitiva deve sempre fazer parte da avaliação desses idosos, haja vista que a depressão nessa faixa etária é frequentemente associada a comprometimento cognitivo (estado prodrômico de demência ou fator de risco independente), bem como a demência estabelecida está associada a maior prevalência de depressão.

Exames complementares

- Não há uma recomendação formal para a solicitação de exames complementares.
- Podem ser considerados nos casos de depressão de início recente (especialmente se o contexto psicossocial ou precipitante não estiver claro), depressão grave (características melancólicas ou psicóticas) ou depressão resistente ao tratamento.
- Exames laboratoriais que podem ser considerados: hemograma, glicemia, TSH, vitamina B12 e ácido fólico.
- Exames de neuroimagem podem ser considerados em pacientes mais idosos, especialmente nos casos com depressão de início tardio.

Critérios diagnósticos (DSM-V)

- Transtorno depressivo maior (depressão maior unipolar):
  - É caracterizado por 1 ou mais episódios depressivos maiores e sem história de mania ou hipomania.
  - Episódio depressivo maior: presença de 5 ou mais sintomas (pelo menos 1 dos sintomas deve ser humor deprimido ou anedonia), durante 2 semanas consecutivas.
  - Sintomas: humor deprimido, anedonia (perda de interesse ou prazer para as atividades), alterações do apetite ou do peso (aumento ou diminuição),

insônia ou hipersônia, agitação ou retardo psicomotor, fadiga ou falta de energia, pensamentos de inutilidade ou culpa excessiva, diminuição da capacidade de concentração ou na tomada de decisão, pensamentos recorrentes de morte.

TRATAMENTO

- A abordagem do tratamento é semelhante nos idosos e nos adultos mais jovens.
- O tratamento envolve o uso de antidepressivos e/ou psicoterapia específica.
- O tratamento pode influenciar positivamente o desfecho de outras comorbidades comuns no idoso, como osteoarticulares, diabete e insuficiência cardíaca.

Psicoterapia

- A psicoterapia envolve terapia cognitivo-comportamental, psicoterapia interpessoal e terapia de resolução de problemas.
- Pode ser indicada como monoterapia para pacientes com depressão leve a moderada ou nos casos em que a tolerância aos antidepressivos pode ser baixa. Em casos graves ou resistentes, pode ser associada ao tratamento farmacológico.

Antidepressivos

- Os antidepressivos são benéficos na população idosa, mas os efeitos são modestos.
  - A remissão é alcançada em cerca de 1/3 dos idosos tratados com antidepressivos.
  - Taxas de recaída e cronicidade são maiores em idosos.
- Os inibidores seletivos da recaptação de serotonina são recomendados como primeira opção para o tratamento. Contudo, outras classes de antidepressivos podem ser consideradas dependendo do contexto clínico, como os inibidores da recaptação de serotonina-noradrenalina e os antidepressivos atípicos. Os antidepressivos tricíclicos não são considerados medicações de primeira linha para o tratamento nos idosos, haja vista o seu perfil de efeitos colaterais.
- A dose terapêutica é semelhante à de adultos mais jovens, embora seja recomendado iniciar com uma dose inferior (geralmente metade da dose reco-

mendada para indivíduos mais jovens) para que seja avaliada a tolerância e efeitos adversos potencialmente graves, como o aumento do risco de quedas.

- Os antidepressivos normalmente demoram de 4 a 6 semanas para mostrar eficácia, porém em pacientes idosos uma resposta antidepressiva completa pode não ocorrer até 8 a 12 semanas.
- Não há uma recomendação formal sobre quando interromper o tratamento, mas a descontinuação pode ser considerada após 1 ano da remissão, especialmente nos pacientes que tiveram um único episódio depressivo. Em determinados pacientes, o tratamento pode ser mantido indefinidamente.
  - A conduta deve ser individualizada: número de episódios depressivos, intervalo de tempo e gravidade; tratamento necessário para atingir a remissão; efeitos adversos do tratamento medicamentoso e preferências do paciente.
- A retirada da medicação deve ser feita de forma gradual ao longo de 4 semanas, especialmente com medicações de meia-vida curta (paroxetina e venlafaxina).
  - Garantir o acompanhamento adequado desses pacientes, haja vista o risco de sintomas de descontinuação ou de recidiva.

Depressão resistente

- Definição: ausência de resposta satisfatória a pelo menos 2 tratamentos (monoterapia com antidepressivos em doses otimizadas).
- A depender do grau de resposta ao tratamento, considerar a associação de fármacos (antidepressivo com mecanismo de ação diferente, antipsicótico de segunda geração, lítio ou hormônio tireoidiano). Nos casos graves e refratários, considerar eletroconvulsoterapia.

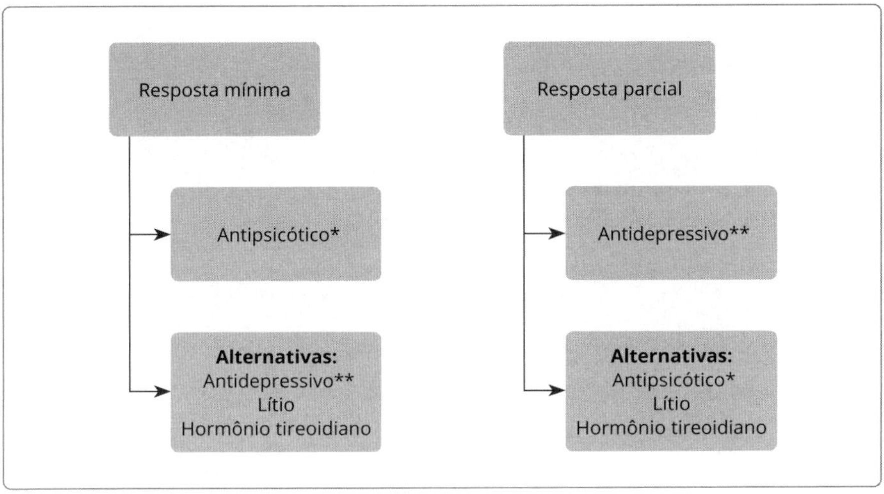

FIGURA 1
Análise de resposta mínima e resposta parcial no tratamento.

* Associar antipsicótico preferencialmente de segunda geração.
** Associar antidepressivo com mecanismo de ação diferente.

PRESCRIÇÃO NA PRÁTICA

Exemplo de prescrição (cada caso deve ser avaliado individualmente e a decisão deve ser tomada pelo médico responsável pelo caso).

TABELA 1 Drogas, dosagens, benefícios e precauções para análise ao prescrever tratamento para a depressão em idosos.

Droga	Dose inicial	Dose-alvo	Potenciais benefícios	Precauções
Inibidores seletivos da recaptação de serotonina				
Escitalopram	5 mg 1 x/dia	5-10 mg/dia	▪ Não sedativo, baixo risco de distúrbios do sono, poucas interações medicamentosas significativas ▪ Boa escolha para o tratamento inicial	▪ Risco de prolongamento do intervalo QT relacionado à dose
Citalopram	10 mg 1 x/dia	10-20 mg/dia		
Sertralina	25 mg 1 x/dia	25-200 mg/dia	▪ Não sedativo, baixo risco de insônia, sem efeitos cardiovasculares significativos ▪ Boa escolha para o tratamento inicial	▪ Sintomas gastrointestinais mais frequentes
Fluoxetina	5-10 mg 1 x/dia	5-60 mg/dia	▪ Efeito ativador ▪ Redução gradual da dose após a descontinuação não é necessária (meia-vida longa)	▪ Interações medicamentosas significativas ▪ Necessidade de maior tempo para avaliar o efeito (meia-vida longa)

(continua)

TABELA 1 Drogas, dosagens, benefícios e precauções para análise ao prescrever tratamento para a depressão em idosos. (*continuação*)

Droga	Dose inicial	Dose-alvo	Potenciais benefícios	Precauções
Paroxetina	10 mg 1 x/dia	10-40 mg/dia	▪ Útil para pacientes com insônia	▪ Efeitos anticolinérgicos associado a sintomas de descontinuação mais graves na ausência de redução gradual
Inibidores da recaptação de serotonina-noradrenalina				
Venlafaxina	37,5 mg 1 x/dia	75-225 mg/dia	▪ Efeito ativador ▪ Útil para pacientes com condições dolorosas comórbidas	▪ Aumentos da pressão arterial e frequência cardíaca relacionados à dose ▪ Sintomas gastrointestinais ▪ Associado a sintomas de descontinuação na ausência de redução gradual ▪ Interações medicamentosas significativas (especialmente duloxetina)
Desvenlafaxina	50 mg 1 x/dia	50-100 mg/dia		
Duloxetina	30 mg 1 x/dia	30-60 mg/dia		
Antidepressivos atípicos				
Mirtazapina	15 mg 1 x/dia	15-60 mg/dia	▪ Baixo risco de disfunção sexual ▪ Efeito estimulante do apetite e ganho de peso ▪ Útil em pacientes com insônia	▪ Sonolência e ganho de peso ▪ Risco de acumulação com disfunção renal e/ou hepática

(continua)

TABELA 1 Drogas, dosagens, benefícios e precauções para análise ao prescrever tratamento para a depressão em idosos. (*continuação*)

Droga	Dose inicial	Dose-alvo	Potenciais benefícios	Precauções
Bupropiona	75 mg 1-2 x/dia	150-300 mg/dia	▪ Efeito ativador ▪ Baixo risco de toxicidade cognitiva	▪ Evitar em pacientes com distúrbios convulsivos ou deprimidos com agitação ▪ Pode piorar a insônia
Trazodona	12,5-25 mg (*bedtime*)	25-100 mg (*bedtime*)	▪ Usado em baixas doses como adjuvante para o tratamento da insônia ▪ Efeitos antidepressivos requerem doses mais altas	▪ Sedação, hipotensão ortostática, comprometimento cognitivo

REFERÊNCIAS

1. American Psychiatric Association. Diagnostic and Statistical Manual of Mental Disorders, Fifth Edition (DSM-5). Arlington: American Psychiatric Association; 2013.
2. Carmin CN, Ownby RL, Fontanella C, Steelesmith D, Binkley PF. Impact of Mental Health Treatment on Outcomes in Patients With Heart Failure and Ischemic Heart Disease. J Am Heart Assoc. 2024;13(7):e031117.
3. Davies P, Ijaz S, Williams CJ, Kessler D, Lewis G, Wiles N. Pharmacological interventions for treatment-resistant depression in adults. Cochrane Database Syst Rev. 2019;12(12):CD010557.
4. Diniz BS, Butters MA, Albert SM, Dew MA, Reynolds CF. Late-life depression and risk of vascular dementia and Alzheimer's disease: systematic review and meta-analysis of community-based cohort studies. Br J Psychiatry. 2013;202(5):329-35.
5. Kok RM, Nolen WA, Heeren TJ. Efficacy of treatment in older depressed patients: a systematic review and meta-analysis of double-blind randomized controlled trials with antidepressants. J Affect Disord. 2012;141(2-3):103-15.
6. Kok RM, Reynolds CF. Management of Depression in Older Adults. JAMA. 2017;317(20):2114-22.
7. Lin EH, Katon W, Von Korff M, Tang L, Williams JWJ, Kroenke K, et al; IMPACT Investigators. Effect of improving depression care on pain and functional outcomes among older adults with arthritis: a randomized controlled trial. JAMA. 2003;290(18):2428-9.
8. Löwe B, Spitzer RL, Gräfe K, Kroenke K, Quenter A, Zipfel S, et al. Comparative validity of three screening questionnaires for DSM-IV depressive disorders and physicians' diagnoses. J Affect Disord. 2004;78(2):131-40.
9. Malhi GS, Mann JJ. Depression. Lancet. 2018;392(10161):2299-312.
10. Mitchell AJ, Subramaniam H. Prognosis of depression in old age compared to middle age: a systematic review of comparative studies. Am J Psychiatry. 2005;162(9):1588-601.
11. Mohamed S, Johnson GR, Chen P, Hicks PB, Davis LL, Yoon J, et al. Effect of Antidepressant Switching vs Augmentation on Remission Among Patients With Major Depressive Disorder Unresponsive to Antidepressant Treatment: The VAST-D Randomized Clinical Trial. JAMA. 2017;318(2):132-45.
12. Park LT, Zarate CA Jr. Depression in the Primary Care Setting. N Engl J Med. 2019;380(6):559-68.
13. Solai LK, Mulsant BH, Pollock BG. Selective serotonin reuptake inhibitors for late-life depression: a comparative review. Drugs Aging. 2001;18(5):355-68.
14. Spijker J, Nolen WA. An algorithm for the pharmacological treatment of depression. Acta Psychiatr Scand. 2010;121(3):180-9.
15. Wilde EA, Kim HF, Schulz PE, Yudofsky SC. Laboratory testing and imaging studies in psychiatry. In: Hales RE, Yudofsky SC, Roberts LW, editores. The American Psychiatric Publishing Textbook of Psychiatry. 6th ed. Washington: American Psychiatric Publishing; 2014. p. 89.
16. Williams JWJ, Katon W, Lin EH, Nöel PH, Worchel J, Cornell J, et al; IMPACT Investigators. The effectiveness of depression care management on diabetes-related outcomes in older patients. Ann Intern Med. 2004;140(12):1015-24.

7

Diabetes e doença cardiovascular: diagnóstico e tratamento

Nathalia Conci Santorio

Vagner Madrini Junior

Edilza Câmara Nóbrega

APRESENTAÇÃO CLÍNICA

- Segundo a Organização Mundial de Saúde (OMS), a glicemia elevada é o terceiro fator de mortalidade prematura, superada apenas pelo tabagismo e pela hipertensão arterial. A doença cardiovascular é a principal causa de mortalidade entre diabéticos, responsável por mais de metade dos óbitos.
- O diabete melito (DM) está associado a maiores taxas de hospitalização, maior incidência de cegueira, insuficiência renal e amputações não traumáticas de membros inferiores.
- Na fase clinicamente manifesta do DM tipo 1, o início é, em geral, agudo, apresentando-se como poliúria, polidipsia, polifagia, astenia e emagrecimento sem causa aparente. A cetoacidose diabética pode ser a primeira manifestação em 1/3 dos casos. Já no DM tipo 2, a doença é assintomática ou oligossintomática por um longo período, sendo o diagnóstico realizado por dosagens laboratoriais de rastreio ou manifestações de doenças crônicas. A apresentação grave com coma hiperosmolar hiperglicêmico é incomum e pode ser precedida de algum fator precipitante, como infecções, pancreatite ou infarto agudo do miocárdio em pacientes previamente não diagnosticados.
- É estimado que somente 50% dos casos de diabete em adultos sejam diagnosticados.

CLASSIFICAÇÃO

- Diabete tipo 1: deficiência de insulina por destruição autoimune das células beta (1A) ou deficiência de insulina de natureza idiopática (1B).
- Diabete tipo 2: perda progressiva de secreção insulínica combinada com resistência à insulina.
- Diabete tipo 3 (DM gestacional): hiperglicemia de graus variados diagnosticada durante a gestação, na ausência de critérios de DM prévio.
- Diabete tipo 4 (outros tipos): monogênicos (MODY), diabete neonatal, secundário a endocrinopatias, secundário a doenças do pâncreas exócrino, secundário a infecções e secundário a medicamentos.
- DM tipo 1: mais frequente na infância e adolescência, mas pode ser diagnosticado em adultos, que podem desenvolver uma forma lentamente progressiva, denominada diabete latente autoimune do adulto (LADA, do inglês *latent autoimmune diabetes in adults*). O tipo mais frequente de DM tipo 1 é o 1A. Os marcadores mais conhecidos de autoimunidade são:
  - Anticorpo anti-ilhota (ICA).
  - Anticorpo anti-insulina (IAA).
  - Anticorpo antidescarboxilase do ácido glutâmico (anti-GAD65).
  - Anticorpo antitirosina-fosfatase IA-2 e IA-2B.
  - Anticorpo antitransportador de zinco (Znt8).
- DM tipo 2: corresponde a 90-95% dos casos de DM, geralmente acometendo indivíduos em torno da quarta década de vida. Possui etiologia complexa e multifatorial, envolvendo componentes genético e ambiental.
- MODY: forma monogênica com herança autossômica dominante. Caracteriza-se por idade precoce de aparecimento, em geral < 25 anos, e graus variáveis de disfunção das células beta e ausência de evidência de autoimunidade.
- Diabete neonatal: forma monogênica diagnosticada nos primeiros 6 meses de vida, sendo 50% dos casos transitórios, com possibilidade de remissão na puberdade. Os pacientes apresentam baixo peso ao nascimento.
- Medicamentos: os mais comuns são glicocorticoides, ácido nicotínico e antipsicóticos atípicos.

DIAGNÓSTICO

TABELA 1

	Glicose em jejum (mg/dL)	Glicose 2 horas após sobrecarga de 75g de glicose (mg/dL)	Glicemia aleatória (mg/dL)	HbA1c (%)
Normoglicemia	< 100	< 140	–	< 5,7
Pré-diabete ou risco aumentado para diabete	≥ 100 e < 126	≥ 140 e < 200	–	≥ 5,7 e < 6,5
Diabetes estabelecido	≥ 126	≥ 200	≥ 200 com sintomas inequívocos de hiperglicemia	≥ 6,5

- Na ausência de sintomas de hiperglicemia, é necessário confirmar o diagnóstico pela repetição de testes.

RASTREAMENTO

- Deve ser realizado a cada três anos e anualmente na presença de pré-diabete.
- Quem deve ser rastreado?
  - Indivíduos > 45 anos.
  - Indivíduos com idade < 45 anos com sobrepeso ou obesidade e que apresentem mais um fator de risco para diabete melito (DM) entre os seguintes:
    - Pré-diabete.
    - História familiar de DM (parente de 1º grau).
    - Raça/etnia de alto risco para DM (negros, hispânicos ou índios Pima).
    - Mulheres com diagnóstico prévio de DM gestacional.
    - História de doença cardiovascular.
    - Hipertensão arterial.
    - HDL < 35 mg/dL ou triglicérides > 250 mg/dL.
    - Síndrome dos ovários policísticos.

- Sedentarismo.
- Acantose *nigricans*.

TRATAMENTO

- O bom controle metabólico do diabete melito (DM) previne o surgimento ou retarda a progressão de suas complicações crônicas, em especial as microangiopáticas.
- Pré-diabéticos: nesse grupo, é indicado rastreamento dos fatores de risco cardiovasculares modificáveis e intervenção nesses fatores. O uso de metformina é indicado em pacientes muito obesos (IMC > 35 kg/m^2), com passado de DM gestacional, HbA1c > 6% ou para aqueles pacientes com aumento de HbA1c apesar de mudanças de estilo de vida.
- Metas de controle:
  - American Diabetes Association: glicemia pré-prandial 80 a 130 mg/dL, glicemia pós-prandial < 180 mg/dL e HbA1c < 7%.
  - Sociedade Brasileira de Diabetes: glicemia pré-prandial < 100, glicemia pós-prandial < 160 e HbA1c < 7%.
  - As metas devem ser individualizadas de acordo com o paciente. Pacientes com baixa frequência de hipoglicemia, sem doença cardiovascular e no início do tratamento, podem ser submetidos a metas mais rígidas (p. ex.: < 6,5%). Já pacientes com insuficiência renal ou hepática, hipoglicemias frequentes, assintomáticas ou graves, idosos e pacientes com baixa expectativa de vida ou complicações micro/macrovasculares significativas podem ser submetidos a metas mais permissivas.
- Para adultos, com controles estáveis, sugerem-se duas medidas de HbA1c ao ano.

Tratamento do DM tipo 1

- A reposição insulínica deve ser feita com:
  - Insulina basal: a função é evitar lipólise e a liberação hepática de glicose no período interalimentar.
  - *Bolus* de refeição: insulina durante as refeições.
  - *Bolus* de correção: doses necessárias para corrigir as hiperglicemias pré e pós-prandiais ou no período interalimentar.

- A dose diária total de insulina em pacientes com DM tipo 1, com diagnóstico recente ou logo após o diagnóstico de cetoacidose diabética, varia de 0,5 a 1 U/kg/dia.
  - Insulina basal:
    - Insulina NPH: aplicada 2-4 x/dia.
    - Insulina glargina: 1 x/dia.
    - Insulina detemir: 1-2 x/dia.
    - Insulina degludeca: 1 x/dia.
  - *Bolus* (correção e refeição):
    - Insulina de ação rápida (regular): 30-40 minutos antes das principais refeições.
    - Insulinas de ação ultrarrápida (lispro, asparte ou glulisina): antes (15 minutos) das principais refeições ou logo ao término delas.
    - Insulina de ação mais ultrarrápida Fiasp: antes (2 minutos) das principais refeições ou até 20 minutos após o término delas.

Tratamento do DM tipo 2

- Pacientes com manifestações leves: quando a glicemia é < 200 mg/dL, com sintomas leves ou ausentes, sem a presença de outras doenças agudas concomitantes, estão indicados medicamentos que não aumentam a secreção de insulina.
- Os análogos do GLP-1 ou os inibidores do SGLT2 são terapias hipoglicemiantes preferidas para pacientes com DM tipo 2 com doença aterosclerótica cardiovascular, independentemente de considerações de controle de glicose e do uso de metformina. Em casos de pacientes com insuficiência cardíaca, os inibidores do SGLT-2 demonstram maior benefício.
- Pacientes com manifestações graves (perda significativa de peso, sintomas graves e/ou cetonúria): está indicado início de insulinoterapia, indicado também para glicemias > 300 mg/dL. Inicialmente, deve ser feito com insulina basal aplicada antes de dormir, em conjunto com demais medicações orais. Em caso de necessidade de insulinização plena, ainda podem ser mantidos sensibilizadores de insulina (como a metformina), análogos do GLP-1 e/ou inibidores do SGLT-2.

TABELA 2

Classe	Mecanismo de ação	Redução da HbA1c (%)	Vantagens	Desvantagens	Contraindicações
Sulfonilureias (p. ex., glibenclamida, glicazida e glimepirida)	Aumento da secreção de insulina	1,5 a 2	Redução do risco de complicações Experiência extensa com uso	Hipoglicemia e ganho ponderal	Gravidez, insuficiência renal ou hepática
Metiglinidas (p. ex., repaglinida e nateglinida)	Aumento da secreção de insulina	1 a 1,5	Redução da variabilidade da glicose pós-prandial	Hipoglicemia e ganho ponderal discreto	Gravidez
Biguanidas (p. ex., metformina)	Redução da produção hepática de glicose Ação sensibilizadora da insulina	1,5 a 2	Experiência extensa com uso Diminuição de eventos Prevenção de DM tipo 2 Redução do peso Redução de eventos	Intolerância gastrointestinal Deficiência de vitamina B12 Risco de acidose lática	Gravidez, insuficiência renal (ClCr < 30 mL/min), insuficiências hepática, cardíaca ou pulmonar e acidose grave
Inibidores de alfaglicosidase (p. ex., acarbose)	Retardo na absorção de carboidratos	0,5 a 0,8	Hipoglicemia rara redução de eventos Melhora do perfil lipídico	Flatulência e diarreia	Gravidez

(continua)

TABELA 2 (*continuação*)

Classe	Mecanismo de ação	Redução da HbA1c (%)	Vantagens	Desvantagens	Contraindicações
Glitazonas (p. ex., pioglitazona)	Aumento da sensibilidade à insulina em músculos, adipócitos e hepatócitos	0,5 a 1,4	Hipoglicemias raras Melhora do perfil lipídico Redução da gordura hepática	Retenção hídrica, anemia, ganho ponderal, insuficiência cardíaca e fraturas	Gravidez Insuficiência hepática Insuficiências cardíacas classes III e IV
Gliptinas (p. ex., sitagliptina, vildagliptina, saxagliptina, linagliptina e alogliptina)	Inibidores da DPP-4, aumentando os níveis de GLP-1	0,6 a 0,8	Efeito neutro no peso Hipoglicemias raras Segurança e tolerabilidade	Angioedema e urticária, possibilidade de pancreatite aguda, aumento das internações por insuficiência cardíaca	Hipersensibilidade
Análogos do GLP-1 (p. ex., exenatida, liraglutida, lixisenatida e dulaglutida)	Aumento do GLP-1, promovendo aumento da síntese de insulina, redução do glucagon, retardo no esvaziamento gástrico e saciedade	0,8 a 1,2	Redução do peso e da PA Hipoglicemias raras Redução de eventos cardiovasculares e mortalidade em pacientes com doença cardiovascular	Hipoglicemia Náuseas, vômitos e diarreia Aumento da frequência cardíaca Possibilidade de pancreatite aguda Injetável	Hipersensibilidade

(*continua*)

TABELA 2 (*continuação*)

Classe	Mecanismo de ação	Redução da HbA1c (%)	Vantagens	Desvantagens	Contraindicações
Inibidores do SGLT-2 (p. ex., dapagliflozina, empagliflozina e canagliflozina)	Redução da reabsorção de glicose no túbulo proximal renal, gerando glicosúria	0,5 a 1	Hipoglicemia rara, perda de peso, redução da PA, redução de eventos cardiovasculares e mortalidade em pacientes com doença cardiovascular, redução de internações por insuficiência cardíaca	Infecções genitais e urinárias Poliúria Depleção de volume, hipotensão postural e confusão mental Aumento transitório de creatinina Cetoacidose euglicêmica Aumento do LDL	Disfunção renal moderada a grave (ClCr < 45 mL/min)

DM: diabete melito; PA: pressão arterial.

PREVENÇÃO

- A prevenção do diabete melito (DM) tipo 1 não possui base racional para se aplicar a toda população, sendo as preposições mais aceitáveis estimular o aleitamento materno e evitar a introdução do leite de vaca nos primeiros 3 meses de vida.
- Quanto ao DM tipo 2, as intervenções devem abranger controle de obesidade, hipertensão arterial e dislipidemia, especialmente por meio da perda mantida de 7% do peso e atividade física de 150 minutos/semana.

AVALIAÇÃO DE RISCO CARDIOVASCULAR

- Em pacientes com diabete melito tipo 2 (DM2) sem doença vascular aterosclerótica sintomática ou lesão de órgão-alvo grave, recomenda-se estimar o risco de doença cardiovascular em 10 anos através do SCORE2-Diabetes.
- Atentar-se para a pesquisa de lesão de órgão-alvo:
  - Taxa de filtração glomerular estimada (TFGe) < 45 mL/min/1,73 m^2, independentemente de albuminúria, ou
  - TFGe 45-59 mL/min/1,73 m^2 e microalbuminúria (relação albumina/creatinina urinária [UACR] 30-300 mg/g; estágio A2), ou
  - Proteinúria (UACR > 300 mg/g; estágio A3), ou
  - Presença de doença microvascular em pelo menos três locais diferentes (por exemplo, microalbuminúria [estádio A2] mais retinopatia mais neuropatia).
- Indivíduos com DM2 devem ser categorizados em diferentes grupos de risco cardiovascular, com base nos seguintes critérios:
  - Muito alto risco:
    - Doença aterosclerótica cardiovascular estabelecida.
    - Lesão grave de órgão-alvo.
    - Risco de doença cardiovascular em 10 anos ≥ 20% usando SCORE2-Diabetes.
  - Alto risco:
    - Pacientes com DM2 que não apresentam critérios de muito alto risco e risco de doença cardiovascular em 10 anos de 10% a 20% usando SCORE2-Diabetes.
  - Moderado risco:

  - Risco de doença cardiovascular em 10 anos de 5% a 10% usando SCORE2-Diabetes.
- Baixo risco:
  - Risco de doença cardiovascular em 10 anos < 5% usando SCORE2-Diabetes.

CRITÉRIOS DE ENCAMINHAMENTO AO ESPECIALISTA

- Pacientes com diabete melito (DM) tipo 2 com difícil controle glicêmico e acometimento de órgãos-alvo.
- Pacientes com DM tipo 1.
- Pacientes em uso de bomba de insulina ou dispositivos de monitoração contínua de glicemia.
- Atletas de alta performance com DM.
- Pacientes com hipoglicemias frequentes e/ou assintomáticas.

PRESCRIÇÃO NA PRÁTICA

Exemplo de prescrição (cada caso deve ser avaliado individualmente e a decisão deve ser tomada pelo médico responsável pelo caso).

- Dieta oral para diabete.
- Insulina NPH 10 UI antes de dormir.
- Metformina 850 mg VO 3 x/dia.
- Empagliflozina 10 mg VO 1 x/dia.
- Rosuvastatina 40 mg VO 1 x/dia.
- Glicemia capilar em jejum 1 x/dia.

REFERÊNCIAS

1. Faludi AA, Izar MCO, Saraiva JFK, Bianco HT, Chacra APM, Bertoluci MC, et al. Diretriz brasileira baseada em evidências sobre prevenção de doenças cardiovasculares em pacientes com diabetes: posicionamento da Sociedade Brasileira de Diabetes (SBD), da Sociedade Brasileira de Cardiologia (SBC) e da Sociedade Brasileira de Endocrinologia e Metabologia (SBEM). Arq Bras Cardiol. 2017;109(6 Suppl 1):1-31.
2. Filho R, Albuquerque L, Cavalcanti S, Tambascia M, Valente F, Bertoluci M. Tratamento farmacológico da hiperglicemia no DM2. In: Diretriz Oficial da Sociedade Brasileira de Diabetes. 2022.
3. Marx N, Federici M, Schütt K, Müller-Wieland D, Ajjan RA, Antunes MJ, et al. 2023 ESC Guidelines for the management of cardiovascular disease in patients with diabetes. Eur Heart J. 2023;44(39):4043-140.
4. Sociedade Brasileira de Diabetes. Diretrizes da Sociedade Brasileira de Diabetes 2019-2020. São Paulo: Clannad; 2020.
5. Soeiro Ade M, Mansur Ade P, Schaan BD, Caramelli B, Rochitte CE, Serrano CV Jr, et al. I Diretriz sobre Aspectos Específicos de Diabetes (tipo 2) Relacionados à Cardiologia. Arq Bras Cardiol. 2014;102(5 Suppl 1):1-41.

8
Dislipidemia no idoso: diagnóstico e tratamento

Loren Suyane Oliveira de Andrade

Rodrigo Antonio Brandão Neto

DEFINIÇÃO

- Alterações isoladas ou combinadas do metabolismo das proteínas transportadoras de lípides, que são insolúveis no plasma, e dos triglicérides (TG).
- A doença cardíaca isquêmica é a causa mais comum de incapacidade global. O acidente vascular cerebral (AVC), por sua vez, é uma causa comum de morte nos Estados Unidos, ambas são relacionadas a distúrbios do metabolismo lipídico.
- A "hipótese da contribuição lipídica" na doença cardiovascular (DCV) acredita que o colesterol é um fator causal no desenvolvimento de doença cardiovascular aterosclerótica (DCVA) e que a redução do colesterol está associada a um menor risco cardiovascular.
- As principais lipoproteínas são a de alta densidade (HDL colesterol ou HDL-c) e a de baixa densidade (LDL colesterol ou LDL-c).

DIAGNÓSTICO

Classificação

- Segundo a diretriz brasileira, as dislipidemias podem ser classificadas quanto à etiologia ou quanto à dosagem sérica dos lípides.

- Em relação à etiologia, classificam-se como primárias, quando o distúrbio é de etiologia genética, ou secundárias, quando decorrentes de estilo de vida inadequado, de certas doenças ou de medicamentos. Na população idosa, a grande maioria dos casos é de etiologia secundária.
- Quanto à dosagem sérica dos lípides, as dislipidemias classificam-se da seguinte maneira:
  - Hipercolesterolemia isolada: aumento isolado do LDL-c (LDL-c ≥ 160 mg/dL).
  - Hipertrigliceridemia isolada: aumento isolado dos TG (TG ≥ 150 mg/dL ou ≥ 175 mg/dL, se a amostra for obtida sem jejum).
  - Hiperlipidemia mista: aumento do LDL-c e dos TG. Se TG ≥ 400 mg/dL, o cálculo do LDL-c pela fórmula de Friedewald é inadequado, devendo-se considerar a hiperlipidemia mista quando o não HDL-c ≥ 190 mg/dL.
  - HDL-c baixo: redução do HDL-c (homens < 40 mg/dL e mulheres < 50 mg/dL), isolada ou em associação ao aumento de LDL-c ou de TG.

Quem rastrear

- Há muita controvérsia a respeito do rastreio de dislipidemia em adultos jovens, pois não há uma evidência clara sobre a idade em que se deve iniciar a pesquisa de dislipidemia.
- Entretanto, em geral, a triagem de fatores de risco, incluindo o perfil lipídico, deve ser considerada em homens > 40 anos e em mulheres > 50 anos ou na pós-menopausa.
- Da mesma forma, existem poucos dados sobre os benefícios da prevenção primária nos grandes idosos (> 75 anos), portanto não há muito embasamento para manter o rastreamento de dislipidemia nessa faixa etária. Entretanto, evidências mais recentes têm mostrado cada vez mais benefícios de tratar a dislipidemia nessa população.
- Metanálises em pacientes idosos mostraram evidências da correlação de colesterol aumentado e DCV em idosos, mas sugerem que o colesterol é um fator de risco um pouco menor para DCV para pessoas com mais de 75 anos.
- Como toda conduta em Geriatria, esta também deve ser individualizada. É razoável manter o rastreio em idades mais avançadas quando se trata de um idoso com cognição e funcionalidade preservadas e com expectativa de vida mais longa.

- As diretrizes da American Heart Association/American College of Cardiology (AHA/ACC) 2018 sugerem a continuação do tratamento com estatina em pacientes com mais de 75 anos com DCV. As diretrizes, no entanto, sugerem o tratamento seletivo de pacientes com mais de 75 anos que não têm evidência de DCV.

TRATAMENTO

Avaliação do risco cardiovascular

- A avaliação do risco cardiovascular é a primeira etapa na condução terapêutica, pois é ela que norteará a indicação do tratamento, assim como sua intensidade: quanto maior o risco, mais intensa deverá ser a ação.
- Há uma série de diferentes calculadoras para avaliar esse risco. Cada diretriz recomenda uma calculadora diferente, que em geral foi validada para sua população.
- Elas conseguem predizer de forma objetiva a probabilidade de uma pessoa desenvolver um evento cardiovascular aterosclerótico durante um período de 10 anos.
- As calculadoras de risco cardiovascular das principais diretrizes são:
  - Brasileira: http://departamentos.cardiol.br/sbc-da/2015/CALCULADORAER2017/etapa1.html
  - Europeia: http://www.heartscore.org/en_GB/
  - Americana: http://tools.acc.org/ASCVD-Risk-Estimator-Plus/#!/calculate/estimate/
- Alguns indivíduos são considerados de muito alto risco e dispensam esse cálculo: pessoas com evento cardiovascular aterosclerótico prévio (síndrome coronariana aguda, acidente vascular encefálico), portadores de aterosclerose na forma subclínica (ultrassonografia de carótidas com presença de placa; índice tornozelo-braquial < 0,9; escore de cálcio arterial coronariano > 100 ou a presença de placas ateroscleróticas na angiotomografia de coronárias); aneurisma de aorta abdominal; doença renal crônica com taxa de filtração glomerular < 60 mL/min e concentrações de LDL-c ≥ 190 mg/dL, diabéticos de longa data com lesão em órgão-alvo, pacientes com hipercolesterolemia familiar.

- Um problema que ocorre na avaliação do idoso é que muitas vezes esse risco é superestimado. Em algumas categorias de idade, a maioria das pessoas, especialmente do sexo masculino, terá um risco excedendo o nível de 5 a 10%, apenas com base na idade, mesmo quando os níveis de outros fatores de risco cardiovasculares são relativamente baixos. Portanto, antes de iniciar o tratamento em idosos, os médicos devem avaliar os pacientes cuidadosamente e individualizar a conduta; o julgamento clínico é necessário para evitar efeitos colaterais do excesso de medicações.
- Nessa população, em especial naqueles que são classificados como risco intermediário, pode-se lançar mão de exames subsidiários para reclassificá-los como baixo ou alto risco. Alguns exemplos são: dosagem da ApoB, lipoproteína (a) [Lp (a)], proteína C reativa; índice tornozelo-braquial, ultrassonografia com Doppler de carótidas, ou escore de cálcio das coronárias. Este último teve a melhor capacidade de reclassificação.
- Os pontos de corte são usados para definir alto risco são, em parte, arbitrários e baseados nos níveis de risco em que o benefício é evidente em ensaios clínicos.
- A Tabela 1 e a Figura 1 mostram as diretrizes europeia e brasileira e suas respectivas classificações de risco.

TABELA 1 Classificação de risco – Diretriz Europeia (tradução adaptada).

Muito alto risco
Pessoas com qualquer um dos seguintes achados:
Doença cardiovascular documentada, que inclui: síndrome coronariana aguda, angina estável, revascularização coronariana, AVE e AIT, e doença arterial periférica. Achados de doença aterosclerótica em imagens, conhecidos por serem preditivos de eventos clínicos, como placa significativa na angiografia coronariana ou tomografia computadorizada (doença coronariana multiarterial com duas artérias epicárdicas principais com estenose > 50%), ou no ultrassom da carótida. DM com lesão de órgão-alvo, um ou pelo menos três principais fatores de risco, ou início precoce de DM1 de longa duração (> 20 anos)
DRC grave (TFGe < 30 mL/min/1,73 m^2)
Pontuação calculada ≥ 10% para risco de DCV fatal em 10 anos
História familiar positiva
Alto risco
Pessoas com:
Fatores de risco únicos marcadamente elevados, em particular CT > 8 mmol/L (> 310 mg/dL), LDL-c > 4,9 mmol/L (> 190 mg/dL) ou PA ≥ 180/110 mmHg

(continua)

TABELA 1 Classificação de risco – Diretriz Europeia (tradução adaptada). (*continuação*)

Pacientes com história familiar sem outros fatores de risco importantes
Pacientes com DM sem lesão de órgão-alvo, com DM de duração ≥ 10 anos ou outro fator de risco adicional
DRC moderada (TFGe 30 59 mL/min/1,73 m²)
Pontuação calculada ≥ 5% e < 10% para risco de DCV fatal em 10 anos
Moderado risco
Pacientes jovens com DM de duração < 10 anos (DM1 < 35 anos; DM2 < 50 anos), sem outros fatores de risco
Pontuação calculada ≥ 1% e < 5% por 10 anos de risco de DCV fatal
Baixo risco
Escore calculado < 1% para risco de DCV fatal em 10 anos

AVE: acidente vascular encefálico; AIT: ataque isquêmico transitório; CT: colesterol total; DCV: doença cardiovascular; DM: diabete melito; DM1: diabete melito tipo 1; DM2: diabete melito tipo 2; DRC: doença renal crônica; PA: pressão arterial; LDL-c: colesterol LDL; TFGe: taxa de filtração glomerular estimada.

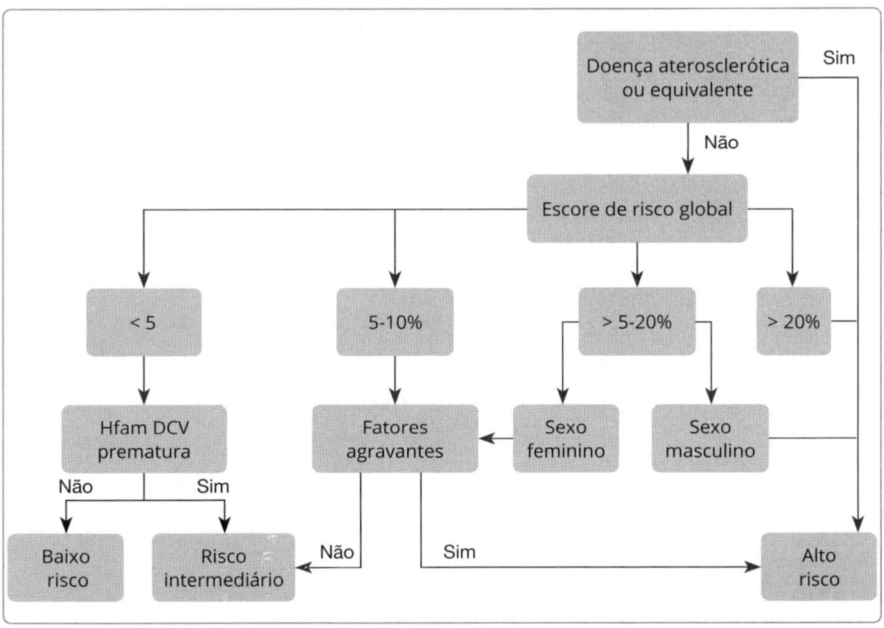

FIGURA 1
Classificação de risco – Diretriz brasileira.

DCV: doença cardiovascular; Hfam: história familiar.

Metas terapêuticas

- Estudos de intervenção têm demonstrado inequívoca diminuição da taxa de desfechos cardiovasculares proporcionada pela redução do colesterol plasmático, particularmente dos níveis de LDL-c. Grandes ensaios clínicos com estatinas demonstram que, quanto maior a redução absoluta do LDL-c, maior a redução do risco relativo de eventos cardiovasculares. Até o momento, não se identifica um limiar abaixo do qual o tratamento hipolipemiante deixa de promover benefício cardiovascular.
- Visto isso, as principais diretrizes recomendam alcançar metas de LDL-c (meta primária) e de não HDL-c (meta secundária) de acordo com o risco cardiovascular.
- A Tabela 2 foi retirada da Diretriz Brasileira de dislipidemia e traz as metas de LDL-c e não HDL-c de acordo com o risco cardiovascular.

TABELA 2 Valores referenciais e de alvo terapêutico* do perfil lipídico (adultos > 20 anos).

Lípides	Com jejum (mg/dL)	Sem jejum (mg/dL)	Categoria referencial
Colesterol total**	< 190	< 190	Desejável
HDL-c	> 40	> 40	Desejável
Triglicérides	< 150	< 175***	Desejável
Categoria de risco			
LDL-c	< 130	< 130	Baixo
	< 100	< 100	Intermediário
	< 70	< 70	Alto
	< 50	< 50	Muito alto
Não HDL-c	< 160	< 160	Baixo
	< 130	< 130	Intermediário
	< 100	< 100	Alto
	< 80	< 80	Muito alto

* Conforme avaliação de risco cardiovascular estimado pelo médico solicitante.
** Colesterol total 310 mg/dL: há probabilidade de hipercolesterolemia familiar.
*** Quando os níveis de triglicérides estiverem acima de 440 mg/dL (sem jejum), o médico solicitante faz outra prescrição para a avaliação de triglicérides com jejum de 15 horas e deve ser considerado um novo exame de triglicérides pelo laboratório clínico.
LDL-c: colesterol LDL; HDL-c: colesterol HDL.

Opções de tratamento

Estatinas

- As estatinas consistem nas drogas de primeira escolha para tratar as dislipidemias e são as que, comprovadamente, mais reduzem o risco cardiovascular, tendo demonstrado 25% de redução de risco relativo de desfechos cardiovasculares com baixo risco de eventos adversos (musculoesqueléticos < 0,1%; lesão hepática grave: 0,001%; diabete melito: 0,2% por ano).
- Elas atuam inibindo a HMG-CoA redutase, enzima que atua no controle da taxa da síntese do colesterol. Essa inibição leva ao aumento da expressão do receptor hepático de LDL-c e ao aumento da depuração dessa partícula da circulação. A escolha da estatina varia de acordo com o risco cardiovascular e o potencial de efeitos colaterais.
- A Figura 2 ilustra as estatinas disponíveis e suas respectivas potências.

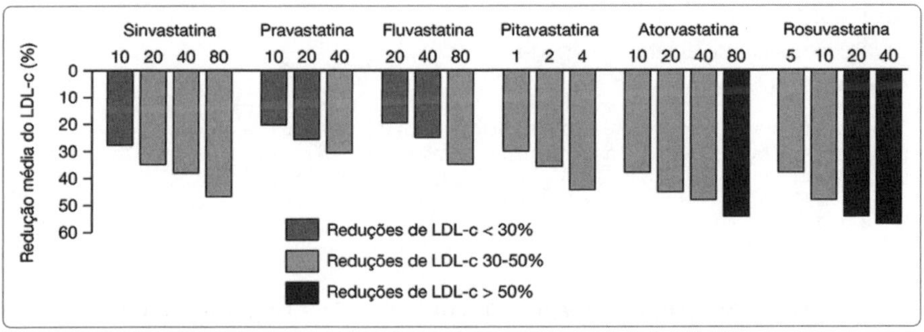

FIGURA 2
Reduções do colesterol da lipoproteína de baixa densidade com as estatinas e as doses disponíveis no mercado nacional.

LDL-c: colesterol LDL.

Ezetimiba

- A ezetimiba atua inibindo a absorção de colesterol no intestino delgado, levando à diminuição dos níveis de colesterol hepático, ao estímulo à síntese do receptor de LDL e, consequentemente, causando a redução do nível plasmático de LDL-c de 10 a 25%. A dose utilizada é de 10 mg/dia.

TABELA 3 Indicações para terapia com estatinas de alta intensidade e moderada intensidade.

Condição	Recomendação
Doença cardiovascular estabelecida	Estatina de alta intensidade ou estatina de intensidade moderada se tiver mais de 75 anos
Elevação do LDL-c ≥ 190 mg/dL	Estatina de alta intensidade
Idade de 40 a 75 anos Presença de diabete LDL-c ≥ 70 mg/dL	Estatina de intensidade moderada ou estatina de alta intensidade se risco de doença cardiovascular em 10 anos ≥ 7,5% ou outros fatores com aumento de risco
Idade de 40 a 75 anos Sem doença cardiovascular clínica ou diabete LDL-c de 70 a 189 mg/dL Risco estimado de doença cardiovascular em 10 anos ≥ 7,5% ou escore de cálcio da artéria coronária > 0 e > percentil 75	Tratar com estatinas de intensidade moderada a alta

Observação: duração do diabete > 10 anos, microalbuminúria, doença renal crônica e índice tornozelo-braquial < 0,9 favorecem o tratamento agressivo mesmo para pacientes de 20 a 39 anos.
LDL-c: colesterol LDL.

- Em geral, é associada às estatinas quando não se consegue atingir a meta com doses máximas de estatinas ou quando o paciente não tolera a progressão da dose por efeitos colaterais.

Inibidores da PCSK9

- A PCSK9 é uma enzima que se liga ao receptor do LDL para promover sua degradação intra-hepática. Ao inibi-la, aumenta-se a disponibilidade de receptores de LDL no hepatócito, aumentando o clearance do LDL-c na circulação. O resultado é uma redução de cerca de 60% nos níveis de LDL-c.
- Estão disponíveis o alirocumabe e o evolocumabe, ambos de aplicação subcutânea – o alirocumabe a cada 2 semanas, na dose de 75 mg ou 150 mg, e o evolocumabe com injeção de 140 mg, a cada 2 semanas, ou 420 mg, 1 x/mês. Em geral são seguros e bem tolerados.

- É descrita a ocorrência de nasofaringite, náuseas, fadiga e reações no local da injeção. Ainda em estudo de fase 3 há o inclisiran, projetado para atingir o RNA mensageiro do PCSK9 e, assim, inibir sua síntese.

Fibratos

- Os fibratos estimulam os receptores nucleares denominados receptores ativadores da proliferação de peroxissomos alfa (PPAR-α), levando ao aumento da produção e da ação da LPL, responsável pela hidrólise dos TG. Proporcionam uma redução de 30 a 60% de seus valores.
- Os efeitos colaterais são infrequentes: distúrbios gastrointestinais, mialgia, astenia, litíase biliar, diminuição da libido, erupção cutânea, prurido, cefaleia e perturbação do sono. São as medicações de escolha quando os TG estão acima de 500 mg/dL, em razão do risco de pancreatite. Não são utilizadas para prevenção de DCV, haja vista não terem comprovado efeito em redução de desfechos.

PREVENÇÃO

Prevenção primária

- As medidas não farmacológicas, como dieta e exercícios físicos, devem ser implementadas para todos os pacientes em prevenção primária.
- Nos pacientes de muito alto ou alto risco cardiovascular, o tratamento da dislipidemia deve incluir medicamentos já em associação com as modificações do estilo de vida.
- Para os pacientes de risco moderado ou baixo, o tratamento farmacológico será iniciado se as metas de LDL-c não forem atingidas com as medidas iniciais.
- O tempo de reavaliação após a implantação das medidas de modificações do estilo de vida pode ser de 3 a 6 meses.
- Os dados de estudos históricos vinham sugerindo que o LDL-c elevado não estaria associado ao aumento do risco de DCVA em pacientes com mais de 70 anos. Entretanto, estudos mais recentes têm modificado esse paradigma. Tem sido cada vez mais observado que essa relação (LDL e risco cardiovascular) não só existe no grande idoso, mas também é mais consistente nessa faixa etária.

- Em estudo publicado em novembro de 2020, foi observado que, em uma coorte de prevenção primária, as pessoas de 70 a 100 anos com LDL-c elevado tiveram maior risco absoluto de infarto do miocárdio e DCV aterosclerótica e menor número necessário a tratar (NNT) estimado em 5 anos para prevenir um evento.
- Esses achados apoiam o conceito da carga cumulativa de LDL-c ao longo da vida e o aumento progressivo do risco de DCVA, incluindo infarto do miocárdio, com a idade.

Prevenção secundária

- É consenso das diversas diretrizes que pacientes com eventos cardiovasculares ateroscleróticos prévios se beneficiem do tratamento com estatinas de alta potência, pois estas reduzem o risco de novos eventos em cerca de 20%.
- Na prevenção secundária, a terapia inicial deve consistir em estatina de alta potência, independentemente do valor de base do LDL-c, visando a uma redução de ao menos 50%.
- Após o início da terapia, esses pacientes devem ser reavaliados com dosagem do perfil lipídico em 4 a 12 semanas inicialmente e, em seguida, a cada 3 a 12 meses.
- Se essa meta não for atingida, parte-se para a terapia dupla ou tripla. A segunda droga de escolha é a ezetimiba, pelo menor custo e maior facilidade de uso. Se ainda assim o paciente se mantiver fora da meta, pode-se lançar mão dos inibidores da PCSK9, que podem ser adicionados à terapia dupla ou substituir a ezetimiba. Em pacientes de muito alto risco, pode-se considerar o inibidor da PCSK9 como segunda droga.
- Apesar de a maioria dos estudos ter incluído uma parcela menor de idosos com 75 anos ou mais, os benefícios das estatinas na prevenção secundária são evidentes em análises de subgrupo. Ademais, essa é a população que apresenta maior risco absoluto de eventos cardiovasculares e, portanto, a que tende a obter maior benefício.
- Em metanálise publicada em novembro de 2020, mostrou-se que a redução do LDL-c reduziu significativamente o risco de eventos vasculares maiores em pacientes mais velhos em 26% para cada 1 mmol/L de redução no LDL-c, sem diferença significativa na redução de risco observada em pacientes com menos de 75 anos. O benefício da redução do LDL-c em pacientes mais velhos foi observado para cada componente do desfecho composto, incluindo morte

cardiovascular, infarto do miocárdio, acidente vascular encefálico (AVE) e revascularização coronariana.

- Dados de resultados de segurança dessa metanálise não encontraram evidências de um risco aumentado de AVE hemorrágico, diabete de início recente ou eventos adversos neurocognitivos associados ao uso de estatinas.
- Os autores, então, concluíram que, em pacientes com 75 anos ou mais, a redução de lipídios foi tão eficaz na redução de eventos cardiovasculares quanto em pacientes com menos de 75 anos. Esses resultados devem fortalecer as recomendações das diretrizes para o uso de terapias hipolipemiantes em grandes idosos.
- Ainda assim, apesar de os benefícios das estatinas no contexto da prevenção secundária serem mais consistentes e observados em um intervalo mais curto, em se tratando dos grandes idosos (> 75 anos), o tratamento deve ser individualizado, com base nos dados da avaliação geriátrica ampla e no grau de fragilidade.
- Dessa forma, é importante o bom senso e sempre a individualização da conduta, para não "subtratar" pacientes idosos apenas pelo fator idade e, por outro lado, não lançar mão de tratamentos fúteis e com potencial de efeitos colaterais em pacientes com doenças graves e expectativa de vida limitada, que não viverão tempo suficiente para se beneficiar da medicação.
- Em pacientes com DCV, deve ser tolerada a dose máxima. A terapia combinada é indicada para:
  - 1. Pacientes com hipercolesterolemia familiar com LDL > 100 mg/dL.
  - 2. Pacientes com aterosclerose subclínica avançada (pontuações de escore de cálcio na artéria coronária superiores a 300 ou mesmo superiores a 1.000) ou DCV existente com LDL-c, que mesmo com o tratamento permanece acima de 70 mg/dL.
  - 3. Pacientes com muitos riscos cardiovasculares e TG > 150 mg/dL ou colesterol não HDL > 100 mg/dL.

PRESCRIÇÃO NA PRÁTICA

Exemplo de prescrição (cada caso deve ser avaliado individualmente e a decisão deve ser tomada pelo médico responsável pelo caso).

Caso 1

- Paciente do sexo feminino, com 68 anos com evento cardiovascular aterosclerótico prévio (prevenção secundária), apresentando LDL-c 120 mg/dL.

Cenário 1

- Prescrita rosuvastatina 20 mg.
- Reavaliação em 3 meses: LDL-c 80 mg/dL; a paciente nega efeitos colaterais da estatina.
- Progredir rosuvastatina para 40 mg.
- Reavaliação em 3 meses: LDL-c 45 mg/dL; a paciente nega efeitos colaterais.
- Paciente com estatina de alta potência, boa tolerância e na meta de LDL-c requerida para seu risco.

Cenário 2

- Prescrita rosuvastatina 20 mg.
- Reavaliação em 3 meses: LDL-c 80 mg/dL; a paciente nega efeitos colaterais.
- Progredir rosuvastatina para 40 mg.
- Reavaliação em 3 meses: LDL-c 43 mg/dL; a paciente queixa-se de dores musculares em membros inferiores de moderada intensidade. Dosagem de CPK dentro do limite da normalidade.
- Diminuir rosuvastatina para 20 mg e associar ezetimiba 10 mg.
- Reavaliação em 3 meses: LDL-c 50 mg/dL; paciente sem queixas.
- Paciente com estatina de alta potência associada à ezetimiba por não tolerar aumento de dose; atingida a meta de LDL-c requerida para seu risco.

Caso 2

- Paciente do sexo masculino, com 69 anos, sem comorbidades, com LDL-c 130 e risco cardiovascular intermediário (6%).

(continua)

(continuação)

Cenário 1

- Medidas não farmacológicas.
- Reestratificação de risco: realizado escore de cálcio das coronárias com resultado igual a zero. Paciente reclassificado como baixo risco.
- Mantidas as medidas não farmacológicas e não iniciada estatina, pois o paciente está na meta de LDL-c requerida para o baixo risco.

Cenário 2

- Medidas não farmacológicas.
- Reestratificação de risco: realizado escore de cálcio das coronárias com resultado igual a 150. Paciente reclassificado como alto risco.
- Iniciada atorvastatina 20 mg e progredida para 40 mg.
- Reavaliação em 3 meses: paciente sem efeitos colaterais, com LDL-c 65 mg/dL.
- Mantidas as medidas não farmacológicas e a estatina de alta potência, visto que o paciente não apresenta efeitos colaterais e está na meta de LDL-c requerida para seu risco.

REFERÊNCIAS

1. Baigent C, Blackwell L, Emberson J, Holland LE, Reith C, Bhala N, et al; Cholesterol Treatment Trialists' (CTT) Collaboration. Efficacy and safety of more intensive lowering of LDL cholesterol: a meta-analysis of data from 170 000 participants in 26 randomised trials. Lancet. 2010;376(9753):1670-81.
2. Cannon CP, Blazing MA, Giugliano RP, McCagg A, White JA, Theroux P, et al; IMPROVE-IT Investigators. Ezetimibe added to statin therapy after acute coronary syndromes. N Engl J Med. 2015;372(25):2387-97.
3. Catapano AL, Reiner Z, De Backer G, Graham I, Taskinen MR, Wiklund O, et al; European Society of Cardiology (ESC); European Atherosclerosis Society (EAS). ESC/EAS guidelines for the management of dyslipidaemias the task force for the management of dyslipidaemias of the European Society of Cardiology (ESC) and the European Atherosclerosis Society (EAS). Atherosclerosis. 2011;217(1):3-46.
4. Dislipidemias. In: Duarte PO, Amaral JRG, editores. Geriatria: prática clínica. Barueri: Manole; 2020.
5. Faludi AA, Izar MCO, Saraiva JFK, Chacra APM, Bianco HT, Afiune A Neto, et al. Atualização da Diretriz Brasileira de Dislipidemias e Prevenção da Aterosclerose – 2017. Arq Bras Cardiol. 2017;109(2 Supl. 1):1-76.

6. Ference BA, Kastelein JJP, Catapanno AL. Lipids and lipoproteins in 2020. JAMA. 2020;324(6):595-6.
7. Gencer B, Marston NA, Im K, Cannon CP, Sever P, Keech A, et al. Efficacy and safety of lowering LDL cholesterol in older patients: a systematic review and meta-analysis of randomised controlled trials. Lancet. 2020;396(10263):1637-43.
8. Grundy SM, Stone NJ, Bailey AL, Beam C, Birtcher KK, Blumenthal RS, et al. 2018 AHA/ACC/AACVPR/AAPA/ABC/ACPM/ADA/AGS/APhA/ASPC/NLA/PCNA Guideline on the Management of Blood Cholesterol: Executive Summary: A Report of the American College of Cardiology/American Heart Association Task Force on Clinical Practice Guidelines. J Am Coll Cardiol. 2019;73(24):3168-209.
9. Mach F, Baigent C, Catapano AL, Koskinas KC, Casula M, Badimon L, et al. 2019 ESC/EAS Guidelines for the management of dyslipidaemias: lipid modification to reduce cardiovascular risk. Eur Heart J. 2020;41(1):111-88.
10. Mortensen MB, Nordestgaard BG. Elevated LDL cholesterol and increased risk of myocardial infarction and atherosclerotic cardiovascular disease in individuals aged 70–100 years: a contemporary primary prevention cohort. Lancet. 2020;396(10263):1644-52.
11. O'Donoghue ML, Fazio S, Giugliano RP, Stroes ESG, Kanevsky E, Gouni-Berthold I, et al. Lipoprotein(a), PCSK9 inhibition, and cardiovascular risk: insights from the FOURIER trial. Circulation. 2019;139:1483-92.
12. Sabatine MS, Giugliano RP, Keech AC, Honarpour N, Wiviott SD, Murphy SA, et al. Evolocumab and clinical outcomes in patients with cardiovascular disease. N Engl J Med. 2017;376:1713-22.
13. Stone NJ, Robinson J, Lichtenstein AH, Goff DC Jr, Lloyd-Jones DM, Smith SC Jr, et al; 2013 ACC/AHA Cholesterol Guideline Panel. Treatment of blood cholesterol to reduce atherosclerotic cardiovascular disease risk in adults: synopsis of the 2013 ACC/AHA cholesterol guideline. Ann Intern Med. 2014;160(5):339-43.
14. Xavier HT, Izar MC, Faria Neto JR, Assad MH, Rocha VZ, Sposito AC, et al; Sociedade Brasileira de Cardiologia. [V Brazilian Guidelines on Dyslipidemias and Prevention of Atherosclerosis]. Arq Bras Cardiol. 2013;101(4 Suppl 1):1-20.

9

Dispepsia e doença do refluxo gastroesofágico: diagnóstico e tratamento

D&T

Adriano Meyer-Pflug

DEFINIÇÕES

- A dispepsia é o desconforto epigástrico recorrente associado a empachamento, náuseas, vômitos, eructação, pirose ou regurgitação. A dispepsia funcional é a presença dos sintomas anteriores, após a exclusão de doença orgânica.
- A doença do refluxo gastroesofágico (DRGE) é definida pela presença de sintomas típicos (pirose e regurgitação) ou atípicos (globo faríngeo, tosse crônica, rouquidão, pigarro, halitose e aftas) ao menos 2 vezes por semana por no mínimo 1 mês.
- A minoria (< 25%) dos pacientes com sintomas atípicos é de, efetivamente, pacientes com DRGE.
- A intensidade ou a frequência dos sintomas de DRGE não predizem gravidade da esofagite.
- Cerca de 40% dos pacientes com DRGE apresentam endoscopia digestiva alta (EDA) normal.
- O achado incidental de hérnia de hiato não constitui, necessariamente, DRGE.

PREVALÊNCIA

- As queixas gastrointestinais são responsáveis por 13% das queixas ambulatoriais dos serviços de saúde comunitária brasileira.
- A prevalência da dispepsia é de 44% na população adulta brasileira.

- A prevalência da infecção por *H. pylori* em centros urbanos brasileiros fica entre 62% e 81%.

INDICAÇÃO DE EXAMES ENDOSCÓPICOS

- Apenas na presença de algum dos sinais de alarme indica-se endoscopia digestiva alta (EDA). Apenas 10% dos pacientes apresentam algum sinal. São 10 sinais de alarme:
  - Sangramento intestinal.
  - Anemia ferropriva.
  - Perda de peso.
  - Vômitos persistentes.
  - Disfagia.
  - Massa epigástrica.
  - Antecedente de úlcera péptica.
  - História familiar de câncer gástrico.
  - Início dos sintomas com idade acima de 55 anos.
  - Persistência dos sintomas após 2 meses de tratamento com inibidores de bomba de prótons (IBP).
- A biópsia endoscópica deve ser realizada em casos de úlcera, estenose ou sinais de reepitelização esofágica com a mucosa avermelhada.
- O exame radiológico contrastado do esôfago está indicado exclusivamente em pacientes com sintomas de disfagia.

TRATAMENTO

Tratamento inicial da dispepsia sem sinal de alarme

- Suspensão de medicamentos agravantes como anti-inflamatórios não hormonais, corticoides, bloqueadores de canal de cálcio ou alendronato.
- Suspensão dos 6 "C": cigarro, cerveja (álcool em geral), chocolate, condimentados (comidas processadas como *fast food*), café e refrigerantes a base de cola (gaseificados em geral).
- Controle do peso: dieta hipocalórica ou cetogênica, atividade física, preferencialmente treino anaeróbio. Medicamentos podem ser necessários, evi-

tando liraglutida (aumento de vômitos e náuseas) e sibutramina (aumento de ansiedade), preferindo orlistate, fluoxetina e topiramato, por exemplo.

- Orientação comportamental nutricional: comer devagar, mastigando bem os alimentos, deitar-se apenas após 2 horas da última refeição, elevar a cabeceira da cama, não comer e trabalhar ao mesmo tempo, andar por alguns minutos após a alimentação.
- Controle da ansiedade: encaminhamento para psicoterapia ou formas alternativas como acupuntura. Cerca de 50% dos pacientes com sintomas atípicos apresentam afecções psiquiátricas como transtorno ansioso ou depressão.
- Controle do sedentarismo: práticas de atividade física ou lúdicas como: dança, música, religiosidade, pintura, jardinagem, meditação. Evitar uso frequente de celular ou seriados (o brilho da imagem e o conteúdo atrapalham o sono).
- Supressão ácida com IBP dose única diária por 2 meses, sem interrupção.

Tratamento da doença do refluxo gastroesofágico

- Tratamento idêntico ao da dispepsia, exceto nos pacientes com Los Angeles C ou D, em que se preconiza dose inicial já dobrada de IBP.

TABELA 1 Classificação da esofagite.

Grau Los Angeles	Achado
A	Erosões < 5 mm
B	Erosões > 5 mm não contíguas nos ápices
C	Erosões > 5 mm e contíguas, mas < 75% da circunferência esofágica
D	Erosões > 75% com acometimento da circunferência esofágica

Falha no tratamento inicial

- Reforçar medidas clínicas dietéticas e comportamentais.
- Realizar endoscopia digestiva alta (EDA), caso ainda não tenha sido realizada.
- A pHmetria esofágica está indicada a pacientes com sintomas típicos ou atípicos de DRGE, em que não há evidência endoscópica de esofagite associada a resposta insatisfatória ao tratamento com IBP.
- A manometria deve ser indicada em conjunto com a pHmetria para se descartar patologias motoras do esôfago, ou na queixa de disfagia sem achados endoscópicos significativos.

- Alterar para outro tipo de inibidores de bomba de prótons (IBP) ou dobrar a dose por mais 2 meses.
- A associação a procinéticos (domperidona, bromoprida) apresenta benefício limitado, assim como antiácidos (hidróxido de alumínio, magnésio), sucralfato ou baclofeno. Entretanto, podem ser recomendados como tentativa de resgate.

TABELA 2 Doses de inibidores de bomba de prótons.

Inibidor da bomba de prótons	Dose plena diária
Omeprazol	20 mg
Rabeprazol	20 mg
Lansoprazol	30 mg
Dexlansoprazol	30 mg
Esomeprazol	40 mg
Pantoprazol	40 mg

Cirurgia antirrefluxo

- A cirurgia restringe-se aos pacientes com diagnóstico de DRGE, com manifestações típicas, em que a suspensão dos IBP faz recrudescer prontamente os sintomas.
- O paciente deve ter preferencialmente índice de massa corpórea (IMC) < 30 kg/m^2.
- A endoscopia deve mostrar esofagite erosiva, hérnia de hiato > 2 cm, manometria com hipotonia do esfíncter esofágico inferior e motilidade esofágica preservada, além de pHmetria com DeMeester > 14,7.
- Em pacientes com Barrett com displasia de baixo grau, com má adesão medicamentosa.
- A técnica-padrão é a fundoplicatura à Nissen, por via laparoscópica.

Tratamento de *H. pylori*

- A pesquisa de *H. pylori* deve ser feita de rotina em endoscopia digestiva alta (EDA) e, se presente, deve ser erradicada, por ser fator de risco neoplásico.
- A erradicação do *H. pylori* não melhora, necessariamente, os sintomas dispépticos.

- O tratamento de primeira linha é oral, por 2 semanas: amoxicilina 1 g 2 x/dia e claritromicina 500 mg 2 x/dia, inibidores de bomba de prótons (IBP) dose plena por 2 semanas.
- A nova pesquisa de *H. pylori* após a terapia de erradicação deve ser realizada pelo menos 4 semanas após o término do tratamento.

Evolução

- Doença crônica e recorrente. Minoria progride com esofagites mais intensas (< 15%).
- O tratamento de manutenção é baseado na mínima dose eficaz de inibidor de bomba de prótons, para manter o paciente assintomático ou com sintomas leves.
- Pacientes com ausência de esofagite, pHmetria e manometria sem alterações, descartando outras patologias não gástricas, devem ser encaminhados para psicoterapia, medicina alternativa ou mesmo uso de antidepressivos. Grande parte de pacientes com sintomas atípicos e com resposta insatisfatória ao inibidores de bomba de prótons (IBP) se enquadra nesse algoritmo.

Esôfago de Barrett

- Trata-se da substituição do epitélio colunar esofágico por células intestinalizadas (visto na endoscopia como mucosa "cor de salmão").
- No Barrett curto (< 3 cm extensão) sem displasia, preconiza-se dose plena de IBP. No longo, dose dobrada.
- No Barrett com displasia leve, recomenda-se endoscopia anual com biópsia múltipla (protocolo de Seattle) e revista com segundo patologista. A cirurgia antirrefluxo pode ser uma alternativa caso haja má adesão medicamentosa.
- No Barrett com displasia de alto grau, recomenda-se ressecção endoscópica (mucosectomia ou ablação) seguida de ablação por radiofrequência.
- A gastrectomia com esofagectomia distal é restrita aos casos em que a ressecção esofágica evidenciou tumor indiferenciado, infiltração da submucosa, margens positivas ou invasão linfática.

ALGORITMOS

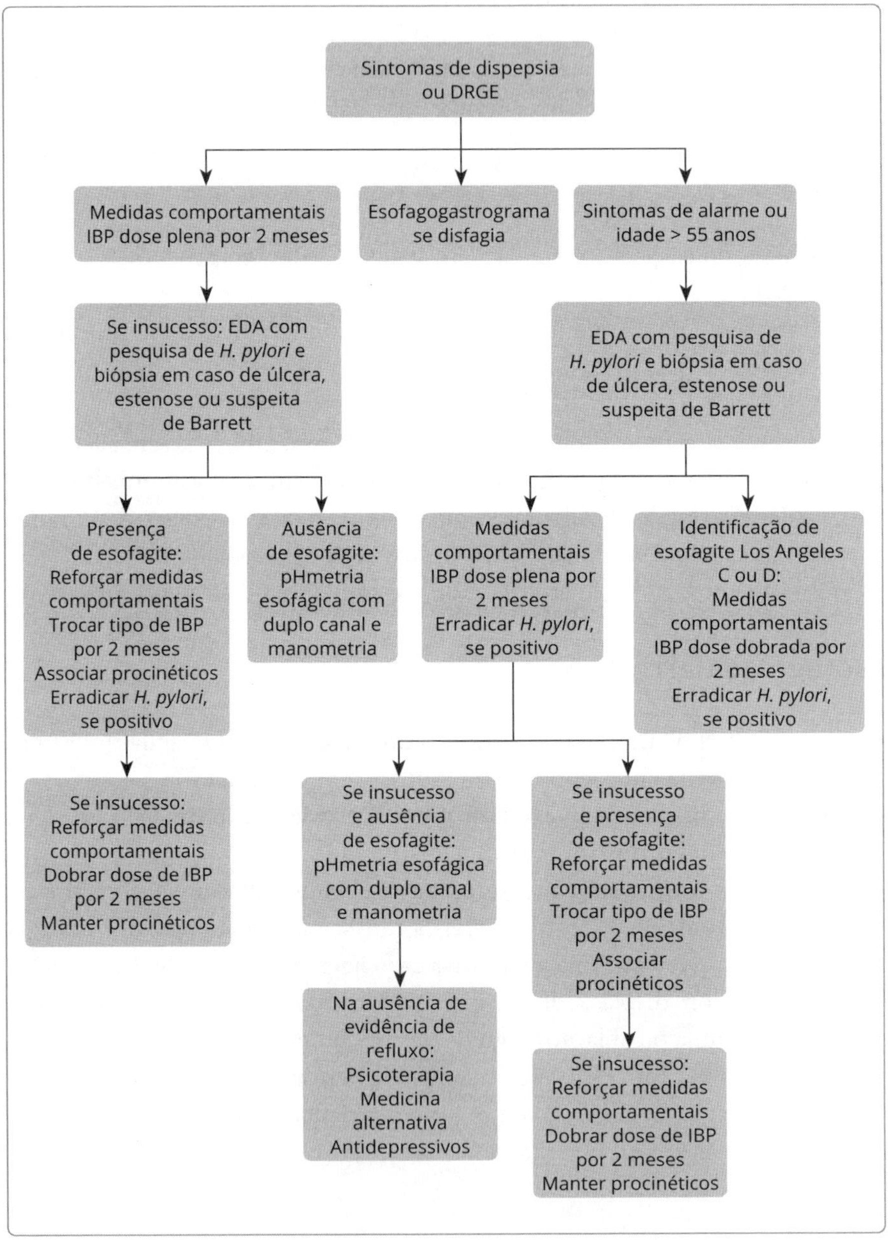
Sintomas de dispepsia ou DRGE
Medidas comportamentais IBP dose plena por 2 meses
Esofagogastrograma se disfagia
Sintomas de alarme ou idade > 55 anos
Se insucesso: EDA com pesquisa de H. pylori e biópsia em caso de úlcera, estenose ou suspeita de Barrett
EDA com pesquisa de H. pylori e biópsia em caso de úlcera, estenose ou suspeita de Barrett
Presença de esofagite: Reforçar medidas comportamentais Trocar tipo de IBP por 2 meses Associar procinéticos Erradicar H. pylori, se positivo
Ausência de esofagite: pHmetria esofágica com duplo canal e manometria
Medidas comportamentais IBP dose plena por 2 meses Erradicar H. pylori, se positivo
Identificação de esofagite Los Angeles C ou D: Medidas comportamentais IBP dose dobrada por 2 meses Erradicar H. pylori, se positivo
Se insucesso: Reforçar medidas comportamentais Dobrar dose de IBP por 2 meses Manter procinéticos
Se insucesso e ausência de esofagite: pHmetria esofágica com duplo canal e manometria
Se insucesso e presença de esofagite: Reforçar medidas comportamentais Trocar tipo de IBP por 2 meses Associar procinéticos
Na ausência de evidência de refluxo: Psicoterapia Medicina alternativa Antidepressivos
Se insucesso: Reforçar medidas comportamentais Dobrar dose de IBP por 2 meses Manter procinéticos

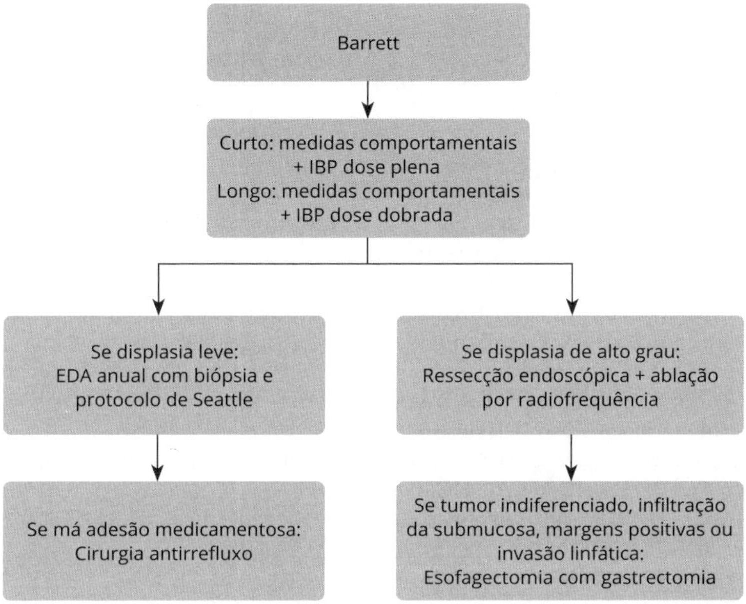

PRESCRIÇÃO NA PRÁTICA

Exemplo de prescrição (cada caso deve ser avaliado individualmente e a decisão deve ser tomada pelo médico responsável pelo caso).

- Dieta hipocalórica e/ou cetogênica.
- Omeprazol: 20 mg 1 comprimido por via oral 1x/dia, cedo em jejum.
- Bromoprida: 1 comprimido 30 minutos antes das refeições copiosas.
- Hidróxido de magnésio: 3 colheres de chá (15 mL) se dor forte.
- Sucralfato: 1 flaconete antes das refeições.
- Se *H. pylori* positivo:
  - Por 2 semanas:
    - Claritromicina 500 mg, 1 comprimido, 2 x/dia.
    - Amoxicilina 500 mg, 2 comprimidos, 2 x/dia.
    - Omeprazol 20 mg, 1 comprimido, 2 x/dia.

REFERÊNCIAS

1. Carvalhaes A, Eisig JN, Magalhaes AF, Zaterka S, Mazzoleni LE, Coelho LGV, et al. Dispepsia funcional e Helicobacter pylori. Projeto Diretrizes. Federação Brasileira de Gastroenterologia; 2011.
2. Chinzon D, Rossini ARA, Kiburd B, Navarro-Rodrigues T, Barbuti RC, Hashimoto CL, et al. Refluxo gastroesofágico: diagnóstico e tratamento. Projeto Diretrizes. Federação Brasileira de Gastroenterologia; 2003.
3. Coelho LGV, Marinho JR, Genta R, Ribeiro LT, Passos MCF, Zaterka S, et al. IVth Brazilian Consensus Conference on Helicobacter pylori infection. Arq Gastroenterol. 2018;55(2):97-121.
4. Drossman DA. Functional gastrointestinal disorders: history, pathophysiology, clinical features and Rome IV. Gastroenterology. 2016;S0016-5085(16)00223-7.
5. Fallone CA, Chiba N, Veldhuyzen van Zanten S, Fischbach L, Gisbert JP, Hunt RH, et al. The Toronto Consensus for the Treatment of Helicobacter pylori Infection in Adults. Gastroenterology. 2016;151(1):51-69.e14.
6. Golger D, Probst A, Messmann H. Barrett's esophagus: lessons from recent clinical trials. Ann Gastroenterol. 2016;29(4):417-23.
7. Gyawali CP, Fass R. Management of Gastroesophageal Reflux Disease. Gastroenterology. 2018;154(2):302-18.
8. Harzheim E, Stein AT, Castro Filho ED. Dispepsia não investigada: diagnóstico e tratamento na atenção primária à saúde. Projeto Diretrizes. Sociedade Brasileira de Medicina de Família e Comunidade; 2009.
9. Moraes-Filho JP, Navarro-Rodriguez T, Barbuti R, Eisig J, Chinzon D, Bernardo W, and the Brazilian Gerd Consensus Group. Diretrizes para o diagnóstico e tratamento da doença do refluxo gastroesofágico: um consenso baseado em evidências. Arq. Gastroenterol. 2010:47(1):99-115.

10

Doença de Alzheimer: diagnóstico e tratamento

Jarbas de Sá Roriz Filho

Andréa Silva Gondim

Daniel Costa Guimarães

DEFINIÇÕES

- A doença de Alzheimer é a causa mais comum de demência neurodegenerativa no mundo. É um transtorno irreversível e progressivo que se caracteriza pela progressão lenta de seus sintomas.
- Altera a função cognitiva, incluindo os seguintes domínios: memória, funções executivas, habilidades visuoespaciais, linguagem e personalidade ou comportamento.
- Acarreta prejuízo funcional e perda de autonomia, causando dependência e necessidade de cuidados.
- Compromete o funcionamento social e a realização das atividades de vida diária (AVD).
- Causa sofrimento importante para pacientes e cuidadores, como também grande ônus econômico para a sociedade.

Classificação

- A doença de Alzheimer (DA) pode ser dividida em três fases:
  - Pré-clínica: presença de marcadores neuropatológicos sem alterações cognitivas ou funcionais.
  - Comprometimento cognitivo leve (CCL): discretas alterações na memória e no pensamento, sem comprometer as atividades diárias.

- DA clínica: alterações de pensamento, comportamento e memória prejudicam as AVD.

- Hoje, é considerada como um continuum, em vez de três entidades clinicamente distintas.
- O sistema ATN representa as observações dos últimos anos sobre as relações entre marcadores de amiloide (A), tau (T) e neurodegeneração (N). De acordo com essa classificação, as mudanças em biomarcadores necessárias para definir DA são: evidência de deposição de βA e de ENF Tau (A +, T +) (Quadro 1).

QUADRO 1 Sistema ATN para o diagnóstico de doença de Alzheimer.

Sistema ATN	"A"	"T"	"N"
Significado	Amiloide β (Aβ)	Tau total (T-tau) e Tau fosforilada (P-tau)	Neurodegeneração (disfunção neuronal)
Biomarcadores de neuroimagem molecular	PET amiloide com ^{11}C-PiB (Pittsburg-B) ou ^{18}F-florbetapir: marcadores de acúmulo de Aβ	PET tau com ^{18}F-flortaucipir: marcador de emaranhados neurofibrilares	PET com ^{18}F-FDG e IRM convencional
Biomarcadores liquóricos	$Aβ_{42}$ ou razão $Aβ_{42}/Aβ_{40}$	Tau total (injúria neuronal) e isoformas $P\text{-}Tau_{181}$ e $P\text{-}Tau_{231}$	NfL e Ng – estágios iniciais de desenvolvimento
Biomarcadores séricos	Razão $Aβ_{42}/Aβ_{40}$	Isoformas $P\text{-}Tau_{181}$ e $P\text{-}Tau_{231}$	NfL
Correlação clínica	Indica a presença ou ausência de patologia e, por extrapolação, a presença ou a ausência de DA. Principal biomarcador de DA neuropatologicamente definido. Possui especificidade diagnóstica da DA	Indica presença de doença e também gravidade clínica, sugerindo que na DA a atua é o principal biomarcador de progressão da doença (estadiamento). Possui especificidade diagnóstica da DA	Indica fortemente progressão de doença. Avalia também a presença de doença, estando intimamente ligado a sintomas clínicos. Além disso, é preditivo de declínio cognitivo em indivíduos cognitivamente normais, embora tenha especificidade limitada para DA

DA: doença de Alzheimer; F-FDG: fluorodesoxiglicose; NfL: neurofilamento de cadeia leve; Ng: neurogranina.

Critérios

- Em 2011, o National Institute on Aging and Alzheimer's Association Disease and Related Disorders Association (NIA-AA) criou conjuntos separados de diretrizes diagnósticas para os estágios sintomáticos ou clínicos da doença de Alzheimer (DA), que incluíam CCL e demência. Os critérios definidos pelo NIA-AA para diagnóstico de DA estão listados no Quadro 2.

QUADRO 2 Critérios para doença de Alzheimer provável, de acordo com os critérios do NIA-AA.

Demência na doença de Alzheimer provável
Critérios de demência foram preenchidos, mais as seguintes características: A. Início insidioso (meses a anos) B. Clara história de perda cognitiva referida pelo informante C. O déficit cognitivo mais proeminente e inicial é evidente na história e exame em uma das seguintes categorias: - Apresentação amnésica: mais comum, deve haver prejuízo no aprendizado e na evocação de informações recentemente aprendidas; - Apresentação não amnésica: prejuízos na linguagem, habilidades visuoespaciais ou função executiva D. Esse diagnóstico não se aplica quando existe evidência de: - Doença cardiovascular concomitante substancial, definida por (a) história de acidente vascular encefálico temporalmente relacionada ao início da perda cognitiva ou (b) presença de múltiplos e extensos infartos, (c) extensa hiperintensidade de substância branca; - Características proeminentes de outras demências primárias: demência frontotemporal variante comportamental, demência por corpos de Lewy, demência frontotemporal variantes de linguagem; - Outra doença neurológica ativa ou comorbidade médica não neurológica ou uso de medicamentos que poderiam ter um efeito substancial na cognição

DIAGNÓSTICO

Fatores de risco

- O principal fator de risco é a idade avançada. Há aumento progressivo de diagnóstico de demências, dentre elas a doença de Alzheimer, a partir de 60 anos.
- Outros fatores de risco associados são: história familiar positiva, história prévia de depressão, sexo feminino (após 80 anos), nível educacional, condição

socioeconômica, síndrome de Down, tabagismo, obesidade, sedentarismo, diabete melito, hipertensão arterial sistêmica, traumatismo craniano e gene de suscetibilidade (genótipo Apoε 4).

Anamnese e quadro clínico

- O diagnóstico é baseado na história clínica obtida do paciente e de sua família.
- É necessário que haja sintomas cognitivos ou comportamentais que comprometam a funcionalidade do paciente.
- O exame neurológico não evidencia alterações significativas para o diagnóstico nas fases iniciais.
- As formas de progressão são variáveis entre indivíduos.
- A duração da doença é de aproximadamente doze anos, variando entre 2 e 25 anos.
- Fatores que alteram a sobrevida: idade, sexo e gravidade da doença.
- É importante que sejam excluídos os diagnósticos diferenciais, como a depressão e o estado confusional agudo (*delirium*).
- A evolução clínica pode ser dividida em três fases, conforme descrito na Tabela 1.

TABELA 1 Fases de evolução da doença de Alzheimer.

Fase	Duração média	Clínica	Características importantes
Leve	2 a 3 anos	Piora progressiva dos sintomas amnésicos, comprometimento de outras funções cognitivas, disfunção executiva, leve desorientação espacial, sintomas neuropsiquiátricos (apatia, depressão, ansiedade) e leve distúrbio de linguagem	Alteração de memória declarativa episódica

(continua)

TABELA 1 Fases de evolução da doença de Alzheimer. (*continuação*)

Fase	Duração média	Clínica	Características importantes
Intermediária	2 a 10 anos	Deterioração mais acentuada do déficit de memória, sintomas focais, distúrbios de linguagem mais evidentes, apraxia ideomotora, desorientação temporoespacial, outros sintomas neuropsiquiátricos (delírios, alucinações, agitação), maior dependência	Alteração da capacidade de aprendizado, alteração na memória remota e no julgamento, sintomas neuropsiquiátricos, perda de habilidade para ABVD
Avançada	8 a 12 anos	Agravamento das alterações de linguagem, síndrome de imobilismo, dependência total, complicações infecciosas e morte	Todas as funções cognitivas gravemente comprometidas

- Para a avaliação do estado mental, podem ser utilizados testes cognitivos para mensuração objetiva: o Miniexame do Estado Mental (MEEM) é o mais utilizado e difundido no Brasil e no mundo (Figura 1).
- Na versão brasileira do MEEM, os escores medianos por escolaridade são: para analfabetos, 20; para 1 a 4 anos, 25; para 5 a 8 anos, 26,5; para 9 a 11 anos, 28; para mais de 11 anos, 29.
- Mais recentemente, o Montreal Cognitive Assessment (MoCA) tem se mostrado eficaz para diagnóstico de doença de Alzheimer (Figura 2).
- O tempo do teste do MoCA é estimado em torno de 10 a 20 minutos, e a pontuação máxima possível é de 30 pontos: pontuação acima de 26 é considerada normal.
- Outros testes cognitivos também utilizados são o teste de fluência verbal (Quadro 3) e o teste do desenho do relógio (Quadro 4).
- Há questionários de avaliação que podem ser respondidos por cuidadores ou familiares.
- O exame neuropsicológico deve ser realizado quando a avaliação clínica realizada pelo médico não é suficiente para a definição diagnóstica.

Orientação
Qual é o (ano) (estação) (dia/semana) (dia/mês) e (mês) Onde estamos (país) (estado) (cidade) (rua ou local) (andar)
Registro
Dizer três palavras: vaso, carro, tijolo. Pedir para prestar atenção, pois terá que repetir mais tarde. Pergunte pelas três palavras após tê-las nomeado. Repetir até que evoque corretamente e anotar o número de vezes
Atenção e cálculo
Subtrair: 100-7 (5 tentativas: 93 – 86 – 79 – 72 – 65)
Evocação
Perguntar pelas 3 palavras anteriores: vaso, carro, tijolo
Linguagem
Identificar lápis e relógio de pulso Repetir: "Nem aqui, nem ali, nem lá" Seguir o comando de três estágios: "Pegue o papel com a mão direita, dobre ao meio e ponha no chão" Ler 'em voz baixa' e executar: FECHE OS OLHOS Escrever uma frase (um pensamento, ideia completa) Copiar o desenho: 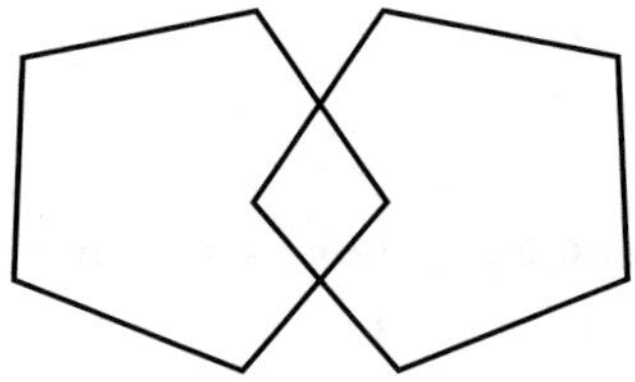

FIGURA 1
Miniexame do estado mental.

MONTREAL COGNITIVE ASSESSMENT (MOCA)
Versão Experimental Brasileira

Nome: ______ Data de nascimento: __/__/__
Escolaridade: ______ Data de avaliação: __/__/__
Sexo: ______ Idade: ______

			Pontos
VISUOESPACIAL/EXECUTIVA [ ]	Copiar o cubo [ ]	Desenhar um RELÓGIO (onze horas e dez minutos) (3 pontos) [ ] Contorno [ ] Números [ ] Ponteiros	__/5

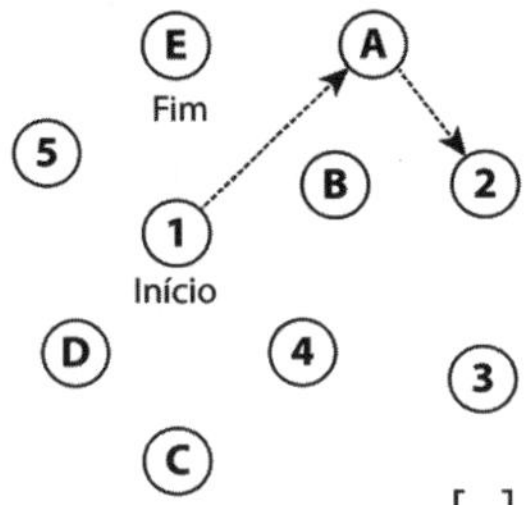

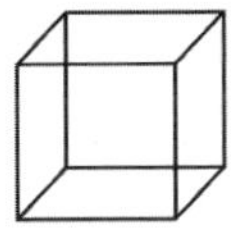

NOMEAÇÃO

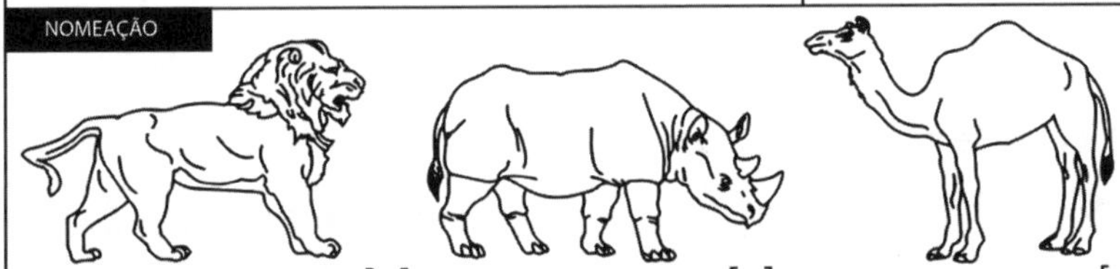

[ ] [ ] [ ] __/3

MEMÓRIA		Rosto	Veludo	Igreja	Margarida	Vermelho	Sem Pontuação
Leia a lista de palavras, O sujeito de repeti-la, faça duas tentativas Evocar após 5 minutos	1ª tentativa						
	2ª tentativa						

ATENÇÃO — Leia a sequência de números (1 número por segundo)
O sujeito deve repetir a sequência em ordem direta [ ] 21854
O sujeito deve repetir a sequência em ordem indireta [ ] 742 __/2

Leia a série de letras. O sujeito deve bater com a mão (na mesa) cada vez que ouvir a letra "A". Não se atribuem pontos se ≥ 2 erros.
[ ] FBACMNAAJKLBAFAKDEAAAJAMOFAAB __/1

Subtração de 7 começando pelo 100 [ ] 93 [ ] 86 [ ] 79 [ ] 72 [ ] 65 __/3
4 ou 5 subtrações corretas: 3 pontos; 2 ou 3 corretas 2 pontos; 1 correta 1 ponto; 0 correta 0 ponto

LINGUAGEM — Repetir: Eu somente sei que é João quem será ajudado hoje. [ ] O gato sempre se esconde embaixo do sofá quando o cachorro está na sala. [ ] __/2

Fluência verbal: dizer o maior número possível de palavras que comecem pela letra F (1 minuto). [ ] ______ (N ≥ 11 palavras) __/1

ABSTRAÇÃO — Semelhança p. ex. entre banana e laranja = fruta [ ] trem - bicicleta [ ] relógio - régua __/2

EVOCAÇÃO TARDIA	Deve recordar as palavras SEM PISTAS	Rosto [ ]	Veludo [ ]	Igreja [ ]	Margarida [ ]	Vermelho [ ]	Pontuação apenas para evocação SEM PISTAS	__/5
OPCIONAL	Pista de categoria							
	Pista de múltipla escolha							

ORIENTAÇÃO — [ ] Dia do mês [ ] Mês [ ] Ano [ ] Dia da semana [ ] Lugar [ ] Cidade __/6

TOTAL
Adicionar 1 pt se ≤ 12 anos de escolaridade __/30

© Z. Nasreddine MD www.mocatest.org
Versão experimental Brasileira: *Ana Luisa Rosas Sarmento*
Paulo Henrique Ferreira Bertolucci - José Roberto Wajman
(UNIFESP-SP 2007)

FIGURA 2
Montreal Cognitive Assessment.

Fonte: Sarmento ALR et al., 2007.

QUADRO 3 Teste de fluência verbal.

Instruções
"Agora o(a) Sr.(a) vai me falar nomes de animais, o máximo de nomes possíveis. Pode ser qualquer tipo de animal (bicho). Fale o mais rápido que puder. Pode começar." (marque 1 minuto)
Pontuação de acordo com a necessidade
Analfabetos: 12 palavras 1-4 anos: 13 palavras 5-8 anos: 14 palavras 9-11 anos: 16 palavras > 11 anos: 18 palavras

Fonte: Brucki et al., 2004.

QUADRO 4 Teste do desenho do relógio.

Instruções
O avaliador fornece uma folha de papel em branco e solicita: por favor, desenhe um relógio com os números e depois disso desenhe os ponteiros marcando, por exemplo, 11 horas e 10 minutos
Pontuação/escore
Desenho do círculo correto: 1 ponto Números na posição correta: 1 ponto Incluiu todos os números: 1 ponto Os ponteiros estão na posição correta: 1 ponto
Interpretação
Pontuações abaixo de 4 pontos indicam a necessidade de maior investigação

Exames complementares e diagnóstico diferencial

- São utilizados exames de neuroimagem estrutural: tomografia computadorizada de crânio (para investigar outros diagnósticos como hidrocefalia ou hematoma subdural), ou ressonância nuclear magnética de encéfalo (para identificar alterações estruturais).
- Diagnósticos diferenciais que devem ser investigados: doença tireoidiana, uso de substâncias, insuficiência hepática, deficiência de vitamina B12, distúrbios no metabolismo do cálcio, outras alterações metabólicas, infarto cerebral, neurossífilis e neoplasias.

- Devem ser solicitados os exames laboratoriais: hemograma completo, vitamina B12, ácido fólico, eletrólitos (sódio, potássio, cálcio), TSH, alanina aminotransferase (ALT/TGP), aspartato aminotransferase (AST/TGO), glicemia, ureia e creatinina, sorologia sérica para sífilis (VDRL) e HIV.
- Punção lombar deve ser feita apenas em idade inferior a 55 anos, na presença de hidrocefalia ou imunossupressão, em casos de demência rapidamente progressiva, em pacientes com sorologia sérica positiva para sífilis, se houver a hipótese diagnóstica de câncer metastático, de vasculite do sistema nervoso central ou de infecção do sistema nervoso central.

TRATAMENTO

Não farmacológico

- Os principais objetivos do tratamento incluem a melhora do desempenho funcional, da qualidade de vida e da autonomia dos pacientes.
- Os cuidados com o paciente com diagnóstico de doença de Alzheimer devem ser individualizados e feitos com uma equipe interdisciplinar: o atendimento nutricional, fisioterápico e fonoaudiológico e as intervenções de enfermagem são muito importantes.
- Para os sintomas comportamentais e psicológicos da demência (SCPD), devem ser investigados e tratados fatores causadores reversíveis, como impactação fecal, dor ou retenção urinária.
- Os familiares e cuidadores precisam ser assistidos pelos profissionais de saúde.
- Estão indicados os cuidados paliativos desde o diagnóstico. É importante que sejam utilizadas técnicas de comunicação adequadas com paciente e familiares e que sejam observados os controles de sintomas físicos, sociais, psíquicos e espirituais.

Farmacológico

- Os objetivos do tratamento farmacológico incluem estabilizar o comprometimento cognitivo e o comportamento.
- As medicações disponíveis para tratamento sintomático de doença de Alzheimer (DA), na atualidade, são os inibidores da acetilcolinesterase (iAchE), fármacos colinomiméticos e a memantina, antagonista não competitivo

de afinidade moderada dos receptores NMDA (N-metil-d-aspartato) de glutamato.

- São iAchE a donepezila, a rivastigmina e a galantamina.
- Prescrição de iAchE deve ser iniciada na menor dose possível e escalonada a cada 4 semanas até a dose máxima tolerada pelo paciente.
- Utilização de iAchE tem por resultados a melhora da cognição e do funcionamento global dos indivíduos. Estão indicados nas fases leve e intermediária.
- Os principais efeitos adversos descritos para iAchE são náuseas, vômitos, anorexia, perda de peso, dor abdominal, diarreia, síncope, bradicardia, cefaleia, tontura, fadiga e sonolência.
- A memantina é indicada nas fases intermediária e avançada da DA.
- A dose inicial deve ser 5 mg 1 x/dia.
- A dose diária recomendada de memantina é de 20 mg/dia (10 mg 2 x/dia).
- São efeitos colaterais mais comuns da memantina: cefaleia, insônia, agitação, alucinações, diarreia e incontinência urinária.
- Existem evidências para uso de antipsicóticos atípicos (risperidona, olanzapina e aripiprazol) como tratamento de segunda linha para controle de agitação e agressividade, quando os pacientes não respondem às estratégias não farmacológicas.

PRESCRIÇÃO NA PRÁTICA

Exemplo de prescrição (cada caso deve ser avaliado individualmente e a decisão deve ser tomada pelo médico responsável pelo caso).

- Paciente de 65 anos, com queixa cognitiva progressiva há 1 ano, alterando memória e orientação e dificultando a realização de AVD, excluídos os diagnósticos diferenciais.
  - 1ª a 4ª semana: donepezila 5 mg 1 x/dia.
  - Após avaliação da tolerância: donepezila 10 mg 1 x/dia.
- Após 3 anos, o paciente passa a apresentar agitação psicomotora e alucinações.
  - 1ª semana: donepezila 10 mg 1 x/dia + memantina 5 mg 1 x/dia.
  - 2ª semana: donepezila 10 mg 1 x/dia + memantina 5 mg 2 x/dia.
  - 3ª semana: donepezila 10 mg 1 x/dia + memantina 10 mg 1 x/dia + memantina 5 mg 1 x/dia.
  - Após: donepezila 10 mg 1 x/dia + memantina 10 mg 2 x/dia.

REFERÊNCIAS

1. Abeysinghe ADT, Deshapriya RUS, Udawatte C. Alzheimer's disease; a review of the pathophysiological basis and therapeutic interventions. Life Sci. 2020;256:117996.
2. Bertolucci PHF, Mathias SC, Brucki SMD, Carrilho PEM. Proposta de padronização do Miniexame do Estado Mental (MEEM): estudo piloto cooperativo (FMUSP/EPM). Arq Neuropsiquiatr. 1994;52:225.
3. Brucki SMD, Rocha MSG. Category fluency test: Effects of age, gender and education on total scores, clustering, in Brazilian Portuguese-speaking subjects. Braz J Med Biol Res. 2004;37(12):1771-7.
4. Calsolaro V, Femminella GD, Rogani S, Esposito S, Franchi R, Okoye C, et al. Behavioral and Psychological Symptoms in Dementia (BPSD) and the Use of Antipsychotics. Pharmaceuticals (Basel). 2021;14(3):246.
5. Jun WI, Ben JG, Colin LM, Yan-Jiang W. A systemic view of Alzheimer disease — insights from amyloidβ metabolism beyond the brain. Nat Rev Neurol. 2017;13(10):612-23.
6. Moreira M, Moreira SV. O espectro clínico e laboratorial da doença de Alzheimer: uma perspectiva neurológica. Psicol Pesq. 2020;14(3):83-110.
7. Philip S, Bart DS, Miia K, Henne H, Gael C, Charlotte ET, et al. Alzheimer's Disease. Lancet. 2021;397(10284):1577-90.
8. Sarmento ALR, Bertolucci PHF, Wajman Jr. Montreal Cognitive Assessment (MoCA). Versão Brasileira. UNIFESP-SP. 2007.

11

Fibromialgia e síndrome miofascial: diagnóstico e tratamento

Rodrigo Antonio Brandão Neto

INTRODUÇÃO

- A dor musculoesquelética crônica é comumente encontrada na população geral, com prevalência estimada em cerca de 20%. É subdividida em dor regional crônica (síndrome miofascial), com prevalência de cerca de 25%, e dor crônica generalizada, com prevalência de cerca de 10%.
- A fibromialgia (FM) é considerada subconjunto de dor crônica generalizada com prevalência de cerca de 2,5-5% em mulheres e 0,5% em homens. Há um aumento constante com a idade. A FM é considerada a causa mais comum de dor músculo-esquelética generalizada no mundo.
- Ocorre principalmente em idades entre 20 a 55 anos.
- A dor musculoesquelética crônica está associada a redução do estado geral de saúde, e os pacientes com FM apresentam mais comprometimento do que os com dor crônica generalizada ou dor regional crônica.
- Existem evidências convincentes de que a dor na FM resulte de alterações sensoriais. Há diminuição dos níveis de serotonina e noradrenalina no soro e no líquido cerebrospinal desses indivíduos, lembrando que a serotonina possui importante papel na modulação do humor. Ocorre, ainda, elevação dos níveis da substância alogênica P no líquido cefalorraquidiano.
- A FM ocorre frequentemente em estados de dor focal, como na artrite reumatoide, lesões pós-traumáticas e endometriose, como resultado de estímulos nociceptivos crônicos estimulando alterações neuroplásticas centrais. Os pacientes apresentam frequentemente fadiga e alterações do sono.

- A síndrome miofascial é definida pela presença de pontos-gatilho que se encontram em uma faixa tensa do músculo, caracterizada por dor e sensibilidade localizada nos tecidos moles. A diferenciação entre a síndrome miofascial é realizada através do caráter regional da síndrome miofascial.
- Os pontos-gatilho miofasciais são os achados característicos do exame físico, e as localizações dependem da região do corpo atingida. Os pontos-gatilho geralmente parecem endurecidos à palpação, e a palpação reproduz a dor.
- A síndrome miofascial é frequentemente associada a outros distúrbios dolorosos regionais, como cefaleias tensionais, lombalgia e distúrbios cervicais. Também é comumente associada a fadiga, anormalidades do sono e distúrbios do humor, também observáveis com FM.
- Dor pélvica e uretral crônica inexplicável, às vezes chamada de síndrome uretral feminina, costuma ser considerada variação da dor miofascial.

MANIFESTAÇÕES CLÍNICAS

- Os pacientes com fibromialgia (FM) apresentam como manifestação principal, um quadro de dor crônica generalizada, em múltiplos sítios, acompanhada de sintomas somáticos e alterações do sono e fadiga inexplicável. Os pacientes referem sono não reparador, mesmo quando dormem mais de 8 horas em uma noite.
- O exame físico apresenta alterações de hipersensibilidade em múltiplos pontos em tecidos moles. Algumas vezes, o paciente refere dor mais localizada nos ombros e no pescoço.
- Pelo menos seis locais devem ter hipersensibilidade, que podem incluir cabeça, braços, tórax, pernas, região lombar e nádegas.
- São descritas presença de rigidez matinal, que pode ser difícil de diferenciar de doenças inflamatórias.
- Os pacientes apresentam risco aumentado de suicídio, depressão e ansiedade. O risco de depressão, em particular, é 3 vezes maior nesses pacientes.
- Os pacientes com FM geralmente têm um espectro de outros distúrbios da dor. Esses distúrbios são comumente chamados de síndromes de sensibilidade central e incluem síndrome do intestino irritável, síndrome da bexiga hiperativa, dor temporomandibular, dor pélvica crônica, cefaleia diária crônica e síndrome da hipersensibilidade química.

- Muitos pacientes relatam início após lesão aguda, carga de trabalho repetitiva, estresse persistente, infecções e exposição a toxinas.
- A FM é comum em vítimas de transtorno de estresse pós-traumático, por exemplo.

DIAGNÓSTICO

- O atual padrão-ouro para o diagnóstico de fibromialgia (FM) baseia-se na classificação do American College of Rheumatology (ACR). Os critérios de classificação para a síndrome da FM são a presença de dor difusa pelo corpo, há mais de 3 meses, e a detecção de 11 pontos dolorosos à palpação. Esses pontos são:
  - Occipital: bilateral, nas inserções musculares suboccipitais.
  - Cervical baixo: bilateral, nos aspectos anteriores dos espaços intertransversos das vértebras C5-C7.
  - Trapézio: bilateral, no ponto médio.
  - Trapézio: bilateral, no ponto médio da borda superior.
  - Supraespinhal: bilateral, nas origens, acima da coluna escapular próxima à borda medial.
  - Segunda costela: bilateral, nas segundas junções costocondrais logo após as junções nas superfícies superiores.
  - Epicôndilo lateral: bilateral, 2 cm distal aos epicôndilos.
  - Glúteo: bilateral, nos quadrantes externos superiores das nádegas na região anterior.
  - Trocânter maior: bilateral, posterior à proeminência trocantérica.
  - Joelho: bilateral, na interlinha medial.
- Em 2013, uma parceria entre a American Pain Society (APS) com uma entidade privada, propôs um novo critério a ACTTION-APS Pain Taxonomy (AAPT) na tentativa de desenvolver um sistema de diagnóstico que fosse clinicamente útil e consistente em todos os transtornos de dor crônica, incluindo a FM.
- Em 2016, modificações adicionais dos critérios de 2010 sugeriram o uso de um critério de dor generalizada, ou dor em múltiplos locais, o que diminuiu a classificação incorreta de síndromes de dor regional. Esses critérios exigem que os pacientes com fibromialgia tenham dor em 4 de 5 regiões, usando a definição de dor em múltiplos locais.

- Em 2019 foram sugeridos novos critérios diagnósticos para a fibromialgia, baseados na AAPT da APS, e na ACTTION (*Analgesic, Anesthetic, and Addiction Clinical Trial Translations, Innovations, Opportunities, and Networks*). Os critérios diagnósticos principais são:
  - Escore de dor em múltiplos locais DME ≥ 6 ou mais locais de dor de um total de 9 locais possíveis.
  - Problemas de sono ou fadiga moderados a graves.
  - Tanto um quanto o outro devem estar presentes há pelo menos 3 meses.
- A FM não é um diagnóstico de exclusão, assim exames laboratoriais e de imagem não desempenham nenhum papel no estabelecimento do diagnóstico.
- Exames comumente realizados nesses pacientes incluem:
  - Provas de atividade inflamatória (VHS e PCR).
  - Hormônios tireoidianos.
  - Avaliação do metabolismo ósseo com a dosagem de cálcio e paratormônio.
  - Potássio sérico.
  - Creatinofosfoquinase e aldolase.
  - Raio x de bacia.

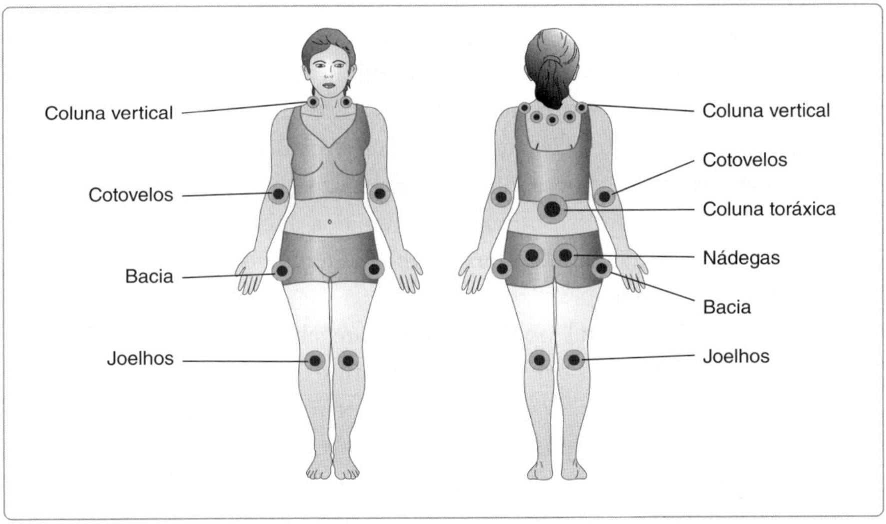

FIGURA 1
Pontos de dor na fibromialgia.

TRATAMENTO

- O manejo exige uma análise multidisciplinar. Há evidências de que maior nível educacional está associado a melhor prognóstico, assim a educação sobre as consequências da doença é muito importante.
- Os pacientes devem receber educação e orientação sobre sua condição.
- Deve-se sempre procurar abordar as comorbidades e evitar a polifarmácia (uso de 5 ou mais medicamentos).
- Devem-se identificar os sintomas que mais incomodam os pacientes para serem abordados prioritariamente.
- A higiene do sono é importante. Dormir em local escuro e evitar o uso de estimulantes.
- É recomendado a prática de atividade física regular, que ajuda a controlar a fadiga e a higiene do sono.
- A utilização de ferramentas de avaliação pode ajudar na identificando da piora e exacerbação.
- Medidas para higiene do sono como dormir em local escuro, evitar atividades estimulantes antes de dormir pode ser benéfico.
- O tratamento medicamentoso é indicado em pacientes com sintomas moderados, sem melhora prévia com medidas não farmacológicas.
- Analgésicos comuns, como o paracetamol, ou anti-inflamatórios não hormonais não são efetivos no tratamento de sensibilização central, mas podem ser úteis no manuseio de lesões associada que causam dor.
- Em pacientes com dor generalizada e alteração de sono é indicado iniciar uma dose baixa de amitriptilina como uma boa opção terapêutica.
- Pacientes com fadiga como queixa principal tem como melhores opções a duloxetina e a minalcipram.
- Em relação à dor central, opções incluem pregabalina, duloxetina e milnaciprana. Deve-se iniciar com doses baixas, titulando até uma dose eficaz.
- Os relaxantes musculares como ciclobenzaprina, tizanidina e carisoprodol podem aliviar a tensão muscular.
- Um estudo recente mostrou benefício com naltrexona em baixas doses (6 mg), neste estudo foram randomizados 99 pacientes com fibromialgia, doses baixas de naltrexona melhoraram modestamente os escores de dor em comparação com placebo em 12 semanas, mas o resultado não foi estatisticamente significativo. Entre os desfechos secundários, houve uma pequena

melhora nas classificações subjetivas de memória favorecendo a naltrexona, que poderia ser explorada em ensaios futuros.

- Uma melhora completa dos sintomas dolorosos é improvável, assim devemos manejar as expectativas do paciente com o tratamento.
- Medicamentos hipnóticos como os benzodiazepínicos atuam como sedativo, anticonvulsivante, ansiolítico e possuem potente ação miorrelaxante. O alprazolam serve nas fases iniciais do tratamento da fibromialgia (FM), por seu efeito ansiolítico, mas seu uso deve ser feito por períodos curtos.
- No entanto, deve-se salientar que os benzodiazepínicos potencialmente acarretam dependência química, tornando seu uso restrito a curtos intervalos.
- Medidas para uma boa higiene do sono podem fazer grande diferença.
- O distúrbio do sono mais comum em pacientes com FM é a síndrome das pernas inquietas. O tratamento é realizado com agonistas da dopamina, como L-dopa/carbidopa, pramipexol ou ropinirol.
- Programas de exercício físico com atividades aeróbicas, com caminhada progressiva e de fortalecimento muscular, são um componente importante do tratamento da FM. Em geral, o exercício precisa ser incremental.
- A acupuntura apresenta resultados conflitantes. A massoterapia pode reduzir a dor, mas seu efeito é transitório.
- Os fatores estressores psicossociais, econômicos e relacionados à saúde devem ser abordados com intervenção psicológica. A terapia cognitivo-comportamental é particularmente adequada para a melhora dos sintomas.
- Dificuldade em aceitar o diagnóstico de FM, hipervigilância, altos níveis de sofrimento psíquico e baixo apoio social são fatores prognósticos ruins.
- Atividades diárias podem levar mais tempo em pacientes com FM, assim eles precisam de mais tempo para começar as atividades pela manhã e geralmente precisam de períodos de descanso extras durante o dia.
- A dor miofascial é geralmente tratada de forma semelhante à FM. No entanto, a dor miofascial também responde bem aos tratamentos locais, como aplicação de compressas frias e alongamento passivo do músculo envolvido.
- As injeções do ponto-gatilho na síndrome miofascial podem ajudar a melhorar a dor.
- Deve-se tentar identificar atividades e fatores que agravam a dor e evitá-los. Posições inadequadas durante o dia podem piorar a dor.
- Fatores psicossociais influenciam o tratamento, incluindo medicamentos, relacionamentos interpessoais e outros fatores de estresse, os quais devem ser evitados.

- A informação sobre a doença e sua evolução é um fator importante para o sucesso do tratamento.
- Lesões dolorosas agudas devem ser tratadas com descanso, gelo, compressão do tecido elevado e elevação da articulação.
- O calor pode ser aplicado com compressas quentes ou bolsas de água quente e pode aumentar o limiar para a dor, produzir analgesia e diminuir o espasmo muscular.
- A acupuntura pode ajudar a dor, embora seus resultados sejam conflitantes.

PRESCRIÇÃO NA PRÁTICA

Exemplo de prescrição (cada caso deve ser avaliado individualmente e a decisão deve ser tomada pelo médico responsável pelo caso).

- Paracetamol 750 mg, VO, a cada 6 horas, como medicação inicial para a dor.
- Amitriptilina 25 mg, VO, à noite, OU
- Naltrexona 6 mg, VO, 1 x/dia.

REFERÊNCIAS

1. Arnold LM, Bennett RM, Crofford LJ, Dean LE, Clauw DJ, Goldenberg DL, et al. AAPT Diagnostic Criteria for Fibromyalgia. J Pain. 2019;20(6):611-28.
2. Bennet RM. Fibromyalgia, chronic fatigue syndrome and myofascial pain. Curr Opin Rheumatol. 1998;10(2):95-103.
3. Clauw DJ. Fibromyalgia: A clinical review. JAMA. 2014;311(15):1547-55.
4. Due Bruun K, Christensen R, Amris K, Vaegter HB, Blichfeldt-Eckhardt MR, Bye-Møller L, et al. Naltrexone 6 mg once daily versus placebo in women with fibromyalgia: a randomised, double-blind, placebo-controlled trial. Lancet Rheumatol. 2024;6(1):e31-e39.
5. Giamberardino MA, Affaitati G, Fabrizio A, Costantini R. Myofascial pain syndromes and their evaluation. Best Pract Res Clin Rheumatol. 2011;25(2):185-98.

12

Hipertensão arterial primária: diagnóstico e tratamento

Nathalia Conci Santorio

Vagner Madrini Junior

Rodrigo Freddi Miada

APRESENTAÇÃO CLÍNICA

- A hipertensão arterial sistêmica (HAS) é caracterizada por elevação persistente da pressão arterial, em níveis nos quais o benefício do tratamento suplanta os seus riscos.
- Corresponde a uma doença crônica e silenciosa, de condição multifatorial (com componentes genéticos/epigenéticos, ambientais e sociais).
- Na anamnese, é importante coletar informações sobre antecedentes familiares, fatores de risco para doenças cardiovasculares, comorbidades, uso de medicações, além de indícios que sugiram causa secundária.
- No exame físico, são fundamentais o conhecimento e a aplicação da técnica correta de medição da pressão arterial (PA). Esta consiste nas seguintes etapas:
  - Utilizar manguito adequado à circunferência do braço (Tabela 1).
  - Explicar ao paciente o procedimento e deixá-lo em repouso por 5 minutos em ambiente calmo, sem conversar durante a medição.
  - Certificar-se de que o paciente não:
    - Está com a bexiga cheia.
    - Praticou exercícios físicos há pelo menos 60 minutos.
    - Ingeriu bebidas alcoólicas, café ou alimentos.
    - Fumou nos 30 minutos anteriores.
  - O paciente deve estar sentado, com pernas descruzadas, pés apoiados ao chão, dorso recostado na cadeira e relaxado.
  - Estimar o nível da pressão sistólica pela palpação do pulso radial.

TABELA 1 Dimensões do manguito de acordo com a circunferência do membro.

Circunferência	Denominação do manguito	Largura do manguito	Comprimento da bolsa
≤ 6 cm	Recém-nascido	3 cm	6 cm
6-15 cm	Criança	5 cm	15 cm
16-21 cm	Infantil	8 cm	21 cm
22-26 cm	Adulto pequeno	10 cm	24 cm
27-34 cm	Adulto	13 cm	30 cm
35-44 cm	Adulto grande	16 cm	38 cm
45-52 cm	Coxa	20 cm	42 cm

  - Palpar a artéria braquial na fossa cubital e colocar a campânula ou o diafragma do estetoscópio sem compressão excessiva.
  - Inflar rapidamente até ultrapassar 20-30 mmHg do nível estimado da pressão sistólica obtido pela palpação. Proceder a deflação lentamente (2 mmHg/s) e determinar a pressão sistólica pela ausculta do primeiro som (fase I de Korotkoff).
  - Determinar a pressão diastólica no desaparecimento dos sons (fase V de Korotkoff) e auscultar 20-30 mmHg abaixo do último som para confirmar seu desaparecimento. Depois, proceder à deflação rápida e completa.
  - Medir a pressão em ambos os braços na primeira consulta e usar o valor do braço em que foi obtida a maior pressão como referência.
  - Realizar três medidas de PA, com intervalo de 1 a 2 minutos entre elas. A PA a ser registrada deve ser a média das duas últimas leituras. Medidas adicionais devem ser realizadas se as duas primeiras leituras diferirem em > 10 mmHg.
- A PA deve ser medida em toda consulta médica ou, pelo menos, anualmente, para os adultos com PA ≤ 129/84 mmHg e preferencialmente antes de 1 ano nos pacientes pré-hipertensos (PAS entre 130-139 mmHg e/ou PAD entre 85-89 mmHg), devido às altas taxas de progressão para HAS nesses indivíduos.
  - Segundo a Diretriz Europeia, todos os adultos com mais de 18 anos devem ser submetidos a avaliação pressórica, com intervalo de 5 anos se níveis pressóricos < 120/80 mmHg, e a cada 3 anos se níveis pressóricos entre 120-129 x 80-84 mmHg. Pacientes com níveis ≥ 130/85 mmHg devem ser submetidos a avaliações com medidas pressóricas anualmente.

- Em casos de suspeita de hipotensão ortostática, medir a PA com o paciente de pé, após 3 minutos. Os pacientes de maior risco são: idosos, diabéticos, pacientes com disautonomias e aqueles em uso de medicação anti-hipertensiva, especialmente diuréticos.
- A última Diretriz Brasileira de Hipertensão, de 2020, ratifica a utilização de dispositivo automático de braço (técnica oscilométrica), apontando que este pode ser preferível ao método auscultatório, quando as duas técnicas estiverem disponíveis, dada a simplicidade da realização da primeira.

DIAGNÓSTICO

- PA ótima: medida da PA de consultório ≤ 120 × 80 mmHg.
- PA normal:
  - Medida da PA de consultório com PAS entre 121 e 129 mmHg e/ou PAD entre 81 e 84 mmHg ou;
  - Valores normais de PA em monitorização ambulatorial da pressão arterial (MAPA) ou medição residencial da pressão arterial (MRPA).
- Pré-hipertensão: medida da PA de consultório com PAS entre 130 e 139 mmHg e/ou PAD entre 85 e 89 mmHg.
- Hipertensão arterial sistêmica:
  - Medida da PA de consultório ≥ 140 × 90 mmHg:
    - Estágio 1: PAS entre 140 e 159 mmHg e/ou PAD entre 90 e 99 mmHg.
    - Estágio 2: PAS entre 160 e 179 mmHg e/ou PAD entre 100 e 109 mmHg.
    - Estágio 3: PAS ≥ 180 mmHg e/ou PAD ≥ 110 mmHg.
  - MRPA:
    - PAS ≥ 130 mmHg e/ou PAD ≥ 80 mmHg.
  - MAPA:
    - Vigília: PAS ≥ 135 mmHg e/ou PAD ≥ 85 mmHg.
    - Sono: PAS ≥ 120 mmHg e/ou PAD ≥ 70 mmHg.
    - 24 horas: PAS ≥ 130 mmHg e/ou PAD ≥ 80 mmHg.
- Hipertensão sistólica isolada: PAS ≥ 140 mmHg e PAD < 90 mmHg.
- Hipertensão do avental branco: valores anormais da PA no consultório, porém com valores normais em MAPA ou MRPA.
- Hipertensão mascarada: valores normais da PA no consultório, porém com valores anormais em MAPA ou MRPA.

- Hipotensão ortostática: redução na PAS ≥ 20 mmHg ou na PAD ≥ 10 mmHg após 3 minutos em ortostase.
- Como a PA pode ter alta variabilidade, o diagnóstico de HAS não deve se basear exclusivamente na medida da PA em apenas uma consulta médica, a menos que esteja substancialmente elevada (HA estágio 3) ou haja diagnóstico estabelecido de lesão de órgão-alvo ou de doença cardiovascular estabelecida. Para os demais pacientes, as medidas repetidas da PA em visitas subsequentes no consultório devem ser realizadas para confirmação diagnóstica.
- Medição da PA fora do consultório:
  - As medidas fora do consultório permitem maior número de medidas, refletem as atividades usuais dos examinados, reduzem o efeito do avental branco e implicam maior engajamento dos pacientes com diagnóstico e acompanhamento. Podem ser realizadas de duas formas:
    - MAPA de 24 horas.
    - MRPA: consiste na obtenção de três medições pela manhã, antes do café da manhã e do uso de medicações, e três medições antes do jantar, por cinco dias. Outra opção são duas medidas duas vezes ao dia, durante sete dias.
- Passo a passo no paciente com HAS:
  - 1º passo: estabelecer o diagnóstico de HAS:
    - Pacientes com PA ≥ 180/110 mmHg ou ≥ 140/90 mmHg com risco cardiovascular alto já apresentam diagnóstico no primeiro atendimento.
    - Pacientes com PA ≥ 140/90 mmHg com risco cardiovascular baixo ou médio devem ser submetidos a uma nova aferição em uma segunda consulta (idealmente, em cada consulta devem ser realizadas duas aferições de PA) ou MAPA ou MRPA para o estabelecimento do diagnóstico.
  - 2º passo: avaliar a presença de lesões subclínicas e clínicas em órgãos-alvo:
    - Solicitar rotineiramente para todos os pacientes hipertensos:
      - » Eletrocardiograma (ECG).
      - » Análise de urina.
      - » Potássio plasmático.
      - » Glicemia de jejum.
      - » Creatinina plasmática.
      - » Colesterol total, HDL e triglicerídeos plasmáticos.
      - » Ácido úrico plasmático.

      » Observação: a Diretriz Europeia acrescenta à lista de exames de rotina: hemoglobina e hematócrito, hemoglobina glicada, sódio plasmático e função hepática.
    - Outros exames complementares devem ser individualizados e guiados de acordo com a suspeita clínica (p. ex., ecocardiograma se suspeita clínica de IC ou indícios de sobrecarga ventricular esquerda no ECG; ultrassonografia de carótidas se sopro carotídeo ou sinais de doença aterosclerótica em outros territórios).
  - 3º passo: estratificação do risco cardiovascular:
    - Estratificação de risco cardiovascular adicional:
      » Consiste em uma classificação com base nos níveis pressóricos e na presença de fatores de risco, lesões de órgãos-alvo (LOA), doença cardiovascular, doença renal crônica ou diabete melito (Tabela 2).

TABELA 2 Estratificação de risco cardiovascular adicional.

	PAS 130-139 ou PAD 85-89	HAS Estágio 1 PAS 140-159 ou PAD 90-99	HAS Estágio 2 PAS 160-179 ou PAD 100-109	HAS Estágio 3 PAS > 180 ou PAS ≥ 110
Sem fator de risco	Sem risco adicional	Risco baixo	Risco moderado	Risco alto
1-2 fatores de risco	Risco baixo	Risco moderado	Risco alto	Risco alto
3 ou mais fatores de risco	Risco moderado	Risco alto	Risco alto	Risco alto
Presença de LOA, DCV, DRC ou DM	Risco alto	Risco alto	Risco alto	Risco alto

PAS: pressão arterial sistólica; PAD: pressão arterial diastólica; HAS: hipertensão arterial sistêmica; LOA: lesões de órgãos-alvo; DCV: doença cardiovascular; DRC: doença renal crônica; DM: diabete melito.

- Os fatores de risco são:
  - Sexo masculino.
  - Idade: homens ≥ 55 anos e mulheres ≥ 65 anos.
  - História de doença cardiovascular prematura em parentes de 1º grau (homens < 55 anos ou mulheres < 65 anos).
  - Tabagismo.

  - Dislipidemia: colesterol total > 190 mg/dL e/ou LDL > 115 mg/dL e/ou HDL < 40 mg/dL nos homens ou < 46 mg/dL nas mulheres e/ou triglicerídeos > 150 mg/dL.
  - Resistência à insulina: glicemia de jejum entre 100-125 mg/dL, hemoglobina glicada entre 5,7-6,4% e/ou teste oral de tolerância à glicose entre 140-199 mg/dL em 2 horas.
  - Obesidade: IMC ≥ 30 kg/m² e/ou circunferência abdominal ≥ 102 cm nos homens ou ≥ 88 cm nas mulheres.
- As LOA são:
  - Critérios eletrocardiográficos ou ecocardiográficos para hipertrofia ventricular esquerda.
  - Espessura mediointimal da carótida > 0,9 mm ou placa carotídea.
  - Velocidade de onda de pulso carótido-femoral > 10 m/s.
  - ITB < 0,9.
  - Doença renal crônica, estágio 3 (taxa de filtração glomerular estimada entre 30-60 mL/min/1,73 m²).
  - Albuminúria entre 30 e 300 mg/24 h ou relação albumina-creatinina urinária entre 30 e 300 mg/g.
- Critérios para doença cardiovascular ou renal estabelecida:
  - AVE isquêmico, hemorragia cerebral ou AIT.
  - Angina estável ou instável, IAM, revascularização miocárdica, insuficiência cardíaca (independente da fração de ejeção).
  - Doença arterial periférica sintomática dos membros inferiores.
  - Doença renal crônica, estágio 4 ou 5 (TFG estimada < 30 mL/min/1,73 m²).
  - Retinopatia avançada (hemorragias, exsudatos e papiledema).
- Outra forma de estimar o risco cardiovascular do paciente é por meio do Escore de Risco Global, que avalia o risco de o indivíduo apresentar um evento cardiovascular em 10 anos (Tabela 3).
- Pacientes com doença aterosclerótica estabelecida ou na forma subclínica, ou ainda de seus equivalentes, possuem alto risco, independente do Escore de Risco Global.
- Pacientes com risco intermediário com qualquer um dos seguintes fatores agravantes são reclassificados para risco alto:
  - História familiar de doença arterial coronariana em parente de primeiro grau, homem < 55 anos ou mulher < 65 anos.
  - Diagnóstico de síndrome metabólica.

TABELA 3 Escore de risco global.

	Risco baixo	Risco intermediário	Risco alto
Mulheres	< 5%	5-10%	> 20%
Homens	< 5%	5-20%	> 10%

- Microalbuminúria (30-300 mg/g de creatinina) ou albuminúria > 300 mg/g de creatinina.
- Hipertrofia de VE.
- Proteína C-reativa ultrassensível > 2 mg/L.
- Espessura mediointimal de carótidas > 1 mm.
- Escore de cálcio coronário > 100 ou > percentil 75 para idade e sexo.
- ITB < 0,9.

TRATAMENTO

- A HAS é o principal fator de risco cardiovascular modificável, com associação independente, linear e contínua para doenças cardiovasculares, doença renal crônica e morte prematura. Dessa forma, o seu tratamento é extremamente importante.
- A HAS é de fácil diagnóstico e possui tratamento adequado, mas é de difícil controle pela baixa adesão ao tratamento, sobretudo por se tratar de doença silenciosa.

Metas pressóricas

- Hipertensos com risco cardiovascular baixo ou moderado:
  - < 140/90 mmHg.
- Hipertensos com risco cardiovascular alto:
  - < 130/80 mmHg.
- Considerar metas mais permissivas (PAS < 150 mmHg) para pacientes muito idosos (≥ 80 anos), sobretudo aqueles com sinais de fragilidade.

Tratamento não medicamentoso

- Indicado para todos os pacientes com diagnóstico de hipertensão.
- Principais medidas:

- Controle do peso: manter IMC < 25 até os 65 anos e < 27 após os 65 anos. A circunferência abdominal deve ser < 80 cm em mulheres e < 90 cm em homens.
- Medidas nutricionais:
  - Redução do consumo de sódio para 2 g de sódio por dia (que corresponde a cerca de 5 g de cloreto de sódio [sal] por dia). Se não tiver contraindicações, considerar substituir cloreto de sódio por cloreto de potássio.
  - Dieta DASH: consiste em consumo de frutas, hortaliças, laticínios com baixo teor de gordura, cereais integrais, frango e peixe. Redução de carne vermelha, doces e bebidas com açúcar. Possui maior evidência para redução de PA.
  - As dietas do Mediterrâneo (rica em frutas, hortaliças, cereais integrais, azeite de oliva, peixes e vinho) e vegetarianas também estão associadas a redução da PA, porém com menor nível de evidência.
- Cessação do tabagismo.
- Moderação no consumo de álcool: limitar consumo a 1 dose/dia para mulheres e pessoas com baixo peso e 2 doses/dia para homens.
- Atividade física regular: 30 minutos/dia de atividade física moderada, de forma contínua ou acumulada, em 5-7 dias na semana (150 minutos/semana).

Tratamento medicamentoso

- Quando iniciar?
  - Hipertensos estágios 2 e 3 (ou seja, quando PA ≥ 160/100 mmHg), sendo que, nesses casos, é recomendado início de terapia combinada (mais de uma classe de fármaco).
  - A hipertensos estágio 1 com moderado ou alto risco cardiovascular também está recomendada a terapia combinada.
  - Hipertensos estágio 1 com risco cardiovascular baixo, sem resposta a terapia não farmacológica por 3 meses.
  - Pacientes muito idosos (≥ 80 anos) devem ser tratados quando PAS ≥ 160 mmHg.

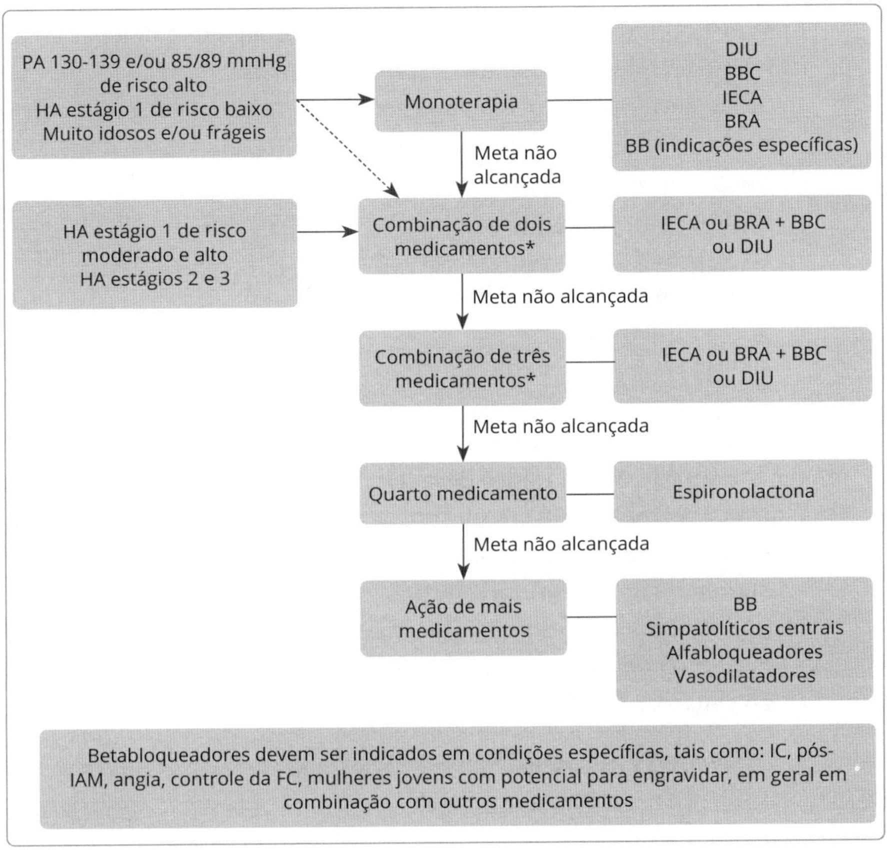

FIGURA 1
Algoritmo do tratamento medicamentoso.

* Otimizar doses, preferencialmente em comprimido único.
PA: pressão arterial; HA: hipertensão arterial; DIU: diuréticos; BBC: bloqueadores dos canais de cálcio; IECA: inibidores da enzima conversora da angiotensina; BRA: bloqueadores dos receptores da angiotensina; BB: betabloqueadores; IC: insuficiência cardíaca; IAM: infarto agudo do miocárdio; FC: frequência cardíaca.
Fonte: extraído das Diretrizes Brasileiras de Hipertensão Arterial, 2020.

- Como iniciar o tratamento?
  - Estágio 1 com risco cardiovascular baixo: monoterapia.
    - Pode-se escolher qualquer medicação de primeira linha (ver a seguir), considerando efeitos colaterais, posologia e comorbidades do paciente.
    - O betabloqueador pode ser considerado como opção inicial em pacientes com arritmias supraventriculares, enxaqueca, IC e coronariopatia (nos dois últimos casos, em associação com outras medicações).

- Estágio 1 com risco cardiovascular moderado ou alto e nos pacientes com HAS estágios 2 e 3: terapia dupla (combinada).
  - Evitar anti-hipertensivos com o mesmo mecanismo de ação, embora possa ser realizada associação de diuréticos tiazídicos com diuréticos poupadores de potássio.
  - A associação de inibidores da enzima conversora da angiotensina (IECA) com bloqueadores dos receptores AT1 da angiotensina (BRA) não é recomendada.
  - O uso de betabloqueadores associado a diuréticos deve ser feito com cautela em pacientes com alteração do metabolismo glicídico.
- Caso não seja atingida a meta pressórica, pode-se aumentar as doses até a dose máxima tolerada ou introduzir novas medicações. Caso já não faça parte do esquema terapêutico, o diurético deve ser a 3ª medicação a ser introduzida.
- Qual medicação escolher?
  - Medicações de primeira linha:
    - Diuréticos não poupadores de potássio: preferir diuréticos tiazídicos (clortalidona, hidroclorotiazida ou indapamida), reservando diuréticos de alça (furosemida e bumetanida) em casos de ClCr < 30 mL/min ou situações de edema.

Classe	Medicamento	Dose diária habitual (mg)	Freq.
Diuréticos tiazídicos e similares	Hidroclorotiazida	25-50	1
	Clortalidona	12,5-25	1
	Indapamida	1,5	1

- IECA: juntamente com os BRA, são as medicações de escolha em casos de nefropatia diabética, doença arterial coronariana e insuficiência cardíaca.

Classe	Medicamento	Dose diária habitual (mg)	Freq.
Inibidores da enzima de conversão da angiotensina	Captopril	25-150	2-3
	Enalapril	5-40	1-2
	Benazepril	10-40	1-2
	Lisinopril	10-40	1
	Fosinopril	10-40	1
	Ramipril	2,5-20	1-2
	Perindopril	2,5-10	1

- BRA.

Classe	Medicamento	Dose diária habitual (mg)	Freq.
Bloqueadores dos receptores AT1 da angiotensina II	Losartana	50-100	1-2
	Valsartana	80-320	1
	Irbesartana	150-300	1
	Candesartana	8-32	1
	Olmesartana	20-40	1
	Telmisartana	20-80	1

- Bloqueadores dos canais de cálcio (BCC): podem ser diidropiridínicos (como anlodipino, nimodipino e nifedipino) ou não diidropiridínicos (como verapamil e diltiazem).

Classe	Medicamento	Dose diária habitual (mg)	Freq.
Bloqueadores de canais de cálcio diidropiridínicos	Anlodipino	2,5-10	1
	Felodipino	2,5-10	1
	Nifedipino	10-60	1-3
	Nitrendipino	10-30	1
	Manidipino	10-30	1
	Lacidipino	2-6	1
	Lercanidipino	10-20	1
	Levanlodipino	2,5-5	1
Bloqueadores de canais de cálcio não diidropiridínicos	Verapamil	120-360	1-2
	Diltiazem	80-240	1-2

- Outras medicações:
  - Diuréticos poupadores de potássio (p. ex., espironolactona): geralmente são utilizados em combinação com outros diuréticos, e não como monoterapia.
  - Betabloqueadores: propranolol é especialmente útil em pacientes com tremor essencial, síndromes hipercinéticas, cefaleia de origem vascular e hipertensão portal.

- Alfa-agonistas de ação central (p. ex., metildopa e clonidina): a clonidina é útil em casos de síndrome de pernas inquietas, retirada de opioides, *flushes* da menopausa, diarreia associada a neuropatia diabética e hiperatividade simpática em pacientes com cirrose alcoólica.
- Alfabloqueadores (p. ex., doxazosina e a prazosina): úteis em pacientes com hiperplasia prostática benigna, além de não terem efeitos negativos no metabolismo lipídico e glicídico.
- Vasodilatadores diretos (p. ex., hidralazina e minoxidil).
- Inibidores diretos da renina (p. ex., alisquireno).

▪ Efeitos colaterais mais importantes relacionados a cada classe:
  - Diuréticos não poupadores de potássio:
    - Fraqueza, câimbras, hipovolemia, disfunção erétil, hipomagnesemia, hipocalemia, intolerância a glicose e aumento de ácido úrico.

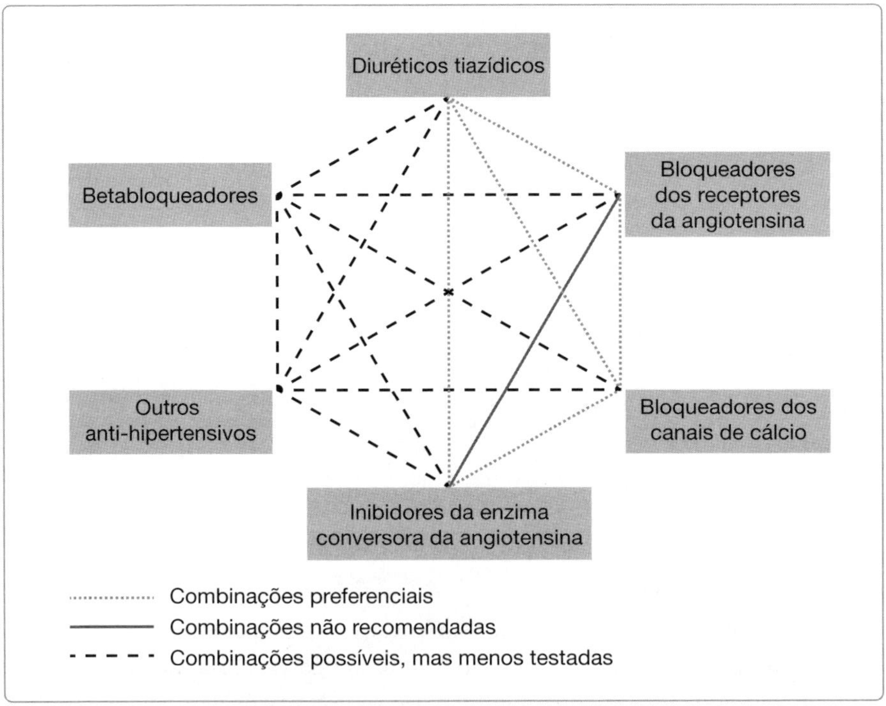

FIGURA 2

Esquema preferencial de associação de medicamentos.

Fonte: extraído das Diretrizes Brasileiras de Hipertensão Arterial, 2020.

- Alfa-agonistas de ação central:
  - Sonolência, sedação, boca seca, fadiga, hipotensão postural e disfunção erétil.
  - Metildopa: reações autoimunes, anemia hemolítica, galactorreia e disfunção hepática.
  - Clonidina: efeito rebote após descontinuação.
- Betabloqueadores:
  - Broncoespasmo, bradicardia, distúrbios da condução atrioventricular, vasoconstricção periférica, insônia, pesadelos, depressão psíquica, astenia, disfunção sexual, intolerância a glicose, hipertrigliceridemia, elevação do LDL colesterol e redução do HDL colesterol.
- Alfabloqueadores:
  - Hipotensão sintomática, tolerância com necessidade de aumento da dose e incontinência urinária em mulheres.
- Vasodilatadores diretos:
  - Hidralazina: cefaleia, *flushing*, taquicardia reflexa, reação lúpus-*like*, anorexia, náusea, vômito e diarreia.
  - Minoxidil: hirsutismo e taquicardia reflexa.
- BCC:
  - Edema maleolar, cefaleia latejante, tontura e rubor facial. Os não diidropiridínicos podem agravar a insuficiência cardíaca e causarem bradicardia e bloqueios atrioventriculares.
- IECA:
  - Tosse seca, edema angioneurótico, erupção cutânea, elevação da ureia e creatinina após introdução, hipercalemia.
- BRA:
  - Exantema, elevação da ureia e creatinina após introdução, hipercalemia.
- Inibidores diretos da renina:
  - *Rash* cutâneo, diarreia, aumento de CPK e tosse.

HIPERTENSÃO RESISTENTE E REFRATÁRIA

- HAS resistente: PA não controlada apesar do uso de três ou mais anti-hipertensivos em doses adequadas, incluindo-se preferencialmente um diurético, ou em uso de quatro ou mais medicamentos com controle pressórico.

- HAS refratária: PA não controlada apesar do uso de 5 ou mais anti-hipertensivos em doses adequadas.
- Conduta:
  - Avaliar pseudorresistência: excluir má técnica de medicação da PA, má adesão e/ou esquema terapêutico inapropriado.
  - Avaliar causas secundárias: as mais prevalentes são síndrome da apneia obstrutiva do sono (SAHOS), hiperaldosteronismo e estenose de artéria renal. Outras causas secundárias devem ser investigadas se quadro clínico sugestivo.
  - Otimizar tratamento não medicamentoso e medicamentoso.

CRITÉRIOS DE ENCAMINHAMENTO AO ESPECIALISTA

- Suspeita de hipertensão secundária.
- Hipertensão resistente.
- Grande labilidade pressórica ou intolerância a várias classes de medicações.

PRESCRIÇÃO NA PRÁTICA (AMBULATORIAL)

Exemplo de prescrição (cada caso deve ser avaliado individualmente e a decisão deve ser tomada pelo médico responsável pelo caso).

- Dieta com restrição de sódio (2 g de sódio/dia).
- Enalapril: 10 mg, VO, a cada 12 horas.
- Anlodipino: 5 mg, VO, 1 x/dia.

REFERÊNCIAS

1. Barroso WKS, Rodrigues CIS, Bortolotto LA, Mota-Gomes MA, Brandão AA, Feitosa ADM, et al. Diretrizes Brasileiras de Hipertensão Arterial – 2020. Arq Bras Cardiol. 2021;116(3):516-658.
2. Malachias MVB, Souza WKSB, Plavnik FL, Rodrigues CIS, Brandão AA, Neves MFT, et al. 7ª Diretriz Brasileira de Hipertensão Arterial. Arq Bras Cardiol. 2016;107(3Supl.3):1-83.

3. Unger T, Borghi C, Charchar F, Khan NA, Poulter NR, Prabhakaran D, et al. 2020 International Society of Hypertension Global Hypertension Practice Guidelines. Hypertension. 2020;75(6):1334-57.
4. Whelton PK, Carey RM, Aronow WS, Casey DE Jr, Collins KJ, et al. 2017 ACC/AHA/AAPA/ABC/ACPM/AGS/APhA/ASH/ASPC/NMA/PCNA Guideline for the Prevention, Detection, Evaluation, and Management of High Blood Pressure in Adults: A Report of the American College of Cardiology/American Heart Association Task Force on Clinical Practice Guidelines. Hypertension. 2018;71(6):1269-324.
5. Williams B, Mancia G, Spiering W, Agabiti E, Rosei EA, Azizi M, et al. 2018 ESC/ESH Guidelines for the management of arterial hypertension: The Task Force for the management of arterial hypertension of the European Society of Cardiology (ESC) and the European Society of Hypertension (ESH). Eur Heart J. 2018;39(33):3021-104.

13 Infecções sexualmente transmissíveis (IST): diagnóstico e tratamento

Isabela Carvalhinho Carlos de Souza

Daniel Costa Guimarães

SÍFILIS

- Agente: *Treponema pallidum.*

Classificação

- Quanto às manifestações:
  - Primária.
  - Secundária.
  - Terciária.
- Quanto ao tempo de evolução:
  - Recente: < 1 ano.
  - Tardia: > 1 ano.

Quadro clínico

- Sífilis primária:
  - Tempo de incubação: 10 a 90 dias.
  - Característica da lesão: cancro duro – pápula única no local da inoculação, indolor, que evolui para úlcera de fundo limpo, com bordas elevadas e endurecidas.
  - Pode envolver qualquer área de inoculação, além da genitália, como ânus e faringe posterior.

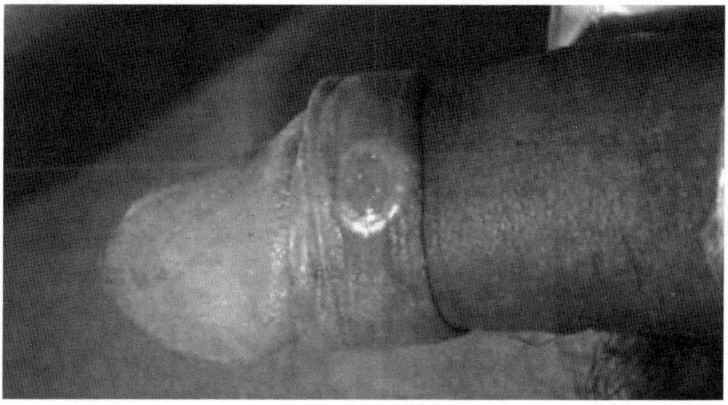

FIGURA 1
Cancro duro – sífilis primária.

  - Outros achados clínicos: adenopatia inguinal não supurativa, móvel, indolor e múltipla.
  - Duração: o quadro persiste por 3 a 6 semanas e desaparece sozinho.
- Sífilis secundária:
  - Tempo de incubação: de 3 a 6 meses após a cicatrização do cancro (o qual nem sempre é percebido, por ser indolor).
  - Características da lesão: máculas cutâneas eritematosas não pruriginosas disseminadas (roséolas sifilíticas), nas palmas das mãos e nas plantas dos pés. Condiloma plano: quando as pápulas sofrem erosão em áreas úmidas.
  - Outros achados clínicos:
    - Linfadenomegalia generalizada com adenopatia epitroclear.
    - Manifestação oftalmológica: uveíte.
    - Manifestação neurológica: meningite, quadro isquêmicos e acometimento de pares cranianos.
    - Manifestação gastrointestinal: hepatite sifilítica, ulceração de mucosa.
    - Manifestação renal: síndrome nefrótica, albuminúria transitória.
    - Sintomas constitucionais: mal-estar, febre baixa, cefaleia e adinamia.

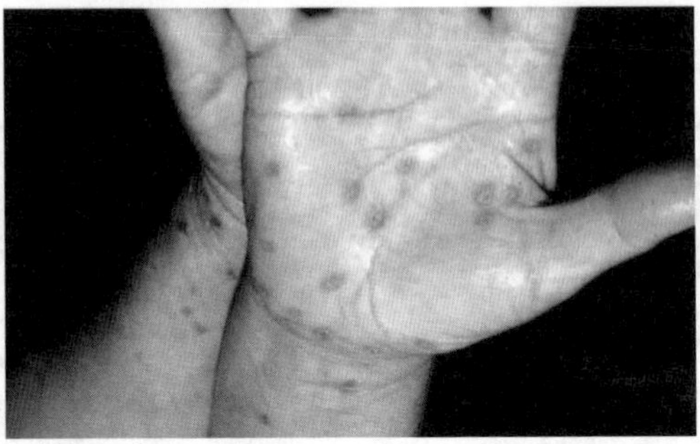

FIGURA 2
Roséolas sifilíticas – sífilis secundária.

- Sífilis terciária:
  - Tempo de incubação: de 5 a 30 anos após infecção inicial.
  - Manifestações clínicas: afeta qualquer órgão com caráter destrutivo e inflamatório.
  - Distúrbios oculares: pupilas de Argyll Robertson – miose, discoria, acomoda visão de perto e não reage à luz ou à dor.
  - Sífilis cardiovascular: endarterite obliterante – aortite sintomática com calcificações lineares da aorta ascendente.
  - Gomas sifilíticas.

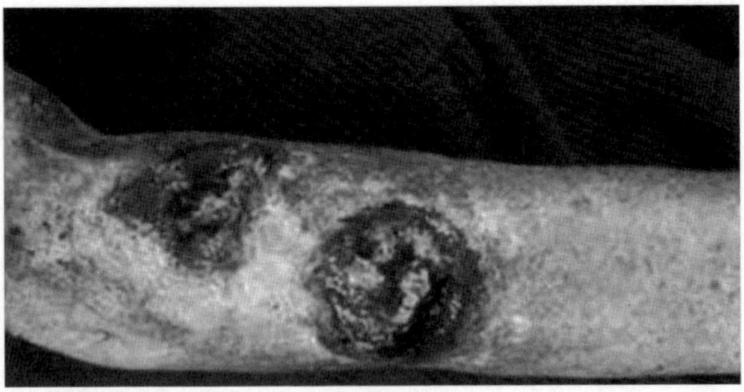

FIGURA 3
Goma sifilítica – sífilis terciária.
Fonte: Silveira SJS, 2020.

- Neurossífilis:
  - Tempo de incubação: pode ocorrer em qualquer fase.
  - Quando clínico:
    - Meningovascular: múltiplas áreas de infarto.
    - Parenquimatosa: paralisia geral progressiva e alterações de personalidade/cognitivas.
    - *Tabes dorsalis*: desmielinização do cordão dorsal posterior da medula, raízes e gânglios das raízes dorsais – marcha tabética. Aparece na sífilis terciária.

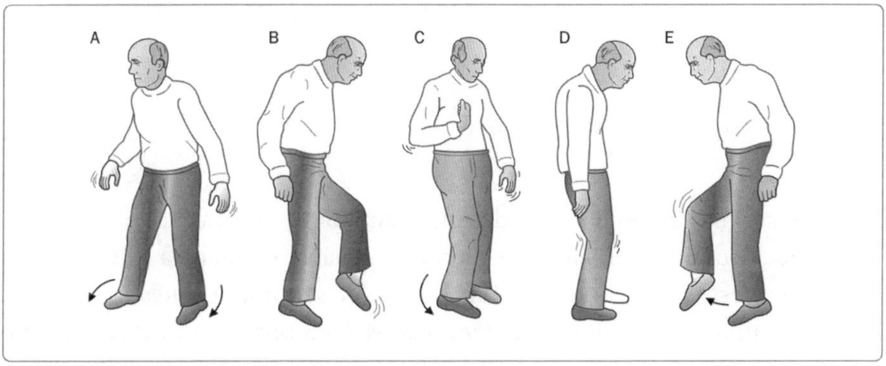

FIGURA 4

Sequência de marcha tabética ou talonante.

A marcha é realizada com a base alargada e o olhar para o solo (A). A perda da noção da proximidade do solo em relação aos pés impõe o arremesso do pé para diante (B, E), batendo com força no solo (C e D). Não é exclusiva, mas foi descrita inicialmente nos pacientes com neurossífilis.

Diagnóstico

- Os testes sorológicos podem ser treponêmicos ou não treponêmicos:
  - Testes treponêmicos: detectam anticorpos produzidos contra o *T. pallidum*, sendo mais precoces. São mais específicos que os testes não treponêmicos e tendem a permanecer positivos ao longo do tempo:
    - FTA-Abs.
    - ELISA.
    - TPHA.
    - TPPA.

	Teste treponêmico	Teste não treponêmico
Sífilis ativa	Reagente	Reagente > 1/16
Cicatriz sorológica ou infecção primária inicial	Reagente	Não reagente ou reagente < 1/16
Falso positivo	Não reagente	Reagente

Teste treponêmico reagente

Teste não treponêmico reagente

Sífilis confirmada

FIGURA 5
Passos para o diagnóstico da sífilis.

- Testes não treponêmicos: detectam anticorpos anticardiolipina não específicos para o *T. pallidum*, permitem análise qualitativa e quantitativa (expressos em títulos 1:2, 1:4, 1:8 etc.), e são importantes também no seguimento, tornam-se reagentes após 1 a 3 semanas do aparecimento do cancro:
  - VDRL.
  - RPR.
  - USR.

- Diagnóstico de neurossífilis:
  - Quando realizar punção lombar:
    - Sinais e sintomas neurológicos ou oftalmológicos.
    - Sífilis terciária ativa.
    - Falha de tratamento sem reexposição sexual ou independente de exposição sexual se HIV.
  - Análise do liquor:
    - Pleocitose: celularidade aumentada.
    - Proteinorraquia elevada.
    - Hipoglicorraquia.
    - Sorologia para sífilis: VDRL reagente no liquor, tem alta especificidade, porém baixa sensibilidade.

Tratamento

TABELA 1 Opções de primeira e segunda linha para o tratamento.

	Primeira linha	Segunda linha
Recente: primária, secundária ou latente precoce	Penicilina G benzatina 2,4 milhões UI IM dose única	Doxiciclina 100 mg VO a cada 12 horas por 15 dias
Tardia: latente tardia, sífilis terciária ou duração ignorada	Penicilina G benzatina 2,4 milhões UI IM 1 x/semana por 3 semanas	Doxiciclina 100 mg VO a cada 12 horas por 30 dias
Neurossífilis	Penicilina G cristalina 18 a 24 milhões UI por dia (a cada 4 horas) por 14 dias	Ceftriaxona 2 g IV 1 x/dia por 14 dias

IM: intramuscular; VO: via oral.

- Seguimento: teste não treponêmico trimestral. Critérios de retratamento se:
  - Aumento em duas titulações ou mais.
  - Ausência de queda em duas titulações ou mais em 6 meses.
  - Persistência ou recorrência de sinais e sintomas.
- Observação: ao início do tratamento, pode ocorrer a reação de Jarisch-Herxheimer, que se manifesta por lesões cutâneas pruriginosas, mal-estar, febre, cefaleia e artralgia. É importante diferenciar de alergia à penicilina.

SÍNDROME DO CORRIMENTO URETRAL

Agente

- Uretrite gonocócica: *Neisseria gonorrhoeae*.
- Uretrite não gonocócica: *Clamídia trachomatis*, *Mycoplasma genitalium*, *Ureaplasma urealyticum*, *Mycoplasma hominis*, *Trichomonas vaginalis*.

Quadro clínico

- Uretrite gonocócica:
  - Na mulher, é frequentemente assintomática. No homem, é sintomática em 90% dos casos.

  - Prurido, disúria, descarga uretral purulenta e abundante.
  - Complicações: balanite, prostatite, prostatite, epididimite e conjuntivite (síndrome uretroconjuntivo-sinovial ou de Reiter).
- Uretrite não gonocócica:
  - Descarga purulenta discreta e disúria intermitentes.
  - Pode simular a uretrite gonocócica e evoluir com complicações.

Diagnóstico

- Uretrite gonocócica:
  - Bacterioscopia com coloração de Gram: diplococos Gram negativos intracelulares.
- Uretrite não gonocócica:
  - Teste rápido ou esfregaço.

Tratamento

- Uretrite gonocócica:
  - Ciprofloxacino 500 mg VO dose única (DU).
  - Ceftriaxona 1 g IM DU.
- Uretrite não gonocócica:
  - Azitromicina 1 g VO DU.
  - Doxiciclina 100 mg VO a cada 12 horas por 7 dias.

Algoritmo

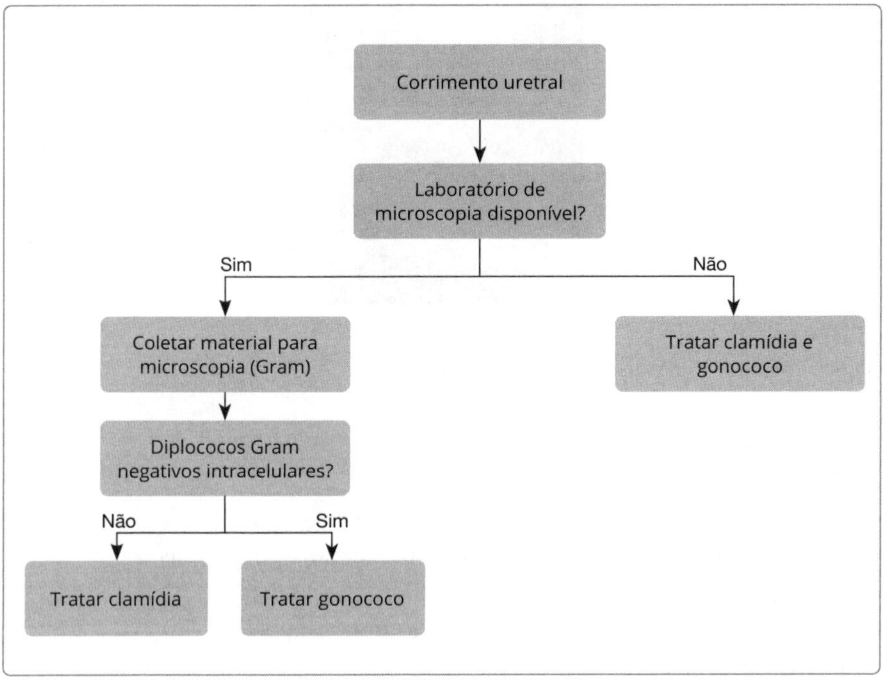

ÚLCERAS GENITAIS

Cancro mole

- Agente: *Haemophilus ducreyi*.

Quadro clínico

- Pápula ou vesícula que evolui para úlcera única ou múltipla em espelho, dolorosa, de fundo sujo, com adenopatia unilateral dolorosa que fistuliza. Tem tempo de incubação de 1 a 35 dias.

Diagnóstico

- Gram em esfregaço da úlcera, teste de amplificação de ácido nucleico.

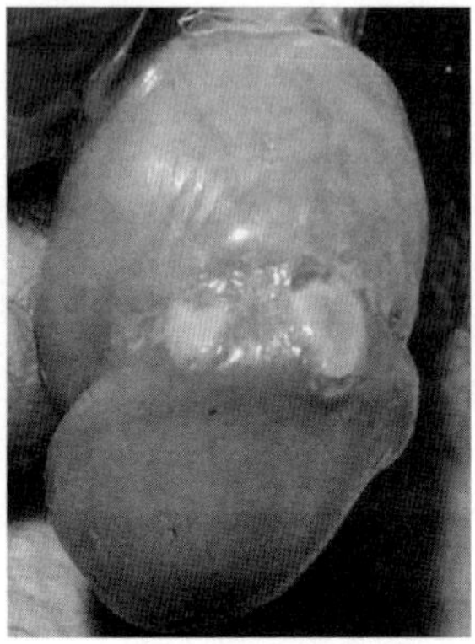

FIGURA 6
Úlcera característica de cancro mole – em espelho, com fundo sujo.

Tratamento

- Doxiciclina 1 g VO a cada 12 horas por 21 dias.
- Azitromicina 500 mg 2 comprimidos 1 x/semana por 21 dias.
- Ciprofloxacino 500 mg VO a cada 12 horas por 3 dias.
- Eritromicina 500 mg VO a cada 6 horas por 7 dias.
- Ceftriaxona 250 mg IM DU.

Linfogranulona venéreo

- Agente: *Chlamydia trachomatis* L1, L2 e L3.

Quadro clínico

- Úlcera indolor fugaz com adenopatia supurativa e fistulizante múltipla. Pode ter o diagnóstico diferencial com outras causas de proctite. Tem período de incubação de 3 a 12 dias.

Diagnóstico

- Giemsa, lugol ou ácido periódico de Schiff, cultura em McCoy.

Tratamento

- Doxiciclina 100 mg VO a cada 12 horas por 21 dias.
- Eritromicina 500 mg VO a cada 6 horas por 21 dias.
- Ceftriaxona 1 g IM por 10 dias.

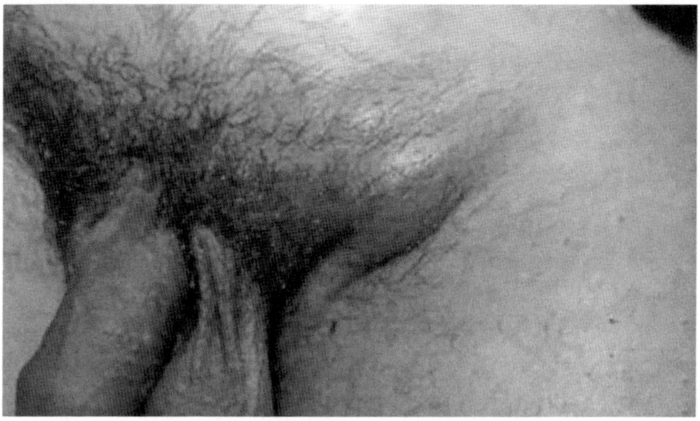

FIGURA 7
Adenopatia supurativa associada a linfogranuloma venéreo.

Donovanose

- Agente: *Calymmatobacterium granulomatis*.

Quadro clínico

- Nódulo que se ulcera com bordas planas, bem delimitadas, fundo granuloso e friável e se torna vegetante, sem adenopatia, com pseudobubões.

Diagnóstico

- Corpúsculo de Donovan.

Tratamento

- Azitromicina 500 mg 2 comprimidos VO a cada semana, até a cura e por pelo menos 21 dias.
- Doxiciclina 100 mg VO a cada 12 horas por 3 semanas ou até a cura.
- Eritromicina 500 mg VO a cada 6 horas por 3 semanas ou até a cura.
- Sulfametoxazol + trimetoprima 800 + 160 mg VO a cada 12 horas por 3 semanas ou até a cura.

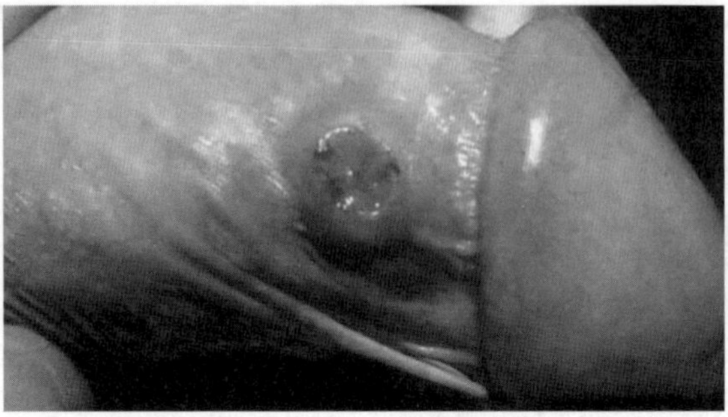

FIGURA 8
Úlcera genital característica da donovanose - bordas planas, bem delimitadas e fundo granuloso.

Herpes genital

- Agente: herpes-vírus tipos 1 e 2 (predomínio do tipo 2 nas lesões genitais).

Quadro clínico

- A primoinfecção cursa com pródromos de febre, mialgia e mal-estar.
- Vesículas agrupadas dolorosas que evoluem para úlceras de fundo limpo arredondadas e acompanhadas de linfonodomegalia dolorosa bilateral em 50% dos casos.

Diagnóstico

- PCR, cultura ou sorologia para herpes-vírus.

Tratamento

- Aciclovir 400 mg VO a cada 8 horas por 7-10 dias na primoinfecção e por 5 dias na recorrência.

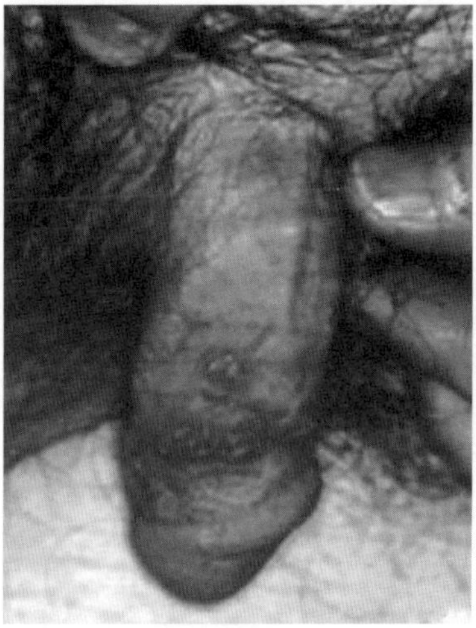

FIGURA 9
Lesão característica de herpes genital – vesículas agrupadas e úlcera de fundo limpo.

Algoritmo

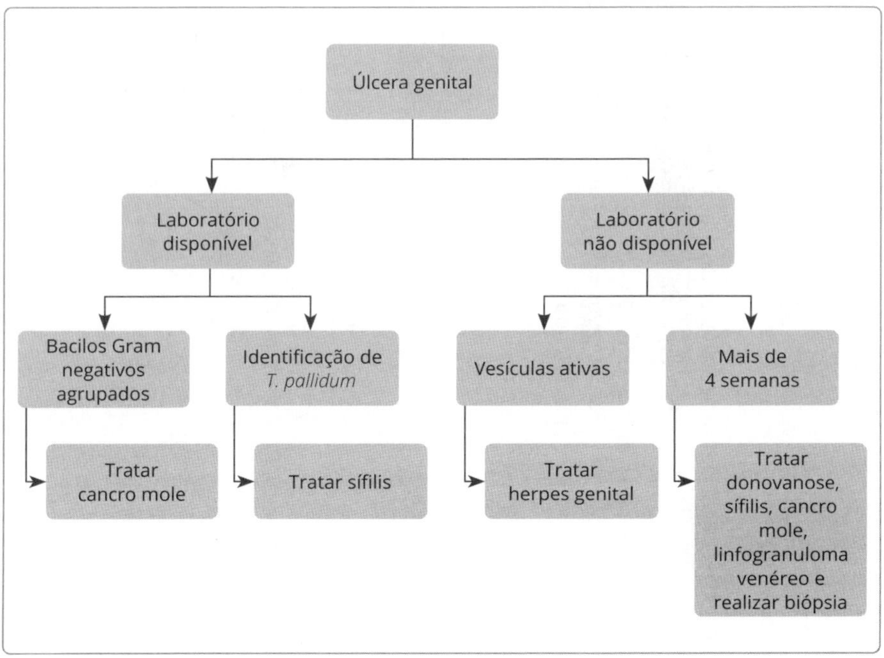

QUADRO 1 Diagnóstico diferencial das úlceras genitais.

	Sífilis primária	Herpes genital	Donovanose	Linfogranuloma venéreo	Cancro mole
Características da úlcera	Bordas regulares e fundo limpo	Bordas regulares e fundo limpo	Bordas planas bem delimitadas, fundo granuloso e friável	Fugaz, inicia-se com uma pápula e evolui com úlcera mal delimitada de fundo sujo	Pápula ou vesícula que evolui para úlcera de fundo sujo
Única ou múltiplas	Única	Múltiplas	Múltiplas, autoinoculação (*kissing ulcers*)	Múltiplas	Única ou múltipla em espelho
Dolorosa	Não	Sim	Não	Não	Sim
Linfonodomegalia	Adenopatia inguinal não supurativa	Adenopatia dolorosa bilateral	Pseudobubões	Adenopatia que fistuliza em "bico de regador"	Adenopatia que se fistuliza em orifício único

REFERÊNCIAS

1. Brasil. Ministério da Saúde. Protocolo clínico e diretrizes terapêuticas para atenção integral às pessoas com infecções sexualmente transmissíveis. Brasília, DF: Ministério da Saúde; 2020.
2. Brasil. Ministério da Saúde. Protocolo clínico e diretrizes terapêuticas para atenção integral às pessoas com infecções sexualmente transmissíveis. Brasília, DF: Ministério da Saúde; 2022.
3. Lieberman NAP, Reid TB, Cannon CA, Nunley BE, Berzkalns A, Cohen SE, et al. Near-Universal Resistance to Macrolides of Treponema pallidum in North America. N Engl J Med. 2024;390(22):2127-8.
4. Mabey D, Peeling RW. Lymphogranuloma venereum. Sex Transm Infect. 2002;78(2):90-2.
5. Martins MA. Manual do residente de Clínica Médica. 2nd ed. Barueri: Manole; 2021.
6. Nieuwenhuis RF, Ossewaarde JM, Gotz HM, Dess J, Thio HB, Thomeer MGJ, et al. Resurgence of lymphogranuloma venereum in Western Europe: an outbreak of Chlamydia trachomatis serovar l2 proctitis in The Netherlands among men who have sex with men. Clin Infect Dis. 2004;39(7):996-1003.
7. Silveira SJS, Silva JQD, Damiani RF. Analysis of the cases of syphilis acquired in the years 2010-2017: a national and regional context. Braz J of Develop. 2020;6(5):32496-515.
8. Workowski KA, Bachmann LH, Chan PA, Johnston CM, Muzny CA, Park I, et al. Sexually Transmitted Infections Treatment Guidelines, 2021. MMWR Recomm Rep. 2021;70(4):1-187.

14

Otite média aguda, otite externa e otite externa necrosante: diagnóstico e tratamento

Rodrigo Antonio Brandão Neto

OTITE MÉDIA AGUDA

- A otite média aguda (OMA) é definida como infecção do ouvido médio, primariamente uma infecção da infância, sendo a causa mais comum de prescrição de antibiótico nessa faixa etária.
- Mais de 80% das crianças terão pelo menos um episódio de OMA durante a vida.
- A OMA é muito menos comum em adultos, sendo tratada com os mesmos antibióticos que em crianças e adolescentes.

Fisiopatologia

- A disfunção da tuba auditiva é o mais importante fator na fisiopatologia da otite média aguda (OMA). Ela impede a drenagem da orelha média que fornece proteção contra secreções nasofaríngeas e reduz a pressão no ouvido médio, aumentando a probabilidade da ocorrência de OMA.
- Em crianças pequenas, a tuba auditiva é curta e horizontal. Com o crescimento, a tuba dobra em comprimento e torna-se mais oblíqua, o que diminui a incidência da OMA em adultos.
- Causas de disfunção da tuba auditiva:
  - Rinite alérgica, rinite sazonal.
  - Infecções de vias aéreas superiores.
  - Obstrução mecânica por adenoides hipertrofiadas.

- O vírus sincicial respiratório é o vírus mais comum, mas o da *parainfluenza*, o da gripe, o rinovírus e o adenovírus também foram encontrados na orelha média das crianças.
- A etiologia bacteriana mais comum é a de *Streptococcus pneumoniae*, além do *Haemophilus influenzae* e da *Moraxella catarrhalis*.
- A miringite bolhosa é uma variante das OMA em que se verifica a presença de bolhas na membrana timpânica (MT) em até 5% dos casos de OMA em crianças menores de 2 anos.
- Organismos menos comuns que podem causar OMA incluem *Mycobacterium tuberculosis* (principalmente em crianças) e *Chlamydia trachomatis* (mais comumente observado em crianças < 6 meses).

Diagnóstico

- A otalgia unilateral ou bilateral é o sintoma mais importante para fazer o diagnóstico de otite média aguda (OMA) e usualmente é o sintoma inicial e costuma aparecer de forma abrupta. Ainda assim, é importante considerar que até 17% dos pacientes podem não apresentar otalgia.
- Os pacientes com OMA frequentemente têm história de sintomas respiratórios, como tosse e coriza, nos dias anteriores ao aparecimento da otalgia.
- Crianças muito pequenas e neonatos têm maior possibilidade de apresentar sintomas inespecíficos como febre, confusão mental, alteração do sono, irritabilidade, pouca aceitação de dieta, e sintomas gastrointestinais como vômito e diarreia.
- Podem ocorrer sintomas vestibulares devido a extensão do acometimento labiríntico.
- Outros sintomas:
  - Falta de apetite.
  - Diarreia.
  - Vômitos.
  - Febre.
  - Desequilíbrio e tonturas.
  - Redução da audição.
  - Crianças menores: tocam frequentemente os ouvidos.
- A presença de eritema na otoscopia isoladamente não indica infecção porque o choro ou a febre podem causar hiperemia. No entanto, uma MT intensamente vermelha é um achado sugestivo de OMA. A presença de opacificação,

bolhas, níveis de fluido de ar ou retração da MT sugere efusão em orelha média. O valor preditivo do exame otoscópico em crianças é descrito como de 80-95% em crianças.
   - É importante que seja removido o cerúmen caso esteja obstruindo a visão de conduto auditivo e membrana timpânica.
- Uma membrana timpânica protuberante é um achado característico na otoscopia com sensibilidade próxima a 90%. Eritema ou achado de membrana timpânica também são achados típicos.
- Nasofibroscopia pode ser solicitada em pacientes com OMA recorrente e exames de cultura, e exames laboratoriais séricos são raramente necessários.

Tratamento

- A otite média aguda (OMA) geralmente é uma doença autolimitada, e um período de observação pode ser opção de tratamento inicial, seguida do uso de antibióticos se a condição do paciente não melhora em 72 horas. As diretrizes internacionais recomendam os seguintes critérios diagnósticos para OMA:
   - 1 - Abaulamento moderado a grave da MT ou novo aparecimento de otorreia não devido a otite média com efusão ou
   - 2 - Crianças que apresentam abaulamento leve da MT e dor de ouvido recente (< 48 horas) ou tocando na orelha repetidamente) ou eritema intenso da MT.
- A OMA pode causar dor substancial, que deve ser adequadamente abordada. O paracetamol e o ibuprofeno são analgésicos de primeira linha seguros em crianças.
- As crianças menores de 2 anos, com OMA bilateral, ou aquelas com otorreia, obtêm o maior benefício do tratamento com antibióticos; mais de 80% dos casos de OMA resolvem-se de forma espontânea, assim o uso de observação inicial é defendido por vários autores.
- Em pacientes com OMA unilateral sem otorreia, a observação é uma opção se o diagnóstico for incerto. Para crianças menores de 2 anos, deve-se iniciar o antibiótico em caso de:
   - Toxemia.
   - Otalgia persistente > 48 horas.
   - Temperatura > 39 °C nas últimas 48 horas.
   - Dificuldade de acompanhamento após a consulta.

  - Piora do quadro ou o paciente parar de apresentar melhora de 48 a 72 horas após o início da otalgia.
- Crianças com mais de 2 anos podem ser tratadas ou clinicamente observadas. O tratamento é necessário apenas para pacientes com doença grave, definidos como:
  - Otalgia grave.
  - Temperatura > 39 °C.
  - Otorreia.
- O tratamento antibiótico historicamente tem duração de 10 dias. Crianças com idade > 2 anos com uma primeira infecção e MT intacta podem ser tratadas com um curso de 5 a 7 dias em casos leves e moderados. Casos mais graves devem ser tratados por 10 dias.
- Em pacientes com OMA sem melhora, pode-se considerar a realização de timpanocentese e drenagem realizada por especialistas.
- Em adultos com alta probabilidade diagnóstica recomenda-se iniciar antibioticoterapia ao invés de observação como sugerida em algumas situações com crianças.

TABELA 1 Antibióticos na otite média aguda.

Esquema	Antibiótica	Dose
Primeira linha	Amoxicilina	90 mg/kg/dia em 3 doses
		250 mg a cada 8 horas
		500 mg a cada 8 ou 12 horas
		875 mg a cada 12 horas
Alergia à amoxicilina	Cefuroxima	15 mg/kg a cada 12 horas
	Ceftriaxona	50 mg/kg/dia
	Azitromicina	10 mg/kg no primeiro dia e 5 mg/kg em dias subsequentes
Uso recente de amoxicilina	Amoxicilina-ácido clavulânico	90 mg/kg/dia em 3 doses
Falha de tratamento	Amoxicilina-ácido clavulânico	90 mg/kg/dia em 3 doses
	Ceftriaxona	50 mg/kg/dia

OTITE EXTERNA

- Otite externa é uma inflamação do canal auditivo externo, que pode ser alérgica, infecciosa ou inflamatória. Também é referida como ouvido de nadador.
- São fatores de risco para ocorrência de otite externa:
  - Natação.
  - Trauma por manipulação excessiva ou por limpeza recorrente de orelha, causando lesões.
  - Aparelhos auditivos, uso de fones de ouvido, entre outros aparelhos.
  - Dermatite alérgica de contato.
  - Condições dermatológicas, como dermatite atópica ou psoríase.
  - Radioterapia prévia.
- A otite externa é geralmente causada por *P. aeruginosa* (38%), *S. aureus* (9%) e o *S. epidermidis* (8%), com agentes anaeróbicos responsáveis por 4-25%, podendo ainda ser polimicrobiana ou secundária a infecção fúngica (2-10% dos casos), principalmente após infecções bacterianas.

Diagnóstico

- O diagnóstico é clínico. O canal auditivo externo pode ser inicialmente pruriginoso e tornar-se eritematoso e cada vez mais edemaciado.
- Os sintomas incluem otalgia e sensação de plenitude da orelha, bem como possível perda auditiva ou dor no maxilar. Otalgia é o sintoma mais comum, em geral com prurido associado.
- Os achados físicos incluem eritema ou edema do canal e hipersensibilidade auricular.
- Pode haver linfadenite e febre associada em casos severos, além de eritema de MT ou celulite local.
- A doença pode progredir para uma forma crônica, com prurido, eczema e descamação do epitélio.
- A otite externa é um diagnóstico clínico. Nenhum teste adicional é indicado.

Tratamento

- O primeiro passo no tratamento é a limpeza do canal auditivo externo, com remoção do cerúmen e escamas de pele e de material purulento se presente.

- O canal externo pode ser limpo com um cotonete pequeno ou combinação de sucção suave e irrigação. As soluções de limpeza incluem água da torneira, solução salina estéril, 2% de ácido acético e solução de Burow.
- Em doenças leves e moderadas, utilizam-se anti-inflamatórios e antibióticos tópicos como combinações de ciprofloxacino + hidrocortisona ou polimixina com hidrocortisona. A taxa de cura com uso de antibióticos tópicos fica entre 65% e 85%, em uma dose de 3 ou 4 gotas 4 x/dia no local afetado.
- Em pacientes com celulite da parte cartilaginosa da orelha média, pode ser necessário incisão, drenagem de abscessos e antibióticos sistêmicos. Opções incluem clindamicina 450 mg a cada 6 horas por via oral, mas o antibiótico mais utilizado é ciprofloxacino, 500 mg por via oral a cada 12 horas por 7 a 10 dias, devido à sua ação contra Pseudomonas. Não usar antibióticos tópicos neste caso.
- A anestesia tópica, como benzocaína com ou sem antipirina, também pode ser usada para alívio da dor.
- Os pacientes com otite externa raramente requerem internação. Se não responder à terapia em 2 a 3 dias, outras condições devem ser consideradas.

OTITE EXTERNA NECROSANTE

- Anteriormente conhecida como otite externa maligna, por causa de sua elevada taxa de mortalidade associada, a otite externa necrosante é uma forma severa e potencialmente fatal da otite externa bacteriana.
- Os pacientes afetados apresentam frequentemente diabete, síndrome de imunodeficiência adquirida (AIDS) e outras formas de imunossupressão.
- Pseudomonas é o agente mais comum, mas *S. aureus*, *S. epidermidis*, *Proteus mirabilis*, *Klebsiella*, *Aspergillus* e *Salmonella* foram todos descritos como organismos causais.
- A infecção começa no canal externo e progride através do tecido periauricular e junção óssea cartilaginosa. Pode se espalhar para a base do crânio no osso temporal, com osteomielite na base do crânio. O nervo facial é o primeiro nervo craniano afetado, mas outros nervos também podem estar envolvidos.

Diagnóstico

- Os pacientes podem ter otorreia persistente que não responde a medicamentos tópicos, otalgia grave, cefaleia e dor periauricular e edema.
- O diagnóstico deve ser considerado em pacientes em risco que tenham um curso prolongado de otite externa.
- O achado clínico característico é o tecido de granulação no canal auditivo na junção cartilaginosa óssea.
- O envolvimento facial manifesta-se com paralisia facial, que ocorre quando o forame estilomastóideo está envolvido. Uma extensão adicional pode resultar no envolvimento dos músculos acessórios glossofaríngeos, vagais, espinhais, hipoglossos, trigeminais e abduzidos.
- Outras complicações incluem meningite, abscesso cerebral e trombose do seio sigmoide.

Exames complementares

- O diagnóstico é feito a partir de vários achados clínicos, laboratoriais e radiográficos.
- O nível de proteína C reativa (PCR) e a velocidade de hemossedimentação (VHS) podem ser elevados, mas são inespecíficos.
- No departamento de emergência, a tomografia computadorizada é o estudo inicial de escolha e, na maioria dos casos, identifica erosão óssea e anormalidades dos tecidos moles.
- A ressonância magnética é melhor para a avaliação de complicações e acompanhamento.

Tratamento

- Os pacientes toxemiados necessitam de internação para receber fluoroquinolonas intravenosas, como ciprofloxacino, 400 mg IV a cada 12 horas, para garantir uma resposta clínica adequada. O paciente pode trocar a antibioticoterapia para ciprofloxacino oral. O tratamento pode ser necessário de 6 a 8 semanas.
- Embora o tratamento cirúrgico extenso fosse necessário, seu uso é agora limitado à confirmação diagnóstica ou ao debridamento do tecido de granulação.

REFERÊNCIAS

1. Pfaff JA, Moore GP. Otolaryngology. In: Walls RM, Hockberger RS, Gausche-Hill M, editores. Rosen's Emergency Medicine: Concepts and Clinical Practice. 9th ed. Filadélfia: Elsevier; 2018.
2. Rijk MH, Hullegie S, Schilder AGM, Kortekaas MF, Damoiseaux RAMJ, Verheij TJM, et al. Incidence and management of acute otitis media in adults: a primary care-based cohort study. Fam Pract. 2021;38(4):448-53.
3. Rosenfeld RM, Shin JJ, Schwartz SR, Coggins R, Gagnon L, Hackell JM, et al. Clinical Practice Guidelines: Otitis Media. Otolaryngol Head Neck Surg. 2016;154(1 Suppl):S1-S41.

15

Palpitações: diagnóstico e tratamento

Rodrigo Antonio Brandão Neto

INTRODUÇÃO

- Palpitações são definidas como percepção desagradável de batimentos cardíacos erráticos, rápidos e irregulares do coração.
- Ocorrem em cerca de 16% dos pacientes que apresentam queixa cardiológica ambulatorial.

ETIOLOGIAS

- Em um estudo com 190 pacientes apresentando como queixa principal as palpitações, uma etiologia foi determinada em 84% dos casos, com causa cardíaca encontrada em 43% dos casos, causa psiquiátrica em 31% dos casos e outras causas nos restantes.
- Causas cardíacas de palpitações incluem arritmias cardíacas, doença valvar (por exemplo, prolapso da válvula mitral), síndrome do marca-passo (dissincronia atrioventricular devido a estimulação [ventricular] de câmara única), mixoma atrial e estados cardíacos de alto débito.
- Ritmo sinusal normal correlaciona-se com palpitações sintomáticas em até 30% dos pacientes.
- Palpitações são um achado frequente em diversos transtornos psiquiátricos, incluindo ataques de pânico, transtorno de ansiedade generalizada e somatização.

- Outras causas importantes de palpitações estão relacionadas a efeitos de medicamentos, efeitos de drogas ou outras substâncias, distúrbios endócrinos e anormalidades metabólicas.

DIAGNÓSTICO

Achados clínicos

- Palpitações com duração < 5 minutos e história familiar de distúrbios do pânico reduzem a probabilidade de causa de uma arritmia cardíaca significativamente.
- Palpitações que começam e param abruptamente sugerem o diagnóstico de taquicardias ventriculares ou supraventriculares.
- A interrupção das palpitações com manobras vagais sugere o diagnóstico de taquicardia supraventricular.
- A presença de palpitações associadas com dor torácica é sugestiva de isquemia cardíaca. Se a dor for aliviada ao se inclinar para frente, isso sugere doença pericárdica.
- Pacientes que apresentam as palpitações associadas a tontura, pré-síncope ou síncope provavelmente têm hipotensão, o que pode significar uma arritmia grave com risco de vida.
- Pacientes com palpitações e alto risco de causa cardiovascular apresentam:
  - História familiar de arritmias significativas.
  - História pessoal ou familiar de síncope ou morte súbita revertida.
  - História de infarto do miocárdio.
  - Palpitações que acontecem durante o sono.
  - Doença cardíaca estrutural, como miocardiopatia dilatada ou hipertrófica.
  - Doença valvular (estenótica ou regurgitante).
  - Síndrome do QT longo ao eletrocardiograma (ECG).
  - Bradicardia significativa.
  - Bloqueio atrioventricular de 2º ou 3º grau.
  - Arritmias ventriculares sustentadas.
- Os sintomas de doença não cardíaca devem ser avaliados, pois palpitações podem ser causadas por uma resposta a alterações metabólicas ou condições inflamatórias. Pacientes com perda de peso associada podem ter hipertireoidismo.

- As palpitações podem ser precipitadas por diarreia ou vômitos, o que pode levar a hipovolemia e distúrbios eletrolíticos.
- Uma história familiar de palpitações ou morte súbita sugere etiologia hereditária, como a síndrome do QT longo e a síndrome de Brugada.
- O exame cardiovascular pode encontrar anormalidades que podem aumentar a probabilidade de arritmias específicas. O clique mesossistólico da válvula mitral que acontece em pacientes com prolapso de válvula mitral sugere a hipótese de diagnóstico de uma arritmia supraventricular.
- A presença de miocardiopatia dilatada com um *ictus* globoso e deslocado sugere a hipótese de uma taquicardia ventricular e fibrilação atrial. Em pacientes com fibrilação atrial crônica, exercício físico habitual pode ser indicar momentos em que há resposta ventricular aumentada.
- Devem-se ainda verificar os sinais de hipertireoidismo (por exemplo, tremores, reflexos tendinosos profundos e rápidos, tremores), ou sinais de uso de drogas estimulantes (pupilas dilatadas, perfuração do septo nasal).

Exames complementares

- Um ECG de 12 derivações deve ser feito em todos os pacientes relatando palpitações.
- A presença de bradiarritmias e bloqueio cardíaco pode estar associada a batimentos ventriculares ectópicos, e batimentos de escape podem ser experimentados como palpitações.
- Evidências de um infarto agudo do miocárdio no ECG (por exemplo, ondas Q) aumentam o risco de taquicardia ventricular sustentada ou não sustentada.
- Para pacientes nos quais nenhuma causa para as palpitações é imediatamente aparente após a avaliação inicial, o monitoramento ambulatorial do ritmo cardíaco também é feito para determinar se uma arritmia cardíaca é responsável por seus sintomas.
- Caso uma arritmia seja confirmada pelo ECG, a estabilidade hemodinâmica do paciente é avaliada e a arritmia (e qualquer causa subjacente), tratada conforme apropriado.
- Sensação de pulsações cervicais rápidas e regulares é típica de arritmias supraventriculares reentrantes, particularmente a taquicardia supraventricular com reentrada nodal.

- Os exames laboratoriais são limitados a descartar anemia e hipertireoidismo, além de distúrbios metabólicos específicos, conforme sugerido pela história e exame físico.
- Exames toxicológicos podem ser indicados em pacientes com suspeita de uso de substâncias.
- Para pacientes de alto risco, mais estudos de diagnóstico são necessários, com dispositivo de *loop* implantável pode ser usado para uma avaliação estendida, especialmente se o paciente apresentar síncope.
- Internação com monitorização cardíaca é indicada se suspeita de arritmias malignas e estudos eletrofisiológicos são indicados se identificadas arritmias malignas. Em geram 2 a 4 semanas de monitorização são suficientes para avaliação de pacientes com palpitações.
- Um ecocardiograma deve ser obtido em pacientes cuja história, exame físico ou ECG levantam suspeitas de doença cardíaca estrutural.
- Em pacientes com infarto do miocárdio primário, monitorização contínua ambulatorial representa um passo apropriado para excluir taquicardias ventriculares.
- Um teste de esforço de ECG é apropriado em pacientes com suspeita de doença arterial coronariana com palpitação com esforço físico.

Diagnóstico diferencial

- Ao avaliar um paciente com palpitações no departamento de emergência, deve-se verificar se os sintomas representam:
  - 1. Doença cardiovascular significativa.
  - 2. Manifestação cardíaca de uma doença sistêmica como alterações da tireoide.
  - 3. Arritmia menor e transitória.
  - 4. Sintoma somático benigno amplificado pelo estado psíquico do paciente.
- Pacientes com palpitações que procuram atendimento médico em um departamento de emergência apresentam duas vezes mais chance de uma causa cardíaca (47% *versus* 21%), enquanto causas psiquiátricas são mais comuns em ambientes ambulatoriais (45% *versus* 27%).
- Outras causas cardíacas de palpitações incluem doenças cardíacas valvares, como insuficiência ou estenose aórtica, comunicação interatrial ou comunicação interventricular, miocardiopatia, doenças cardíacas congênitas,

pericardites, displasia arritmogênica do ventrículo direito, miocardiopatia ou mixoma atrial.

- Outras causas de palpitações incluem febre, desidratação, hipoglicemia, anemia, tireoide, mastocitose e feocromocitoma.
- Drogas como cocaína, álcool, cafeína e pseudoefedrina podem causar palpitações.

TRATAMENTO

- Após monitorização ambulatorial, a maioria dos pacientes com palpitações tem apenas batimentos ectópicos atriais ou ventriculares benignos ou taquicardia ventricular não sustentada. Evitar cafeína e tabaco pode ajudar, e muitas vezes apenas orientar e tranquilizar o paciente pode resolver os sintomas.
- Em muito sintomáticos, uma tentativa empírica com betabloqueadores pode ser feita.
- Terapia cognitivo-comportamental que inclua atividade física pode ser feita frequentemente com sucesso.
- Pacientes em quem encontramos uma etiologia específica, como arritmias ventriculares, devem ser tratados de acordo.

REFERÊNCIAS

1. Nadler PL, Gonzales R. Common Symptoms. In: McQuaid K, Papadakis M, Rabow M, McPhee S, editores. Current Diagnosis and Treatment 2022. McGraw-Hill Education; 2021.
2. Weber BE, Kapoor WN. Evaluation and outcomes of patients with palpitations. Am J Med. 1996;100(2):138-48.
3. Zimetbaum P, Josephson ME. Evaluation of patients with palpitations. N Engl J Med. 1998;338(19):1369-73.

16

Prurido: diagnóstico e tratamento

Daniel Abdalla Added Filho

Daniel Costa Guimarães

CITAÇÃO

- No "Inferno", de Dante, os falsários são punidos com "a grande fúria da coceira que não tem cura".

INTRODUÇÃO

- Definição: sensação desagradável na pele, que gera o ímpeto de coçar.
- Importância: tão debilitante quanto a dor crônica. Piora o padrão de sono, gera alterações de humor, como ansiedade e depressão, que perpetuam e exacerbam a coceira.

CLASSIFICAÇÃO

- Agudo (sintomas há menos de 6 semanas):
  - Localizado.
- Crônico (sintomas há mais de 6 semanas):
  - Generalizado.
- Grupo I: com lesões de pele.
- Grupo II: sem lesões.
- Grupo III: com lesões causadas pela coçadura.

- As doenças do grupo I podem eventualmente beneficiar-se de biópsia cutânea, enquanto esta modalidade diagnóstica tende a ter pouca utilidade nos outros dois grupos.
- Causas: dermatológicas, neurológicas, sistêmicas e psicogênicas.
- Principais fatores de risco: idade e, consequentemente, a xerose cutânea característica dos idosos. Acomete cerca de 25% dos idosos; aproximadamente ~70% por xerose (sempre tratar); e aproximadamente ~30% por outras causas; diabete; insuficiência venosa crônica.

CAUSAS DERMATOLÓGICAS PRINCIPAIS

Xerose/asteastose

Diagnóstico

- Pele descamativa, seca, craquelada. Pode adquirir aspecto ictiosiforme (lembrando escama de peixe). Piora com banhos quentes e uso de sabonetes. Geralmente nas pernas, pode inflamar (eczema asteastósico).
- Principal diagnóstico diferencial com dermatofitose, pois ambas descamam e coçam. Dica diferencial: a descamação é difusa, não arciforme (em forma de arco), e sem borda ativa. Na dúvida: proceder ao exame micológico direto.

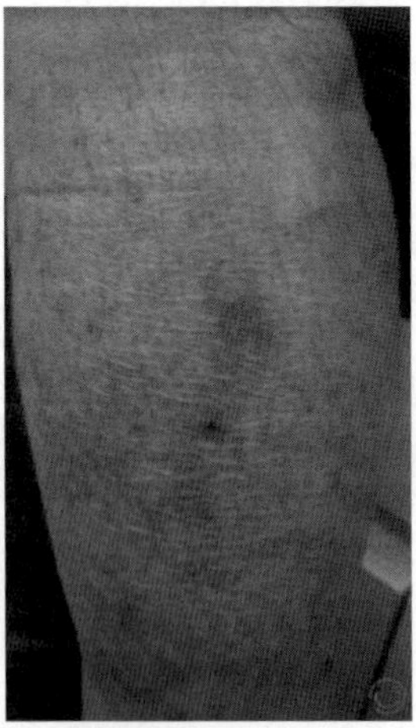

FIGURA 1
Pele xerótica.

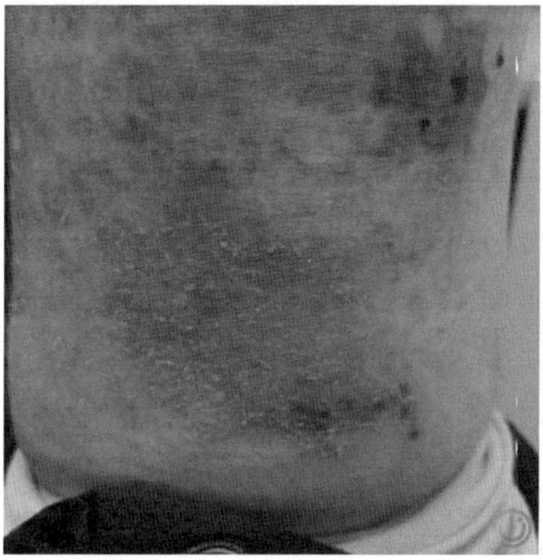

FIGURA 2
Pele xerótica adquirindo áreas de eczema asteatósico.

Tratamento

- Emolientes. Lembrar que o emoliente ideal deve conter componente hidrofílico (água) e hidrofóbico (óleo), razão pela qual os diversos tipos de óleos não possuem propriedades hidratantes potentes.
- Dar preferência aos hidratantes sem cheiro e sem ureia, pois esses componentes podem irritar a pele de algumas pessoas. O mais recomendável é passar após o banho, aproveitando a pele levemente úmida. Caso possível, reaplicar outras vezes ao longo do dia, sempre que necessário. Armazenar o hidratante na geladeira faz que o frio do produto alivie ainda mais o prurido.

Eczemas

Diagnóstico

- A característica dos eczemas é possuir eritema, edema e vesículas ou bolhas na fase aguda, crostas e descamação na fase subaguda e hipercromia e liquenificação na fase crônica (acentuação dos sulcos naturais da pele, o que gera a sensação de aspereza ao toque leve).
- Podem ser causados por contato (dermatite de contato alérgica ao níquel – comum na região periumbilical pelo contato com a fivela do cinto, ou na região púbica pelo contato com o botão das calças – ou por irritante primário), atopia (regiões flexurais, em indivíduos com tendência atópica).

Tratamento

- Iniciar anti-histamínicos por via oral, de preferência sedativos. O uso de hidratantes é fundamental. Usam-se também, corticosteroides tópicos ou tacrolimo tópico. Evitar banhos longos, com água quente e uso de sabonetes que ressecam a pele.
- Alguns pacientes podem ter doença grave a despeito do tratamento tópico otimizado, sendo necessárias terapias sistêmicas e até biológicos, como dupilumabe.
- Posso usar qualquer corticosteroide tópico?
  - Efeitos colaterais frequentes para corticoides de potência elevada associados ou não ao uso indefinido são telangiectasias, atrofia cutânea e discromias.
  - Os inibidores de calcineurina (tacrolimo tópico) possuem baixa potência e são mais caros, mas não possuem tais efeitos colaterais.
  - Alertam-se os pacientes sobre não utilizar corticoide indefinidamente. Evitar na face, genitais ou em áreas flexurais os corticoides de alta e média potência. A oclusão com curativo aumenta a potência do corticoide.
- Classe 1: alta potência (600x hidrocortisona):
  - Propionato de clobetasol 0,1%.
- Classe 2: média potência (150-100x):
  - Valerato de betametasona, mometasona.
- Classe 3: média-baixa potência (2-25x):
  - Fluocinolona, clobetasona, triancinolona.
- Classe 4: leve:
  - Hidrocortisona 0,5%-2,5%.

Urticária

Diagnóstico

- Contém placas eritematoedematosas, fugazes, extremamente pruriginosas. Pode ser aguda ou crônica e ter diversas causas.
- Sempre descartar anafilaxia dentre as apresentações agudas.

Tratamento

- Tratamento inicial: anti-histamínicos em doses altas.
- Educação sobre evitar o contato.
- Manter a pele hidratada.

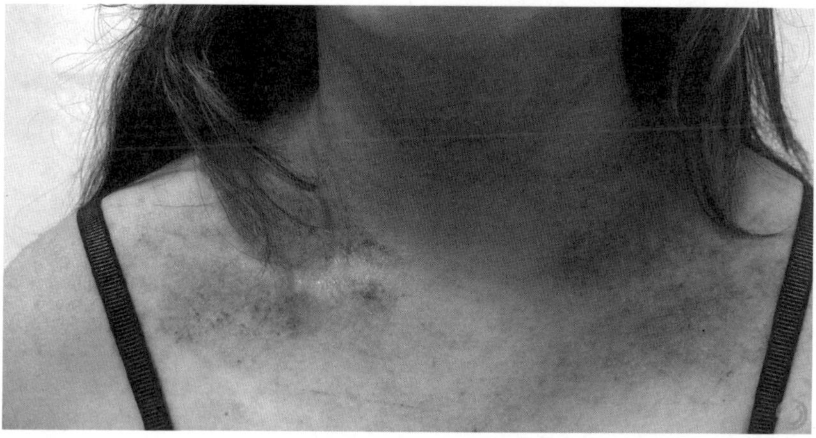

FIGURA 3
Dermatite atópica (notar a liquenificação e hipercromia simétricas em áreas flexurais).

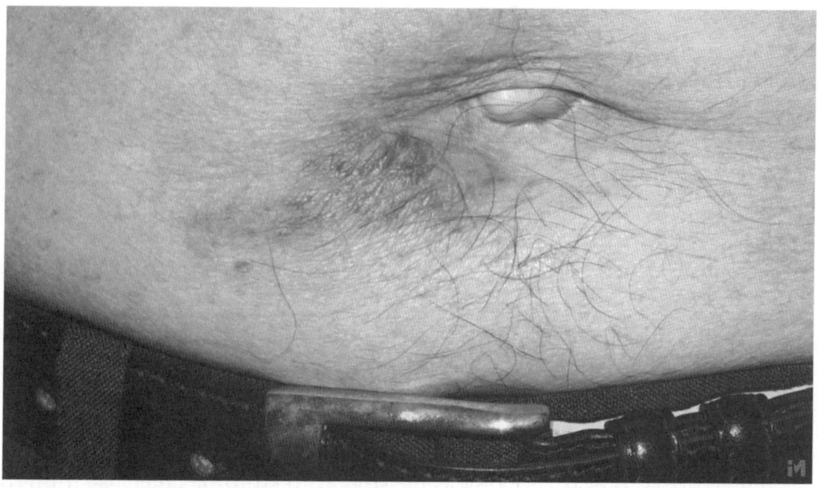

FIGURA 4
Dermatite de contato alérgica a cinto de níquel.

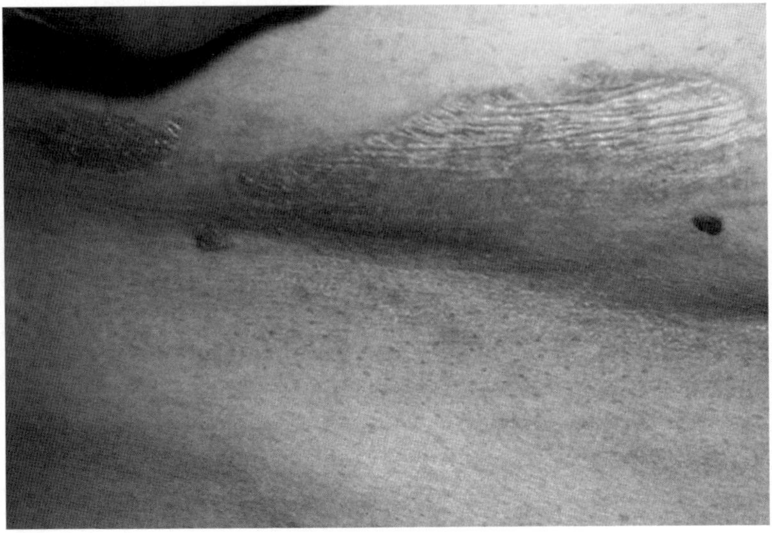

FIGURA 5
Consequências do uso crônico de corticoide.

Infecções e infestações

Escabiose

- Causa frequente de prurido em adultos.
- Fatores de risco:
  - Contato com crianças. Escabiose de animal não acomete adultos.
- Descrição:
  - Pápulas perláceas, seropápulas (pápula encimada por uma vesícula) e túnel (lesão patognomônica). Lesões intertriginosas, periumbilicais, perigenitais, periungueais.
- Diagnóstico:
  - Dica: prurido noturno, outras pessoas com sintomas na casa, topografia das lesões.
  - Confirmatório: por meio de raspado da lesão com pesquisa de Sarcoptes.
- Tratamento:
  - No adulto, envolve permetrina a 5%, duas aplicações espaçadas por uma a duas semanas. Aplicar do pescoço até as solas dos pés. Normalmente é aplicado durante a noite e removido com banho cerca de 8 a 14 horas após.

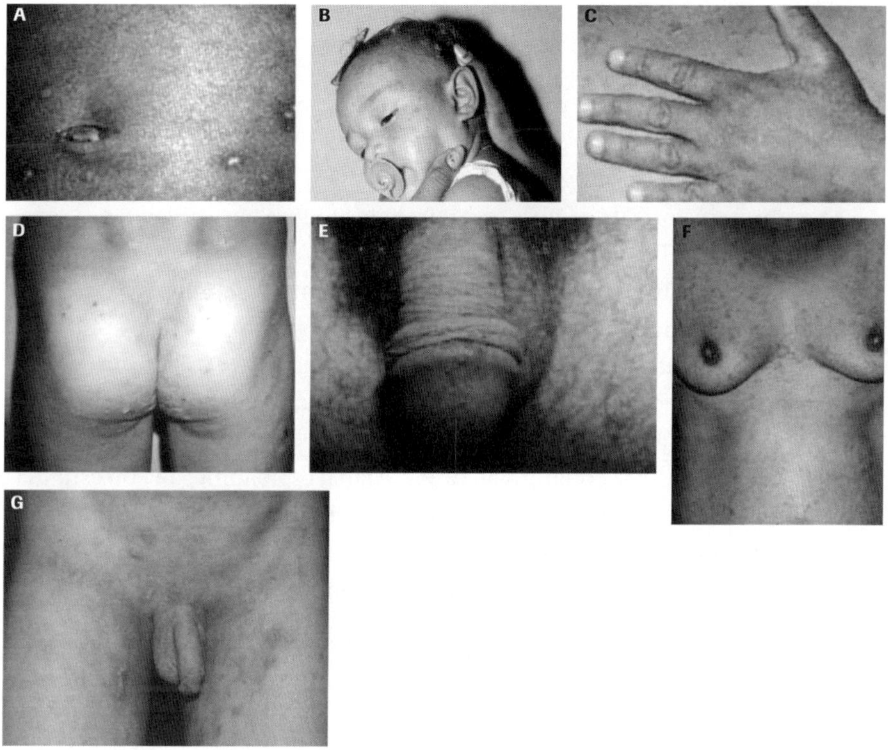

FIGURA 6
Escabiose.

  - Segunda linha: ivermectina 200 mcg/kg dose única, seguida de nova dose entre 1 e 2 semanas – entre 12 e 18 mg, em média (2 ou 3 comprimidos de 6 mg).
- Lembrar de convocar e tratar contactantes e realizar lavagem com fervura de roupas de cama, toalhas e objetos compartilhados.

Pediculose

- Sempre suspeitar diante de prurido na nuca e no couro cabeludo.
- Tratamento com permetrina, loção a 1%.

CAUSAS SISTÊMICAS

- Pensar na possibilidade quando a queixa é de prurido generalizado, sem lesões primárias, após exclusão da xerose.
- Como avaliar o prurido generalizado sem lesão?
- Anamnese: história de distúrbios da tireoide, doença hepática, doença renal, infecção pelo HIV ou malignidade.
- Presença de sintomas constitucionais (por exemplo, febre, perda de peso, sudorese noturna).
- Histórico de medicação, viagens, transtorno psiquiátrico e uso de substâncias, prurido em outros membros do agregado familiar (sugere sarna sem lesões cutâneas identificáveis).
- Exame físico: palidez conjuntival, tireomegalia, esplenomegalia ou estigmas de doença hepática devem ser procurados. Os linfonodos devem ser palpados buscando sinais de linfadenopatia.
- Após anamnese e exame físico cuidadosos, pode ser importante:
  - Hemograma completo com diferencial para avaliar evidências de malignidade.
  - Bilirrubina sérica, transaminases e fosfatase alcalina para avaliar evidências de doença hepática.
  - TSH para avaliar evidências de um distúrbio da tireoide.
  - Ureia e creatinina séricas para avaliar a doença renal.
  - Radiografia de tórax para avaliar evidências de adenopatia não palpáveis.
  - Protoparasitológico de fezes, sorologias para HIV e hepatites B e C.
  - Hemoglobina glicada (HbA1c).
  - Biópsia – raramente ajuda.

Situações específicas

Prurido da doença renal crônica

- Generalizado, frequentemente mais importante nas costas. Causa não identificada.
- Agravantes: diálise ineficaz, hiperparatireoidismo, produto cálcio – fósforo elevado, xerose, elevação de magnésio e alumínio.
- Tratamento:
  - Modificações na diálise.
  - Hidratantes: glicerol 15% + parafina 10% em emulsão com óleo e água.

- Anti-histamínicos por 1 semana.
- Gabapentina 100 mg após cada sessão de diálise (máximo 300 mg).
- Sertralina 50 mg (4 semanas para avaliar efeito).
- Montelucaste (10 mg/dia).
- Fototerapia UVB.
- Nalbufina (240 mg/dia).

Prurido generalizado na doença hepática

- Generalizado, mas pior nas regiões acrais – palmas e plantas.
- Geralmente pior em causas colestáticas.

TABELA 1 Frequência e tratamento.

Condição clínica	Frequência de ocorrência do prurido	Tratamento
Colestase da gravidez	100%	Ursacol 15 a 20 mg/kg/dia em doses divididas (grau 2B)
Cirrose biliar primária	80%	Ursacol + colestiramina (grau 1A)
Colangite esclerosante primária	20% a 40%	
Obstrução maligna de via biliar	45%	
Hepatite viral	20%	
Cirrose	7%	

Observação: grau 1A de evidência científica – revisão sistemática de estudos controlados; grau 2B – estudos de coorte ou randomizados de menor qualidade.

Prurido e doenças malignas

- Pode ser o sintoma inicial das malignidades hematológicas, antecedendo-se em anos. Mais comum nos linfomas (Hodgkin e não Hodgkin).
- O prurido aquagênico (induzido ao entrar em contato com água) sugere policitemia vera.
- Num estudo de coorte de 8.733 pacientes com prurido crônico e 31.530 pacientes sem prurido crônico, em 5 anos houve aumento do risco de malignidade hematológica (risco relativo 2,02, IC 95% 1,48-2,75) e colangiocarcinoma (risco relativo 3,73, IC 95% 1,55-8,97), mas não para outros tipos de câncer.

Prurido relacionado ao HIV

- Deve-se sempre pesquisar, com a anuência do paciente.

Prurido relacionado ao uso de opioides e cocaína

- Informação a ser obtida na anamnese.
- O prurido relacionado a morfina pode ter ligação com a ativação de mastócitos e pode ocorrer com administração tanto sistêmica quanto no neuroeixo, sendo essa última um fator de risco.

CAUSAS PSICOGÊNICAS

Líquen simples crônico

- Área de liquenificação e hipercromia causada exclusivamente pelo ato da coçadura.
- Tratamento: difícil. Muitas vezes com corticoides tópicos de alta potência ocluídos por semanas. Oclusão do local mesmo sem qualquer produto durante o dia pode diminuir o ato de coçar e melhorar a lesão. Orientar o paciente sobre a natureza da lesão, o que nem sempre é aceito com facilidade.

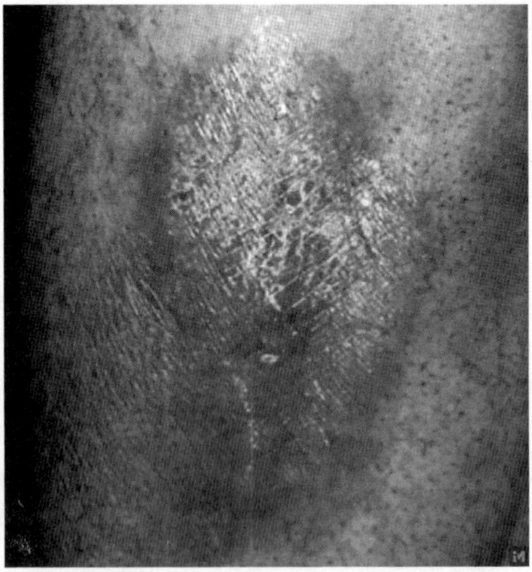

FIGURA 7
Líquen simples crônico.

Prurido nodular

- Lesões elevadas, nodulares, liquenificadas, frequentemente com áreas de crosta central, como consequência do trauma da coçadura. Pode acontecer no corpo todo, poupando áreas que a mão não alcança.
- O tratamento é semelhante ao do líquen simples crônico.

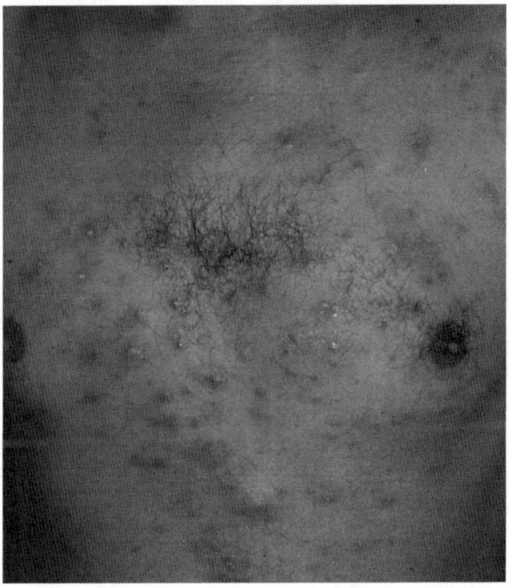

FIGURA 8
Prurido nodular.

CAUSAS NEUROLÓGICAS

Notalgia parestésica

- Quando a compressão de um nervo na região do dorso gera a sensação de prurido. Portanto, veem-se lesões exclusivas de coçadura nas áreas que a mão alcança.
- Pode-se tentar terapias tópicas, como capsaicina; ou sistêmicas, como gabapentina.

REFERÊNCIAS

1. Bolognia JL, Jorizzo JL, Schaffer JV, editores. Dermatologia. 3rd ed. Elsevier; 2015. vol. 2.
2. Butala S, Paller AS. Optimizing topical management of atopic dermatitis. Ann Allergy Asthma Immunol. 2022;128(5):488-504.
3. Butler DC, Berger T, Elmariah S, Kim B, Chisolm S, Kwatra SG, et al. Chronic Pruritus: A Review. JAMA. 2024;331(24):2114-24.
4. DermNet NZ. dermnetnz.org
5. Loosemore MP, Bordeaux JS, Bernhard JD. Gabapentin treatment for notalgia paresthetica, a common isolated peripheral sensory neuropathy. J Eur Acad Dermatol Venereol. 2007;21(10):1440-1.
6. Metz M, Krause K, Maurer M, Magerl M. Treatment of notalgia paraesthetica with an 8% capsaicin patch. Br J Dermatol. 2011;165(6):1359-61.
7. Nguyen E, Lim G, Ding H, Hachisuka J, Ko MC, Ross SE. Morphine acts on spinal dynorphin neurons to cause itch through disinhibition. Sci Transl Med. 2021;13(579):eabc3774.
8. Sampaio SAP, Rivitti EA, editores. Dermatologia. 3rd ed. Artes Médicas; 2008.
9. Sawangjit R, Dilokthornsakul P, Lloyd-Lavery A, Lai NM, Dellavalle R, Chaiyakunapruk N. Systemic treatments for eczema: a network meta-analysis. Cochrane Database Syst Rev. 2020;9(9):CD013206.
10. Ständer S, Weisshaar E, Mettang T, Szepietowski JC, Carstens E, Ikoma A, et al. Clinical classification of itch: a position paper of the International Forum for the Study of Itch. Acta Derm Venereol. 2007;87(4):291-4.
11. White-Chu EF, Reddy M. Dry skin in the elderly: complexities of a common problem. Clin Dermatol. 2011;29(1):37-42.
12. Williams C, Wilkinson SM, McShane P, Lewis J, Pennington D, Pierce S, et al. A double-blind, randomized study to assess the effectiveness of different moisturizers in preventing dermatitis induced by hand washing to simulate healthcare use. Br J Dermatol. 2010;162(5):1088-92.

17

Síndrome de ovários micropolicísticos (SOMP): diagnóstico e tratamento

Marcelo Borges Cavalcante

Rodrigo Antonio Brandão Neto

INTRODUÇÃO

- A síndrome dos ovários micropolicísticos (SOMP) é uma das condições mais comuns entre as disfunções endócrinas que afetam mulheres em idade reprodutiva, com prevalência variando de 5% a 10%, dependendo da população estudada e do critério diagnóstico empregado. Estima-se que até 70% das mulheres com SOMP permaneçam sem diagnóstico, e que este geralmente seja estabelecido apenas após a consulta com 3 médicos diferentes.
- As principais características clínicas dessa síndrome são a presença de hiperandrogenismo (HA) – com diferentes graus de manifestação – e a irregularidade menstrual, em decorrência da anovulação crônica.
- A SOMP apresenta impactos negativos em curto, médio e longo prazos na saúde da mulher. Pacientes com SOMP podem apresentar distúrbios psicológicos (ansiedade, depressão), ginecológico-obstétricos (irregularidade menstrual, hirsutismo, infertilidade e complicações na gravidez), alterações metabólicas (resistência insulínica, síndrome metabólica, pré-diabete, diabete tipo 2 e risco cardiovascular elevado), ovários policísticos e risco aumentado para câncer de endométrio. Cerca de 50-60% das mulheres com SOMP têm sobrepeso ou obesidade.

DIAGNÓSTICO

- O diagnóstico deve ser suspeitado em qualquer mulher em idade reprodutiva que apresente irregularidade menstrual e sinais de hiperandrogenismo (acne, hirsutismo e calvície de padrão androgênico), principalmente quando associados com sobrepeso ou obesidade.
- O diagnóstico da síndrome dos ovários micropolicísticos (SOMP) deve ser baseado em critérios clínicos, laboratoriais e ultrassonográficos.
- Existem diferentes propostas para padronizar o diagnóstico de SOMP. Atualmente, o protocolo de diagnóstico mais utilizado é o apresentado pelo Consenso de Rotterdam, publicado em conjunto pelas Sociedades Americana de Medicina Reprodutiva (ASRM) e Sociedade Europeia de Reprodução Humana e Embriologia (ESHRE) – Quadro 1.

QUADRO 1 Critérios para diagnósticos de síndrome dos ovários micropolicísticos.

Protocolo	Critério	Condição
NIH (1990)	HA clínico e/ou laboratorial Oligoamenorreia Critérios ultrassonográficos	HA e oligoamenorreia obrigatórios, critérios ultrassonográficos opcionais
AE-PCOS Society (2009)	HA clínico e/ou laboratorial Oligoamenorreia Critérios ultrassonográficos	Obrigatório HA associado a mais um dos dois critérios, nenhum obrigatório
Rotterdam (2003; 2012)	HA clínico e/ou laboratorial Oligoamenorreia Critérios ultrassonográficos	Presença de pelo menos dois dos três critérios, nenhum obrigatório

AE-PCOS: Androgen Excess and Polycystic Ovary Syndrome Society; HA: hiperandrogenismo; NIH: National Institutes of Health.
Fonte: Febrasgo, 2018.

- Com base nos critérios de Rotterdam, para confirmação do diagnóstico de SOMP é necessária a presença de ao menos dois dos três critérios diagnósticos: oligoamenorreia, HA clínico e/ou laboratorial e morfologia ultrassonográfica de micropolicistos ovariano. Portanto, há possibilidade de quatro combinações de diagnóstico, definindo quatro fenótipos diferentes: A, B, C e D (Quadro 2).

QUADRO 2 Classificação dos principais fenótipos da síndrome dos ovários micropolicísticos.

Fenótipo	A	B	C	D
Oligoamenorreia ou amenorreia	+	+	–	+
Hiperandrogenismo (clínico ou laboratorial)	+	+	+	–
Ovários policísticos na ultrassonografia	+	–	+	+

CRITÉRIOS DE DIAGNÓSTICO

Avaliação clínica

- O quadro clínico da mulher com síndrome dos ovários micropolicísticos (SOMP) é caracterizado por irregularidade menstrual e sinais de HA. O histórico menstrual de oligoamenorreia será caracterizado como a ausência de menstruação por 90 dias ou mais, ou a ocorrência de menos de 9 ciclos menstruais em um ano.
- A irregularidade menstrual da paciente com SOMP é decorrente de ciclos anovulatórios.
- Uma minoria de pacientes pode apresentar uma variante da síndrome caracterizada pela presença de ovulação. Nesta variante, cuja história natural não se sabe ao certo, observam-se anormalidades androgênicas e distúrbios metabólicos menos intensos.
- As manifestações clínicas do HA encontradas em pacientes com SOMP incluem o hirsutismo, a acne e a alopecia androgênica.
  - Embora a acne possa estar presente em aproximadamente 20% das pacientes, não está clara a prevalência de HA em pacientes com acne isolada.
  - A alopecia androgênica pode ser encontrada em até 5% das pacientes, sendo citada como uma manifestação de excesso androgênico. Porém o Consenso de Rotterdam salienta que, na ausência do distúrbio menstrual, a alopecia androgênica é um marcador pobre para HA.
- A avaliação clínica do HA é subjetiva, mas pode ser realizada pelo índice de Ferriman-Galleway (escala de 0 a 4 para quantificação de pelos em áreas androgênicas). O escore é definido pela soma da pontuação (de 0 a 4 pontos, em cada região avaliada), de nove áreas do corpo (região supralabial, mento, mamas, abdome, genitália externa, braços, dorso, região lombar e porção

interna das coxas). O ponto de corte para definir hirsutismo é 8 – apenas 5% das mulheres pré-menopáusicas apresenta escore superior a este valor.

Avaliação laboratorial

- A dosagem dos androgênios auxilia na confirmação do diagnóstico da síndrome dos ovários micropolicísticos (SOMP), apresentando alteração em cerca de 60 a 80% dos casos.
- A testosterona livre é a principal dosagem hormonal que auxilia no diagnóstico da SOMP, já a dosagem isolada da testosterona total contribui pouco para o diagnóstico.
- Concentração aumentada de sulfato de deidroepiandrosterona (DHEAS) pode ser encontrada em 25% dos casos, sendo o único andrógeno alterado em 10% das pacientes.
- A dosagem de androstenediona é discutível, mas ela pode aumentar o número de pacientes diagnosticadas como HA em até 10%.
- A dosagem da deidroepiandrosterona (DHEA) tem um valor diagnóstico limitado, de forma que sua determinação não é recomendada na avaliação rotineira em pacientes com síndromes hiperandrogênicas.
- Durante muito tempo, a relação LH/FSH foi utilizada como critério diagnóstico da SOMP. Não é mais recomendada porque a dosagem dessas gonadotrofinas sofre variações dependendo dos métodos laboratoriais utilizados, do índice de massa corporal da paciente e dia do ciclo em que é realizado, além de não estar comprovada sua relação na etiopatogenia da SOMP. Porém a dosagem do FSH é importante para a exclusão de falência ovariana prematura, nos casos de anovulação. Estudos demonstram boa correlação entre o número de folículos antrais e os níveis de hormônio antimülleriano (HAM). No entanto, a dosagem desse hormônio ainda não faz parte dos protocolos de diagnóstico de SOMP.
- A síndrome metabólica (SM) pode ocorrer em até 43% das pacientes com SOMP. O conceito de SM engloba um estado de anormalidades clínicas e laboratoriais associado ao risco maior de desenvolvimento de doenças cardiovasculares. A SM ocorre em mulheres quando estão presentes 3 dos 5 critérios a seguir:
  - Obesidade central (circunferência da cintura > 88 cm).
  - Pressão arterial sistêmica > 135/85 mmHg ou uso de anti-hipertensivos.
  - Glicemia alterada (glicemia > 110 mg/dL) ou diagnóstico de diabete.

- Triglicerídeos > 150 mg/dL.
- HDL < 50 mg/dL.

- Cerca de 40% das mulheres com SOMP apresentam resistência à insulina, e 10% apresentam diabete tipo 2. Portanto, a avaliação laboratorial para SM (resistência insulínica e para o perfil lipídico) está indicada nas pacientes com SOMP.
- Diante de um quadro de clínico de HA acompanhado por pelo menos um outro critério de Rotterdam (oligoamenorreia ou ovários policístico na ecografia), para a confirmação da SOMP é necessária a exclusão de outras causas de HA. As doenças que cursam com HA e mais prevalentes entre as mulheres são: tumores produtores de androgênios (origem ovariana ou adrenal), hiperprolactinemia, disfunções tireoidianas e hiperplasia adrenal congênita, mais especificamente a forma não clássica (a forma clássica se manifesta com a presença de genitália ambígua, geralmente diagnosticada antes da puberdade). O Quadro 3 apresenta diagnósticos diferenciais de HA.

QUADRO 3 Diagnósticos diferenciais dos quadros de hiperandrogenismo.

Diagnósticos diferenciais	Propedêutica complementar
Tumor ovariano produtor de androgênio	Testosterona total ou livre
Tumor adrenal produtor de androgênio	DHEA-S
Hiperprolactinemia	Prolactina sérica em repouso
Disfunções tireoidianas	TSH, T4 livre
HAC	17OHP

HAC: hiperplasia adrenal congênita; DHEA-S: sulfato de deidroepiandrosterona; 17OPH: 17-alfa-hidroxiprogesterona.
Fonte: Febrasgo, 2018.

Avaliação ultrassonográfica

- A ultrassonografia transvaginal (USTV) é utilizada no diagnóstico de síndrome dos ovários micropolicísticos. Os critérios ultrassonográficos recomendados são: presença de 12 ou mais folículos com diâmetro médio de 2 a 9 mm e/ou volume ovariano total ≥ 10 cm^3 (exceto se houver cisto funcional, repetir o exame no ciclo seguinte), em um ou ambos os ovários.
- Alguns autores sugerem que o número de folículos seja elevado para mais de 20 folículos com diâmetro médio de 2 a 9 mm, se avaliado por USTV 3D. A USTV possibilita o estudo morfológico dos ovários, identificando tumores

ovarianos e ovários policísticos. Sempre deve ser solicitada quando houver irregularidade menstrual ou HA. A ultrassonografia abdominal é útil no diagnóstico de tumores suprarrenais, mas pode ser necessária a realização de tomografia computadorizada ou ressonância magnética.

- Uma revisão sistemática de 2014 sugeriu como critério ≥ 25 folículos por ovário, mas apenas quando o médico utiliza transdutor com frequência ≥ 8 MHz.
- Em 2018, um grupo internacional de medicina baseada em evidências recomendou um limite de ≥ 20 folículos em cada ovário.
- O volume ovariano e o número de folículos diminuem com a idade em mulheres com ou sem SOMP, e critérios baseados na idade para definir ovários policísticos já foram propostos.

TRATAMENTO

- O tratamento da síndrome dos ovários micropolicísticos tem como objetivo melhorar a qualidade de vida da paciente, regularizar os ciclos menstruais, melhorar o quadro de HA e controlar as alterações relacionadas à SM. Nas mulheres que desejam engravidar, o tratamento visa a estabelecer ciclos ovulatórios (Quadro 4).

QUADRO 4 Tratamento da síndrome dos ovários micropolicísticos.

Condição	Conduta
Estilo de vida	Dieta, perda de peso e atividade física
Irregularidade menstrual	COC (EE/ACP, EE/drospirenona)
Hirsutismo	COC (EE/ACP, EE/drospirenona) Espironolactona, flutamida, finasterida
Resistência insulínica	Metformina
Anovulação/infertilidade	Citrato de clomifeno, letrozol, FSH exógeno

COC: contraceptivos orais combinados; EE: etinilestradiol; ACP: acetato de ciproterona.

Modificações do estilo de vida

- As modificações no estilo de vida são recomendadas a todas as pacientes com síndrome dos ovários micropolicísticos (SOMP). Adequações na alimentação e prática regular de atividade física devem fazer parte de qualquer proposta terapêutica.

- Outras orientações gerais devem ser passadas, como evitar o fumo e o consumo excessivo de álcool.
- Pacientes com sobrepeso ou obesidade devem ser orientadas a perder peso. A perda de apenas 2-7% do peso melhora praticamente todos os parâmetros da SOMP, reduzindo os níveis de andrógenos e melhorando a função ovariana.

Tratamento hormonal e do hirsutismo

- A irregularidade menstrual na síndrome dos ovários micropolicísticos (SOMP) é decorrente de ciclos anovulatórios. Em mulheres que não desejam engravidar, o tratamento recomendado é o uso de contraceptivos orais combinados (COC). Os COC são majoritariamente compostos por etinilestradiol associado a uma progesterona. O componente progestagênio regulariza o fluxo menstrual, por suplementar a ausência da progesterona na paciente com SOMP.
- Além de contribuir para regularizar o fluxo menstrual, os COC atuam com um efeito antiandrogênico, melhorando o quadro de hirsutismo. O mecanismo de ação desses medicamentos se dá por:
  - Bloqueio do eixo hipotálamo-hipófise-ovariano, com redução das gonadotrofinas em especial com redução do LH e menor produção de androgênios.
  - Aumento de SHBG em decorrência da ação do estrogênio oral sobre o fígado.
  - Bloqueio do receptor androgênico (acetato de ciproterona, drospirenona, dienogeste) ou inibição da enzima 5-allfa-redutase (acetato de ciproterona, drospirenona, dienogeste, clormadinona e progestagênios de terceira geração como desogestrel, gestodeno, norgestimato)
  - Provável interação dos COC na síntese adrenal, reduzindo a produção de androgênios.
  - A metformina pode restaurar os ciclos menstruais em 30% a 50% das mulheres e pode ser considerada uma terapia de segunda linha.
  - Considerando a ação antiandrogênica, os COC mais utilizados no tratamento da SOMP apresentam drospirenona ou acetato de ciproterona em sua formulação. COC com etinilestradiol/drospirenona e etiniles-

tradiol/acetato de ciproterona apresentam eficácia similar na redução do hirsutismo.

- Outras drogas com ação antiandrogênica podem ser prescritas em associação aos COC:
  - A espironolactona (antagonista da aldosterona) tem ação dose-dependente, bloqueando a ligação da 5-alfa-dihidrotestosterona aos receptores androgênicos da pele, elevando a SHBG, diminuindo a atividade da 5-alfa-redutase e a produção de andrógenos. É efetiva no tratamento do hirsutismo e acredita-se que também possa melhorar a acne e a alopecia. O esquema terapêutico para hirsutismo é 25 a 100 mg, 2 x/dia; para acne 100 mg, 1 x/dia.
  - A flutamida (potente antiandrógeno) não esteroidal, bloqueia a ação dos andrógenos pela inibição competitiva dos receptores, além de reduzir a síntese de andrógenos ou aumentar sua inativação. A dose preconizada é 250 a 750 mg/dia, mas doses menores (62,5 a 250 mg/dia) também parecem ser efetivas. É muito eficaz no tratamento de hirsutismo, acne e alopecia, mas possui alto custo e risco de hepatotoxicidade.
  - A finasterida (inibidor da 5-alfa-redutase) bloqueia a conversão da testosterona em DHT. Apresenta efeito no tratamento do hirsutismo, assim como da alopecia androgenética em mulheres, com poucos efeitos colaterais. No entanto, parece não ser efetiva no tratamento da acne. A dose utilizada é de 1 mg/dia, embora segurança com doses maiores tenha sido descrita.

Resistência insulínica

- Além das medidas de mudanças no estilo de vida (adequação da dieta, perda de peso e atividade física), o uso de drogas sensibilizadoras de insulina tem sido recomendado para tratamento de pacientes com síndrome dos ovários micropolicísticos e alterações metabólicas. A dose inicial é de 500 mg no jantar, sendo elevada semanalmente, até dose máxima de 2.000 mg/dia, em duas tomadas.
- Pacientes devem ser orientadas quanto aos efeitos colaterais, dose dependente, como náuseas e diarreia.

- A ocorrência de acidose lática é rara. Estudos recentes também avaliam o uso de outras drogas como a pioglitazona e rosiglitazona, mas ainda faltam mais dados relacionados à segurança.

Anovulação crônica - Infertilidade

- As orientações para mudança no estilo de vida podem ser suficientes para reestabelecimento de ciclos menstruais ovulatórios e, consequentemente, a obtenção de uma gravidez espontânea em pacientes com síndrome dos ovários micropolicísticos (SOMP) que desejam engravidar.
- Em casos de persistência de anovulação crônica, está indicado o uso de drogas indutoras de ovulação. As drogas indutoras de ovulação elevam o FSH sérico para estimular o desenvolvimento folicular. Isso pode ser conseguido com o uso de drogas antiestrogênicas, inibidores da aromatase ou FSH exógeno.
- Pacientes que utilizam drogas indutoras de ovulação devem realizar USTV seriada para controle de ovulação, para acompanhar a resposta e avaliar o risco de hiperestímulo ovariano.
- Os indutores orais de ovulação são considerados a primeira linha de tratamento. O citrato de clomifeno (antagonista do receptor de estrogênio) é a droga indutora de ovulação mais utilizada em pacientes com SOMP. O uso da medicação é iniciado na fase folicular precoce (entre o 2º e o 5º dia do ciclo menstrual), com uma dose que pode variar de 50 a 150 mg/dia, e duração de 5 dias. A ação antiestrogênica do citrato de clomifeno pode deixar um endométrio fino em algumas pacientes, sendo um efeito colateral desfavorável para o sucesso da gravidez.
- Outra droga indutora de ovulação por via oral é o letrozol. Sua ação ocorre por inibição da aromatase, reduzindo os níveis estrogênicos e apresentando um *feedback* hipofisário positivo, com elevação dos níveis de FSH. Apesar de sua indicação *off-label*, os resultados são bastante animadores. O uso da medicação é também iniciado na fase folicular precoce (entre o 2º e o 5º dia do ciclo menstrual), com uma dose que pode variar de 2,5 a 7,5 mg/dia e duração de 5 dias. O letrozol tem se mostrado superior ao citrato de clomifeno e à metformina, sendo considerado o tratamento de escolha por muitos autores.
- O uso de FSH exógeno injetável é uma alternativa para indução de ovulação nos casos não responsivos aos indutores orais. Apresentam um risco elevado de hiperestimulação ovariana.

PRESCRIÇÃO NA PRÁTICA

Exemplo de prescrição (cada caso deve ser avaliado individualmente e a decisão deve ser tomada pelo médico responsável pelo caso).

- Paciente com síndrome dos ovários micropolicísticos (SOMP) (irregularidade menstrual e resistência insulínica) que não deseja engravidar:
  - Contraceptivos orais combinados:
    - Opção 1: etinilestradiol + acetato de ciproterona (0,035 mg e 2 mg, respectivamente), 1 comprimido/dia por 21 dias, com intervalo de 7 dias entre as cartelas.
    - Opção 2: drospirenona (3 mg) e etinilestradiol (0,03 mg), 1 comprimido/dia por 21 dias, com intervalo de 7 dias entre as cartelas.
  - Cloridrato de metformina (850 mg), 1 comprimido 2 x/dia (manhã e noite), uso contínuo.
- Paciente com SOMP (anovulação crônica e resistência insulínica) que deseja engravidar:
  - Indutor de ovulação:
    - Opção 1: citrato de clomifeno (50 mg), tomar 2 comprimidos/dia por 5 dias, iniciando no 2º do ciclo menstrual.
    - Opção 2: letrozol (2,5 mg), tomar 2 comprimidos/dia por 5 dias, iniciando no 2º do ciclo menstrual.
  - Cloridrato de metformina (850 mg), 1 comprimido 2 x/dia (manhã e noite), uso contínuo.

REFERÊNCIAS

1. Federação Brasileira das Associações de Ginecologia e Obstetrícia (FEBRASGO). Síndrome dos Ovários Policísticos. 2018.
2. International evidence based guideline for the assessment and management of polycystic ovary syndrome. Monash University: Melbourne; 2018.
3. Sociedade Brasileira de Reprodução Humana (SBRH). Medicina reprodutiva. 2019.
4. Sociedade Brasileira de Reprodução Humana (SBRH). Tratado de reprodução assistida. 2014.
5. Teede HJ, Tay CT, Laven JJE, Drokas A, Moran LJ, Piltonen TT, et al. Recommendations from the 2023 international evidence-based guideline for the assessment and management of polycystic ovary syndrome. Eur J Endocrinol. 2023;189:G43.

18

Síndrome do intestino irritável: diagnóstico e tratamento

Adriano Meyer-Pflug

INTRODUÇÃO

- A síndrome do intestino irritável (SII) possui prevalência de 21% na América do Sul. É uma doença crônica, que altera a qualidade de vida, cuja intensidade dos sintomas varia ao longo do tempo – e apenas 1/3 dos pacientes apresenta melhora significativa do quadro.
- Muitas doenças estão associadas à SII, como fibromialgia, dispepsia, depressão e ansiedade, provavelmente por compartilhar a patogênese.
- Os pacientes podem valorizar seus sintomas, devido a experiências negativas de doenças graves na família ou mesmo para chamar a atenção dos familiares. Os pacientes com menor suporte social e maior tensão emocional são os que mais procuram atendimento médico.
- As pressões sociais e os médicos que solicitam exames desnecessários, prescrevendo remédios com pouca eficiência, não acolhendo os pacientes, só pioram o quadro crônico dessas pessoas.

DIAGNÓSTICO

- O diagnóstico é clínico e dispensa exames subsidiários, sendo baseado na presença de dor abdominal recorrente, pelo menos três vezes por mês, nos 3 últimos meses, associado a dois de três sintomas:
  - Melhora com a evacuação.

  - Alteração da frequência da evacuação.
  - Alteração da consistência das fezes. Ela pode se manifestar com espectro de constipação, diarreia ou misto.
- A distensão abdominal - mesmo que seja apenas a sensação –, flatulência, mudança do padrão de dor abdominal e piora com alguns alimentos específicos são características comuns.
- Solicitar hemograma para descartar anemia.
- Em pacientes com diarreia, a dosagem de antitransglutaminase IgA sérica (diagnóstico diferencial com doença celíaca), proteína C reativa sérica e pesquisa de calprotectina nas fezes (para diagnóstico diferencial com doença inflamatória intestinal) são válidas se houver suspeita clínica.
- A pesquisa de intolerância a lactose, seja tradicional ou por meio de teste molecular, é recomendado como rotina.

Indicação de colonoscopia

- O diagnóstico diferencial com neoplasia é pertinente, devendo ser realizada colonoscopia nas seguintes situações:
  - Acima de 50 anos.
  - Piora progressiva dos sintomas.
  - Perda de peso não intencional.
  - História familiar de neoplasia.
  - Sangramento intestinal.
  - Anemia ferropriva.

TRATAMENTO

Relação médico-paciente

- Construção de relação médico-paciente por meio de 12 passos:

1. Aumentar a satisfação do paciente e seu engajamento. Contato visual constante, tom acolhedor da voz, fazer aceno positivo com a cabeça, possibilitar a interação.
2. Anamnese não estereotipada, centrada no paciente. Ouvir atentamente, fazer as perguntas em gancho com o discurso do paciente.

3. Determinar o motivo imediato da visita. Tentar identificar fatores de exacerbação, como novos medicamentos ou alteração da dieta, perda familiar, revés financeiro, exacerbação de quadro ansioso, prejuízo das atividades sociais, abuso de medicamentos como laxativos.
4. Exame físico para aprofundar a relação médico-paciente.
5. Certificar-se do entendimento do paciente sobre sua doença, assim como suas principais preocupações.
6. Explicar a patogênese da doença em uma linguagem coerente com a realidade do paciente.
7. Responder realisticamente com as expectativas do paciente por melhora.
8. Prover a ligação entre estressores e piora dos sintomas. Não só tentar relacionar, por exemplo, o abuso de álcool ou a cobrança pelo cumprimento de metas no trabalho com a piora dos sintomas, mas como a piora dos sintomas pode prejudicar seu desempenho, tal qual uma "bola de neve".
9. Definir limites. Por exemplo, o abuso de narcóticos pode levar a piora do quadro.
10. Envolver o paciente no paciente, dando o maior número de opções possíveis.
11. Atentar-se para as queixas do paciente e direcionar o tratamento especificamente. Por exemplo, antidepressivos para dor.
12. Estabelecer uma relação duradoura. Avisar sobre recaídas e mudanças na estratégia.

Mudança no estilo de vida

- A atividade física regular é capaz de regular o peristaltismo do cólon.
- Restrição dos FODMAP (fermentáveis, oligossacarídeos, dissacarídeos, monossacarídeos e polióis). Exemplos: frutas (abacate, manga, sucos, frutas desidratadas), principalmente na forma de sucos; legumes (cebola, alho, repolho, couve, aspargo); leguminosas (feijão, sucos de soja); laticínios; adoçantes e derivados do trigo. Como opção, os alimentos derivados do leite sem lactose e as massas sem glúten, é uma estratégia válida.
- A adição de fibras é fundamental ao tratamento. Há várias marcas disponíveis à base de *psyllium* (*Plantago ovata forssk*) ou inulina.
- Substituição de medicamentos que exacerbam a doença: anti-inflamatórios, cálcio, antibióticos, neurolépticos (antidepressivos, antipsicóticos, antiparkinsonianos), anti-hipertensivos (bloqueadores do canal de cálcio ou diuréticos), metformina e opioides.

- A alimentação deve ser devagar, mastigando bem os alimentos. O paciente deve se observar algumas vezes sem os talheres nas mãos durante a refeição (pausas).
- Importante também não trabalhar enquanto se alimenta. Mesmo que por pouco tempo, esse momento deve ser de descanso.
- Após a alimentação, recomenda-se andar, ao invés de descansar. O hábito típico dos italianos se chama *passeggiata*.

Medicamentos

- Para controle da diarreia, a loperamida é a primeira escolha, por não estar relacionada com dependência medicamentosa. Em casos mais refratários, o tratamento empírico com quelante de ácido biliar (colestiramina) pode ser benéfico. Outra opção é o antagonista 5-HT3, como o ondasentrona.
- Para controle da constipação, o mais recomendado é polietilenoglicol. A prucaloprida (agonista 5-HT4) em idosos é uma alternativa.
- Para controle do reflexo gastrocólico aumentado, distensão abdominal pós-prandial e fezes amolecidas, o uso de escopolamina ou pinavério é recomendável.
- Os probióticos demonstram efeito benéfico no controle de alguns sintomas, porém a evidência científica é baixa.
- Para o tratamento das formas graves, antidepressivos tricíclicos (por exemplo, amitriptilina) para os pacientes com tendência a diarreia ou insônia e inibidores da captação de serotonina (por exemplo, fluoxetina) para pacientes com constipação e ansiedade.

Terapia comportamental

- Terapias como psicoeducação, terapia cognitivo-comportamental, psicoterapia psicodinâmica, hipnoterapia, terapia de relaxamento, meditação, assim como medicina alternativa (exemplo: acupuntura), podem exercer benefício principalmente em pacientes com quadro ansioso exacerbado associado.

Gravidade

Leve

- Qualidade de vida boa, sem prejuízo profissional, estresse psicológico controlável.
  - Tratamento:
    - Educação: explicar que é uma doença crônica, reacional a diversos tipos de eventos estressantes, assim como dietas ou medicamentos. Explicar a patogênese da afecção e sua não associação oncológica ou evolução para alterações anatômicas.
    - Resseguro. Certificar-se de que o paciente teve todas as suas dúvidas respondidas.
    - Restrição dos FODMAP e medicamentos que exacerbam a doença. Incentivar o consumo de fibras e hidratação.

Frutas ricas em FODMAP	Maçã, pera, pêssego, manga, melancia, nectarina, cereja, abacate. Sucos naturais, frutas secas, mel, frutose, xarope de milho
Frutas pobres em FODMAP	Banana, amora, carambola, uva, abacaxi, melão, kiwi, limão, lima, laranja, tangerina, morango, maracujá
Laticínios ricos em FODMAP	Leite de vaca, cabra ou ovelha, sorvete, iogurte (mesmo o desnatado), queijo fresco e cremoso (ricota, *cottage*, *cream cheese*)
Laticínios pobres em FODMAP	Leite sem lactose, iogurte sem lactose, manteiga e queijos curados como *cheddar*, parmesão *brie* ou *camembert*
Hortaliças e leguminosas ricas em FODMAP	Alcachofra, aspargo, beterraba, brócolis, couve, alho, alho-poró, quiabo, cebola, couve-flor, ervilha, grão de bico, feijão, lentilha
Hortaliças e leguminosas pobres em FODMAP	Broto de bambu, cenoura, aipo, milho, berinjela, alface, cebolinha, pepino, abóbora, abobrinha, alface, tomate, espinafre, batata, batata-doce
Cereais e massas ricos em FODMAP	Pães, bolos, biscoitos ou cereais contendo trigo e centeio e cereais com xarope de milho
Cereais e massas pobres em FODMAP	Farinhas, pães, macarrão e biscoitos sem glúten. Produtos com farinha de milho ou mandioca, quinoa, arroz, tapioca e macarrão de arroz

FIGURA 1
Alimentos FODMAP.

Fonte: Sociedade Brasileira de Nutrição Enteral e Parenteral.

Moderada

- Já se nota prejuízo social, como falta no trabalho, na escola ou em eventos sociais. A relação dos sintomas é mais próxima de eventos como abuso alimentar, viagens e experiências estressantes.
  - Tratamento:
    - Todos itens da forma leve.
    - Monitoramento dos sintomas. Construção de um diário de sintomas, incentivando o paciente na participação do tratamento e sensação de controle da doença, além de ajudar na identificação de gatilhos alimentares ou sociais.
    - Sintomáticos. Reguladores da motilidade intestinal, antiespasmódicos. Suplementos com fibras.
    - Terapia. Desenvolvimento de atividades para controle da ansiedade. Psicoterapia, acupuntura, prática religiosa, meditação etc.

Grave

- Associado a dificuldades psicossociais, incluindo ansiedade, depressão, distúrbios de personalidade e prejuízo funcional diário crônico. Muitos possuem antecedentes de perda ou abuso, conexões sociais limitadas, dificuldade de enfrentamento da vida e vitimização.
  - Tratamento:
    - Todos os itens da forma leve e moderada.
    - Construção sólida de uma relação médico-paciente. Realização precisa de exames subsidiários, traçar objetivos tangíveis de melhora, dividir a responsabilidade do tratamento com o paciente, abrindo opções de tratamento.
    - Antidepressivos, principalmente para controle álgico e da ansiedade. Pregabalina é uma alternativa válida.

ALGORITMOS

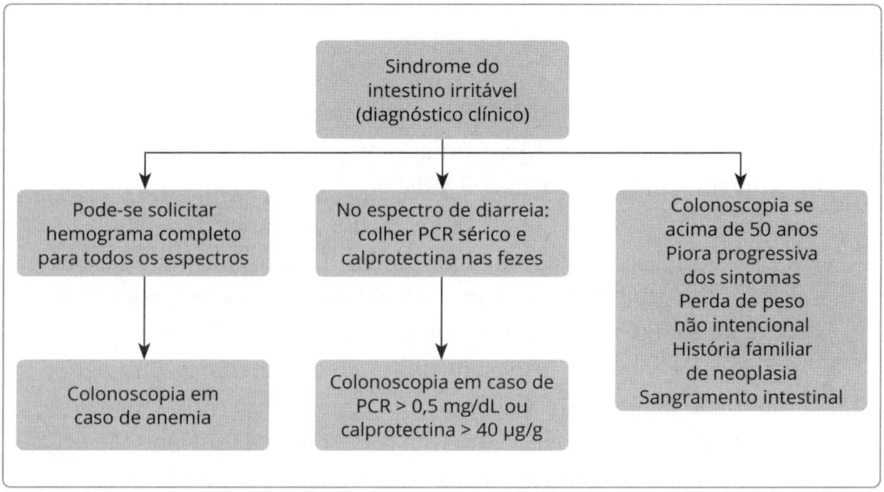

FIGURA 2
Algoritmo para investigação diagnóstica em pacientes com síndrome do intestino irritável.

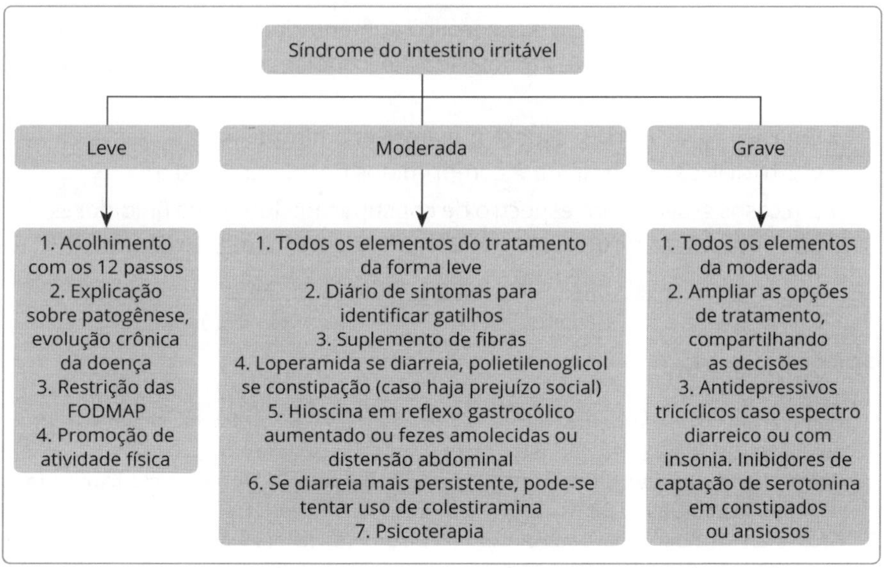

FIGURA 3
Algoritmo para tratamento da síndrome do intestino irritável.

PRESCRIÇÃO NA PRÁTICA

Exemplo de prescrição (cada caso deve ser avaliado individualmente e a decisão deve ser tomada pelo médico responsável pelo caso).

- Dieta com restrição de FODMAP e aumento de ingestão de fibras.
- *Plantago ovata forssk* (*psyllium*): uma colher de sobremesa em 240 mL de água ou outro líquido, de 1-3 x/dia.
- Inulina: diluir 1-3 sachês em líquidos ou nos alimentos, 2 x/dia.
- Em casos de diarreia: loperamida - tomar 2 comprimidos de 2 mg, seguidos de 1 comprimido, após cada subsequente evacuação líquida, até uma dose diária máxima de 8 comprimidos (16 mg).
- Em casos de diarreia: ondasentrona - colocar debaixo da língua, comprimido de 4 mg até 3 x/dia.
- Em casos de diarreia mais refratária: colestiramina (quelante de ácido biliar) - diluir 4 g de colestiramina com líquidos, 3 x/dia.
- Para controle da constipação: polietilenoglicol - dissolução completa de dois envelopes de 14 g em um copo (240 mL) de água.
- Para controle da constipação: prucaloprida - 1 comprimido de 1 ou 2 mg, 1 x/dia, por no mínimo 1 mês de tratamento.
- Para controle do reflexo gastrocólico aumentado, distensão abdominal pós-prandial e fezes amolecidas: escopolamina - 1 a 2 drágeas de 10 mg, 3 a 5 x/dia.
- Em casos graves, com espectro diarreico: amitriptilina (antidepressivos tricíclicos) - tomar 1 a 2 comprimidos de 25 mg, 1 x/dia.
- Em casos graves, com espectro de constipação: fluoxetina (inibidores da captação de serotonina) - 1 comprimido de 20 mg, 1 x/dia.

REFERÊNCIAS

1. Camilleri M. Management Options for Irritable Bowel Syndrome. Mayo Clin Proc. 2018;93(12):1858-72.
2. Chey WD, Kurlander J, Eswaran S. Irritable bowel syndrome: a clinical review. JAMA. 2015;313(9):949-58.
3. Drossman DA. Functional Gastrointestinal Disorders: History, Pathophysiology, Clinical Features and Rome IV. Gastroenterology 2016;S0016-5085(16)00223-7.
4. Hetterich L, Stengel A. Psychotherapeutic Interventions in Irritable Bowel Syndrome. Front Psychiatry. 2020;11:286.

19

Tontura e vertigem: diagnóstico e tratamento

Rodrigo Antonio Brandão Neto

INTRODUÇÃO

- A queixa de tontura é relativamente frequente no departamento de emergência (DE), com cerca de 3% dos pacientes com queixas como tontura, vertigem ou desequilíbrio. Podemos tentar caracterizar a tontura em uma destas quatro formas:
  - Vertigem: sensação de tontura rotatória, com o paciente referindo a sensação de que ele ou o ambiente estão girando. É acompanhada comumente de instabilidade, náuseas e vômitos.
  - Sensação de instabilidade ou desequilíbrio: o paciente apresenta quadro de dificuldade em permanecer ou ficar em pé e instabilidade na marcha, com risco de quedas.
  - Sensação de pré-síncope: sensação de iminência de desmaio, com sudorese, escurecimento visual e lipotimia.
  - Tontura inespecífica: paciente com sintomas de descrição imprecisa, com elementos das outras três classificações, muitas vezes com esses sintomas cronicamente.
- Apesar destas 4 formas, que nos auxilia a pensar do ponto de vista diagnóstico, elas têm pouco valor na elucidação diagnóstico e também para descartar quadros centrais.
- Os quadros podem ser classificados ainda como recorrentes ou contínuos.

- Aproximadamente 50% dos pacientes com queixa de tonturas no DE têm problemas associados que podem ser tóxicos, metabólicos, infecciosos ou cardiovasculares. O diagnóstico diferencial depende da circunstância clínica.
- As síndromes vestibulares agudas são a causa mais comum de vertigem periférica, podendo ser por vertigem posicional paroxística benigna (VPPB), neuronite vestibular ou origem central, como em acidentes vasculares cerebrais (AVC) da fossa posterior.
- São características clínicas da síndrome vestibular:
  - Sensação de vertigem rotatória.
  - Sinais neurológicos espontâneos: nistagmo, desvio dos braços estendidos, alterações do equilíbrio estático e dinâmico.
  - Sinais provocados observados nas provas instrumentais (calórica, rotatória e de adaptação estática).
- Nas síndromes vestibulares periféricas, a sensação de vertigem é intensa e paroxística, e sintomas auditivos estão geralmente presentes. O nistagmo é horizontal ou horizontorrotatório.
- As síndromes vestibulares centrais se caracterizam por determinarem sensações vertiginosas menos intensas e menos típicas e, raramente, se acompanham de sintomas auditivos, ocasionando nistagmos verticais ou multidirecionais.
- A avaliação clínica é mais sensível na detecção das causas centrais de vertigem que os exames complementares, como ressonância magnética (RM).

QUADRO 1 Principais causas de vertigem.

Vertigem	
Episódio único e prolongado	Neurite vestibular
	Acidente vascular cerebral de fossa posterior
Vertigem recorrente	Vertigem posicional paroxística benigna
	Doença de Ménière
	Enxaqueca vestibular
Tontura não vertiginosa	
Causas neurológicas	Ataxia
	Parkinsonismo
Causas cardiovasculares	Hipotensão postural
	Arritmias
	Baixo débito cardíaco

(continua)

QUADRO 1 Principais causas de vertigem. (*continuação*)

Causas sistêmicas	Medicações ou drogas ilícitas
	Desidratação
	Anemia
	Distúrbios hidroeletrolíticos
	Disfunção renal
	Disfunção hepática
Causas psiquiátricas (usualmente vertigem crônica)	

DIAGNÓSTICO

- Devemos determinar se a tontura ocorre em repouso ou é desencadeada ou exacerbada por movimentos. Na VPPB, os pacientes são assintomáticos em repouso e só sentem tontura com o movimento. Os pacientes com AVC cerebelar são minimamente sintomáticos em repouso, e a tontura piora com o movimento.
- Pacientes com tontura persistente em repouso têm maior probabilidade de AVC (central) ou neurite vestibular (periférica).
- O escore ABCD2, originalmente proposto para avaliar o risco de pacientes com ataque isquêmico transitório de evolução com AVC isquêmico, foi demonstrado como acurado para verificar que pacientes apresentam maior risco de apresentarem AVC. O Quadro 2 sumariza o escore ABCD2. Escores ≤ 3 são associados a risco de causa vascular cerebral < 1% e em 8% dos pacientes com escore entre 4-7.
- A avaliação HINTS é melhor para descartar causa central de vertigem que o uso de imagens como a RM. Para essa avaliação, verificamos a presença de reflexo vestíbulo-ocular, a presença de nistagmo do tipo central e o alinhamento vertical do olhar. O paciente sem nenhuma dessas três alterações tem probabilidade muito baixa de lesão central como causa da vertigem. A sensibilidade da avaliação HINTS é associada com uma sensibilidade > 96% para descartar uma causa central de vertigem contra uma sensibilidade de 90% para RM.
- Na avaliação com o *head impulse test*, com uma mudança rápida e inesperada da posição da cabeça para o lado. A resposta esperada é o olho se manter no alvo. Pacientes com alteração periférica tem um desvio do olhar oposto,

QUADRO 2 Escore ABCD2.

A	*Age*/idade	≥ 60 anos	1 ponto
		< 60 anos	0
B	*Blood pressure*/pressão arterial	≥ 140 x 90 mmHg	1
		< 140 x 90 mmHg	0
C	*Clinical features*/achados clínicos	Motor	2
		Fala	1
		Outros	0
D	*Duration*/duração	≥ 60 minutos	2
		10-59 minutos	1
		< 10 minutos	0
D	Diabete melito	Sim	1
		Não	0

seguido por uma sacada de volta, a presença desta alteração fala contra uma causa central de vertigem.

- O HINTS perde acurácia em pacientes sem nistagmo ou com vertigem intermitente, e não deve ser aplicado nesses casos.
- As duas causas mais comuns da síndrome vestibular episódica desencadeada são VPPB e hipotensão ortostática.
- Em pacientes com VPPB, a vertigem ocorre quando o paciente assume certas posições críticas da cabeça e com nistagmo provocado com as manobras posicionais.
- A neuronite vestibular é um processo inflamatório que se caracteriza por ataques paroxísticos de vertigem, estando ausentes surdez e zumbidos. Geralmente há história prévia de infecção do trato respiratório superior. A vertigem é intensa e acompanhada de náuseas e vômitos. O exame vestibular mostra nistagmo que bate para o lado oposto.
- A doença de Ménière se caracteriza por ataques recorrentes de vertigem associados a zumbidos e surdez. Os ataques de vertigem são abruptos e intensos. Os episódios duram de vários minutos a algumas horas, e ocorrem náuseas e vômitos. O nistagmo está presente durante o ataque.
- O algoritmo STANDING pode ser usado para avaliar esses pacientes, e consiste no seguinte:
  - Confirmar se há nistagmo espontâneo.

- Caso haja nistagmo espontâneo, avaliar se altera a direção ou é vertical (lesão central).
- Caso o nistagno espontâneo não apresente essas características, avaliar reflexo vestíbulo-ocular. Se alterado, provável que tenha causa periférica.
- Caso não haja nistagmo espontâneo realizar manobras diagnósticas de VPPB. Se o diagnóstico não for conclusivo, prosseguir com a investigação.
- Solicitar que o paciente fique em pé e caminhe, e caso apresente alteração na marcha, provável que haja alteração central.

PRINCIPAIS ETIOLOGIAS E TRATAMENTO

Vertigem posicional paroxística benigna

- Apresenta prevalência, ao longo da vida, de 2,4%. Episódios breves de tontura grave desencadeados por movimento com duração inferior a 1 minuto.
- A natureza episódica dos sintomas pode ajudar a diferenciar de outras causas de síndrome vestibular aguda, como a neuronite vestibular. As manobras diagnósticas podem realizar o diagnóstico da VPPB.
- A VPPB do canal posterior é responsável por 80% a 85% dos casos.
- Na suspeita, deve-se primeiro realizar um teste para VPPB com a manobra de Dix-Hallpike, em que devemos inicialmente virar a cabeça do paciente a 45° para o lado da orelha que iremos testar, e então deitá-lo rapidamente com a cabeça pendente. Devemos aguardar 30 segundos, observando se há surgimento de nistagmo. Pacientes com resultado positivo da manobra de Dix-Hallpike apresentam tontura e nistagmo.
- Em pacientes com manobra positiva, pode-se realizar uma manobra de reposicionamento canalítico como a manobra de Epley. Essa manobra começa com o paciente sentado e a cabeça virada a 45º para o lado que se deseja tratar. O paciente é, então, deitado rapidamente com a cabeça pendente. Vira-se 90º a cabeça para o outro lado e posteriormente mais 90º, deixando o paciente em decúbito lateral. Em cada posição, devem-se aguardar 30 segundos.
- Outra opção para tratamento é a manobra de Semont, nesse caso a cabeça é rodada 45° na direção oposta à orelha afetada. O paciente é então deitado sobre a orelha afetada, e aguarda-se 1 minuto. Após, joga-se rapidamente o corpo do paciente para o outro lado, mantendo-se a posição da cabeça. Aguardam-se 2 minutos, e senta-se o paciente.

- Medicamentos antivertiginosos têm benefício apenas sintomático e atuam bloqueando em diversos níveis a informação proveniente dos receptores vestibulares. A seguir, estão sumarizadas essas medicações:
  - Anti-histamínicos (difenidramina nas doses de 25 a 50 mg/dia). Tem também ação anticolinérgica.
  - Ansiolíticos: diazepam (5 mg 2 a 3 x/dia) ou clonazepam (0,25 mg a 0,5 mg 2 a 3 x/dia.
  - Devem-se usar bloqueadores de canais de cálcio como a cinarizina (75 a 150 mg/dia) e a flunarizina (15 a 30 mg/dia) por curtos períodos. Bloqueiam também a angiotensina e são anticolinérgicos.
  - Beta-histina: é um agonista específico de receptores H3 da histamina, o que promove liberação de histamina (doses de 16 a 48 mg/dia). Muito útil na síndrome de Ménière e nas vestibulopatias por isquemias.
- Outra opção de tratamento é a readaptação vestibular, com exercícios ou técnicas para a estimulação dos mecanismos compensadores.
- Exames complementares raramente são necessários.
- Se as manobras provocativas não mostrarem VPPB e outros achados forem sugestivos de vertigem central, deve-se considerar avaliação neurológica ou RM.

Hipotensão ortostática

- Definida como diminuição na pressão arterial sistólica em mais de 20 mmHg ou na pressão diastólica de mais de 10 mmHg em pé por 2 a 3 minutos.
- Os pacientes com hipotensão ortostática frequentemente descrevem vertigem, e não sensação de pré-síncope, como seria esperado.
- A maioria dos casos de hipotensão ortostática tem etiologias benignas, mas eventualmente etiologias graves, como gravidez ectópica, podem ser fatores precipitantes.
- Reposição volêmica e o tratamento definitivo da causa subjacente podem melhorar os sintomas.

Outras causas de síndrome vestibular

- A enxaqueca vestibular é uma causa comum de síndrome vestibular episódica espontânea. Podem ocorrer fotofobia, fonofobia, intolerância ao movimento e diminuição da audição. O nistagmo pode ser do tipo central (mudança de direção, vertical ou torcional). Por definição, são necessários cinco ou mais episódios para o diagnóstico de enxaqueca vestibular.

- O ataque isquêmico transitório da circulação posterior é uma causa de síndrome vestibular episódica espontânea. Causas incomuns da síndrome vestibular episódica espontânea incluem ataques de pânico e disritmias.

REFERÊNCIAS

1. Baloh RW. Clinical practice. Vestibular neuritis. N Engl J Med. 2003;348(11):1027-32.
2. Bronstein A, Lempert T. Tonturas: diagnóstico e tratamento - uma abordagem prática. Revinter; 2010.
3. Edlow JA. Managing patients with acute episodic dizziness. Ann Emerg Med. 2018;72(5):602-10.
4. Gerlier C, Hoarau M, Fels A, Vitaux H, Mousset C, Farhat W, et al. Differentiating central from peripheral causes of acute vertigo in an emergency setting with the HINTS, STANDING, and ABCD2 tests: a diagnostic cohort study. Acad Emerg Med. 2021;28(12):1368-78.
5. Kattah JC, Talkad AV, Wang DZ, Hsieh YH, Newman-Toker DE. HINTS to diagnose stroke in the acute vestibular syndrome. Stroke. 2009;40(11):3504-10.
6. Kim JS, Zee DS. Clinical practice. Benign Paroxysmal Positional Vertigo. N Engl J Med. 2014;370(12):1138-47.
7. Navi BB, Kamel H, Shah MP, Grossman AW, Wong C, Poisson SN, et al. Application of the ABCD2 Score to Identify Cerebrovascular Causes of Dizziness in the Emergency Department. Stroke. 2012;43(6):1484-9.

20

Transtorno de ansiedade: diagnóstico e tratamento

Daniela Engelender Abreu

Renato Antunes dos Santos

Daniel Costa Guimarães

DEFINIÇÃO

- A ansiedade é uma reação positiva – para agir e fazer a diferença diante de uma ameaça.
- Trata-se de um sintoma humano universal, um mecanismo adaptativo que nos avisa de uma ameaça, um perigo. Caracteriza-se por tensão, apreensão, hipervigilância e envolve respostas fisiológicas como aumento da atividade autonômica.
- Pode se tornar patológica quando o medo é desproporcional ao risco/gravidade do perigo ou quando a resposta é mantida mesmo sem fator estressor evidente, podendo levar a prejuízos à vida social e ao trabalho, frequentemente associada a outras comorbidades, como transtorno depressivo e uso de substâncias.
- Os transtornos de ansiedade estão entre os mais prevalentes transtornos psiquiátricos em algumas culturas, sendo relatados, na região Sudeste do Brasil, como a categoria mais prevalente de transtornos dessa natureza. Os transtornos de ansiedade podem ser subdivididos em:
  - Transtorno de ansiedade generalizada.
  - Transtorno do pânico.
  - Fobias específicas.
  - Transtorno de ansiedade social.

- Como no estresse pós-traumático, diversos transtornos mentais podem cursar com sintomas ansiosos, por vezes graves, afetando a vida do indivíduo acometido.
- O diagnóstico é feito por intermédio de uma anamnese cuidadosa e exame físico zeloso.

DIAGNÓSTICO

Sinais e sintomas

- Os transtornos de ansiedade envolvem respostas fisiológicas ao medo e situações de perigo, sendo comumente encontrados:
  - Ansiedade e preocupação excessivas.
  - Dificuldade em controlar a preocupação.
  - Dificuldade em relaxar, tensão muscular, sudorese, sensação de falta de ar, taquipneia induzida e fadiga.
  - Taquicardia e aumento da pressão arterial.
  - Desconforto torácico ou abdominal.
  - Perturbações do sono.
  - Aceleração na velocidade de fala (pressão para falar) e, por vezes, no curso do pensamento.
  - Conteúdo antecipatório negativo, por vezes catastrófico, do pensamento.

Transtorno de ansiedade generalizada

- Um dos transtornos mentais mais comuns na atenção primária.
- Acomete aproximadamente 28% dos adultos ao longo da vida, com predomínio em mulheres (2:1).

Quadro clínico

- Ansiedade e preocupação excessivas com relação a situações da vida que persistem por mais de 6 meses com sintomas psíquicos e somáticos como irritabilidade, fadiga, tensão muscular (não explicada por outras causas), diminuição do sono, dificuldade de concentração.
- Pode se tornar crônica com flutuações ao longo da vida e piora em períodos de maior estresse, conforme Critérios Diagnósticos DSM-V a seguir:

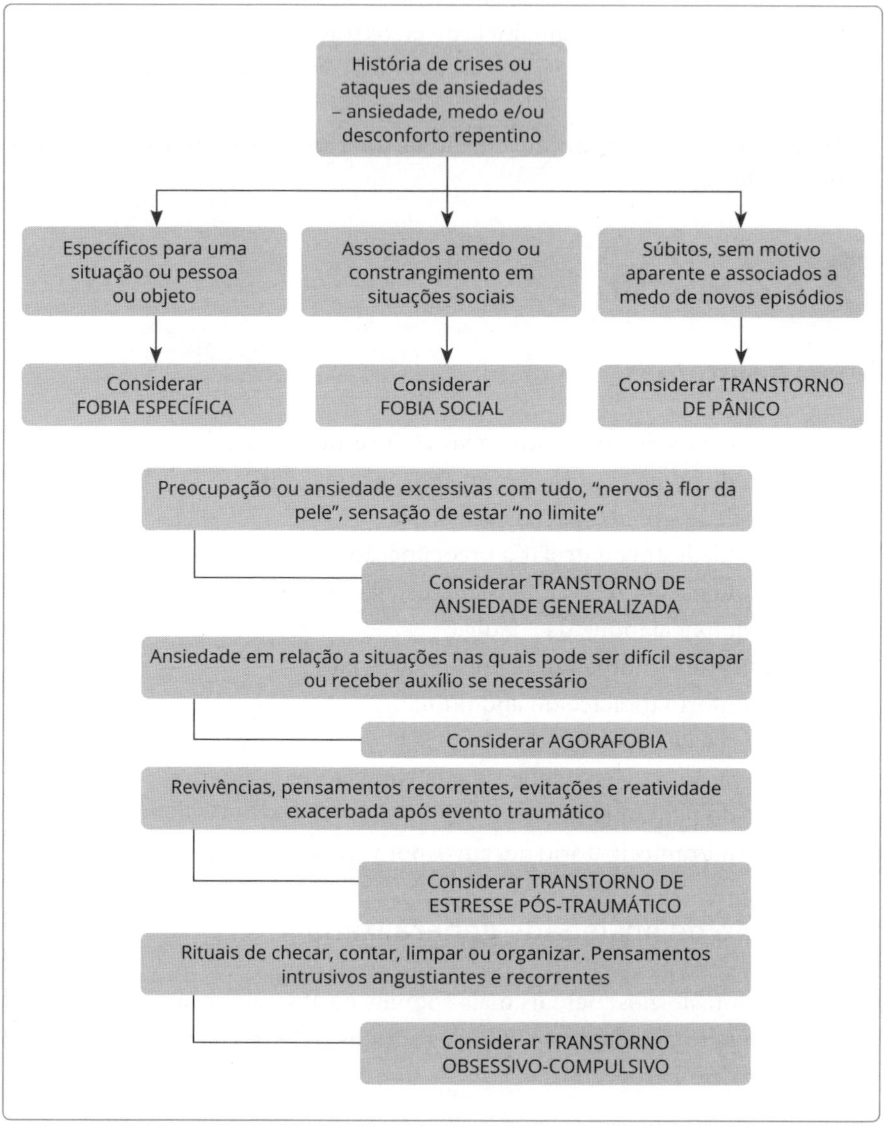

Fonte: TelessaúdeRS-UFRGS, 2017.

Transtorno do pânico

- Ocorre em torno de 2% da população geral e até 5% ao longo da vida (predomínio em mulheres).
- Relação homem:mulher = 1:2-3.

- Idade média de início na segunda década de vida e raro após 60 anos.
- Muitas pessoas experimentam ataques de pânico ao longo da vida, caracterizados por surgimento abrupto de medo ou desconforto intenso que atinge o pico em minutos, com sintomas como taquicardia, sudorese, dor torácica, hiperventilação, sensação de falta de ar, tontura.
- Os ataques de pânico são recorrentes, inesperados e sem motivo aparente, gerando medo e mudanças de comportamento na tentativa de evitar novos ataques, com prejuízos à vida.
- O diagnóstico é de exclusão, especialmente nos pacientes com sintomas torácicos/cardiológicos. Com frequência causa idas a unidades de emergência, busca por tratamento médico e solicitações de exames, cujos resultados são normais. Essa busca é recorrente até que o diagnóstico correto seja feito.

Fobias

- Transtorno de ansiedade caracterizado pelo medo clinicamente significativo de um objeto ou situação em particular que normalmente leva ao comportamento de esquiva. Os medos fóbicos incluem animais, insetos, altura, água, locais fechados, dirigir, voar, ver sangue etc.
- A ansiedade fóbica pode ser desencadeada pela antecipação do estímulo, exposição real ao estímulo e até mesmo ouvindo o nome do estímulo falado em voz alta (p. ex., ouvindo a palavra aranha para um indivíduo com fobia de aranha). O foco do medo pode incluir repulsa, perigo de dano e/ou a experiência de sintomas físicos na situação fóbica.
- Pode estar presente em até 6% da população ao longo da vida, sendo mais frequente no sexo feminino (2-3:1), comumente com início na infância e adolescência.

Transtorno de ansiedade social

- Também conhecido como fobia social, é um distúrbio muito comum, caracterizado por medo excessivo, constrangimento e sentimento de humilhação em situações sociais ou de desempenho, levando a um sofrimento psíquico, prejuízo funcional e redução na qualidade de vida, tendendo à cronicidade.
- A prevalência pode chegar à 12% ao longo da vida, sendo mais comum em mulheres, com início frequente na adolescência.

QUADRO 1 Condições de saúde associados a sintomas de ansiedade.

Cardiovasculares
Síndrome coronariana, arritmia, insuficiência cardíaca
Neurológicas
Epilepsia, tremor essencial, encefalopatia, demência, enxaqueca
Pulmonares
DPOC, asma, apneia do sono, embolia pulmonar
Endocrinológicas
Hipertireoidismo, hipotireoidismo, hiperparatireoidismo, hipoglicemia, feocromocitoma, menopausa, doença de Addison, doença de Cushing, cetoacidose diabética, hipercalcemia, hiperprolactinemia, hiperandrogenismo
Diversas
Anemia, *delirium*, espasmo esofágico, deficiência de ácido fólico, gastrite, intoxicação alimentar, doença do refluxo gastroesofágico, síndrome do intestino irritável, insônia, SIADH

DPOC: doença pulmonar obstrutiva crônica; SIADH: síndrome da secreção inapropriada do hormônio antidiurético.
Fonte: TelessaúdeRS-UFRGS, 2017.

Exames laboratoriais

- Não existem para ansiedade.
- De modo geral, os exames estão indicados para afastar situações que podem se confundir ou agravar os sintomas ansiosos, como anemia, asma/doença pulmonar obstrutiva crônica, hipertireoidismo, taquiarritmias.
  - Hemograma.
  - Função tireoidiana.
  - Eletrocardiograma.
  - Espirometria (quando indicada).
  - Outros.

TRATAMENTO

Objetivos do tratamento

- Após o diagnóstico, é necessário avaliar a gravidade do transtorno e o quanto este afeta a qualidade de vida do indivíduo, para determinar se há necessidade de tratamento, de acordo com as preferências e expectativas do paciente.
- Alguns pacientes com sintomas mais leves podem optar por não iniciar o tratamento medicamentoso, sendo indicado o acompanhamento longitudinal com avaliação de piora da funcionalidade.
- Há estudos comparando a terapia não farmacológica com a terapia farmacológica, sendo difícil a homogeneização dos dados, devido à dificuldade de cegamento com psicoterapia.
- A terapia não farmacológica parece ter uma magnitude de efeito mais elevada em pacientes jovens.
- Alguns pacientes podem hesitar em relação ao tratamento medicamentoso por preconceito ou por medo em relação aos efeitos adversos.
- A psicoeducação é fundamental em caso de necessidade do uso de fármacos.

Não farmacológico

- Diversas linhas de psicoterapias podem ser eficazes no tratamento da ansiedade, com destaque para s terapias cognitivo-comportamentais.
- Estudos mostram efeito melhor com "doses" maiores de psicoterapia e "doses" de manutenção.
- Avaliar e tratar o uso de substâncias como comorbidades, pois ambos os transtornos podem se alimentar.
- A terapia de exposição ao estímulo e à dessensibilização é frequentemente utilizada nos casos de fobias.
- Práticas meditativas, com destaque para o "*mindfulness*", são cada vez mais recomendadas, bem como ioga, por diminuírem os níveis de catecolaminas e cortisol, além de trabalharem conjuntamente a respiração, melhorando os sintomas.
- Desenvolver atividades prazerosas.
- Exercícios físicos aeróbicos, como corrida e natação, melhoram a sintomatologia.

- Espiritualidade e religião podem ajudar a fornecer uma estrutura de resiliência para a compreensão do mundo e do eu, promovendo maior tolerância à incerteza, melhor enfrentamento, desenvoltura e otimismo.
- Retomar atividades que foram anteriormente úteis.
- Identificar e enfrentar preocupações exageradas ou pensamentos pessimistas.
- Identificar eventos que desencadeiem preocupação excessiva.
- Planejar atividades/organizar-se.
- Psicoeducação:
  - Explicar ao paciente o que ele tem e como funciona o tratamento.
  - Deixar claro que a ansiedade depende de uma soma de fatores como vulnerabilidade genética, estressores ambientais, situações e hábitos de vida.
  - Questionar as expectativas do paciente sobre o tratamento.
  - O que se espera dele no processo de melhora.
  - Investigar barreiras ao tratamento e como ultrapassá-las.
  - Fazer balanço das vantagens e desvantagens de iniciar o tratamento.

Farmacológico

- Os inibidores da recaptação de serotonina (IRSS) e os inibidores da recaptação de serotonina e noradrenalina (IRSN) costumam ser a primeira linha no tratamento dos transtornos de ansiedade, com pequenas particularidades em relação à dosagem e ao tempo de uso.
- Normalmente é necessário o uso de doses mais altas e por tempo mais prolongado quando comparados à depressão. Estudos mostram duração de tratamento de 12 meses superior à de 6 meses.
  - Paroxetina: iniciar com 10 mg e manter entre 20 e 40 mg/dia pela manhã.
  - Sertralina: iniciar com 25 mg e manter entre 100 e 200 mg/dia pela manhã.
  - Fluoxetina: iniciar com 5 mg, manter entre 20 e 40 mg/dia pela manhã.
  - Escitalopram: iniciar com 5 mg, manter entre 10 e 20 mg pela manhã.
  - Venlafaxina: iniciar com 37,5 mg e manter entre 75 e 150 mg/dia.
- Benzodiazepínicos podem ser adjuvantes no tratamento inicial dos transtornos de ansiedade, geralmente apenas no início do tratamento, quando as doses do ISRS estão adequadas. Reduzem rapidamente os sintomas ansiosos, melhorando a resposta dos antidepressivos, porém, pelo seu efeito de tolerância e dependência, devem ser usados com cautela e por curto período ou em momentos de crise.

- São eficazes, notadamente, nas crises de pânico, pelo rápido efeito em abortar as crises, e ajudam na manutenção da terapêutica com IRSR ou IRSN a longo prazo.
- Os mais utilizados são:
  - Clonazepam: 0,25 a 0,5 mg, 1 a 2 x/dia, podendo ser aumentados até 1 mg, 2 a 3 x/dia se necessário.
  - Alprazolam: 0,25 mg, 3 a 4 x/dia, podendo ser aumentado até 2 mg/dia, dividido em várias doses.
  - Lorazepam: 0,5 a 1 mg, 3 x/dia, inicialmente até 1,5 mg até 4 x/dia.
  - Diazepam: 2,5 a 5 mg, 2 x/dia até 10 mg, 2 a 4 x/dia.

- Em paciente com transtorno de uso de substâncias, com risco de abuso ou mal uso, hidroxizina ou gabapentina (esta, principalmente, em desordem do uso de álcool, abstinência, desordem de uso de opioides ou *cannabis*) podem ser utilizadas no lugar de benzodiazepínicos.

QUADRO 2 Fármacos associados a sintomas de ansiedade.

Corticoides	Bloqueados do canal de cálcio
Carbamazepina	Antidepressivos
Cefalosporinas	Anti-histamínicos
Broncodilatadores	Anticolinérgicos: oxibutinina, meperidina
Tiroxinas	Digitálicos
Dopaminérgicos: amantadina, levodopa, bromocriptina, metoclopramida	Simpaticomiméticos: pseudoefedrina, adrenalina, efedrina
Estimulantes: cafeína, anfetamina, aminofilina, teofilina, metilfenidato	Retirada de antidepressivos, *cannabis*, álcool, benzodiazepínicos, sedativos, narcóticos e barbitúricos

Fonte: TelessaúdeRS-UFRGS, 2017.

QUANDO SOLICITAR AJUDA ESPECIALIZADA

- Na ausência de resposta ou resposta parcial (paciente persiste em sofrimento apesar da adesão).
- Associação ao uso abusivo, grave, de substâncias.
- Ideação suicida.

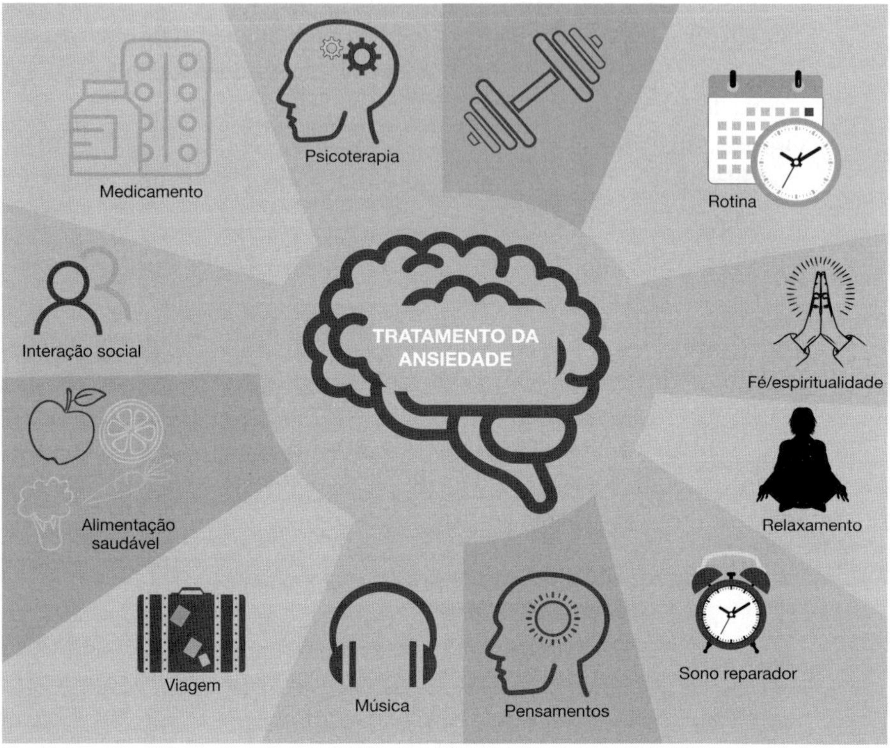

FIGURA 1

Abordagem para o tratamento da pessoa com ansiedade.

* Medicamentos para situações específicas. Atividade física, psicoterapia. Estabelecimento de rotinas, pensamentos positivos, relaxamento, sono reparador, viagens de lazer, músicas que auxiliem no relaxamento e sublimação dos pensamentos, meditação, fé/espiritualidade, alimentação saudável.

PRESCRIÇÃO NA PRÁTICA

Exemplo de prescrição (cada caso deve ser avaliado individualmente e a decisão deve ser tomada pelo médico responsável pelo caso).

- Sertralina 50 mg: tomar 1 comprimido 1 x/dia (progredir dose conforme resposta ou tolerabilidade semanalmente até 200 mg/dia), ou
- Escitalopram 10 mg: tomar 1 comprimido 1 x/dia (progredir dose conforme resposta ou tolerabilidade semanalmente até 20 mg/dia), ou

(continua)

(continuação)

- Escitalopram 20 mg/mL: tomar 5 gotas 1 x/dia (alternativa de dose inicial para pacientes mais sensíveis).
- Clonazepam gotas 2,5 mg/mL: tomar 5 gotas 1 a 2 x/dia conforme sintomas.

REFERÊNCIAS

1. Ahmed S, Bachu R, Kotapati P, Adnan M, Ahmed R, Farooq U, et al. Use of Gabapentin in the Treatment of Substance Use and Psychiatric Disorders: A Systematic Review. Front Psychiatry. 2019;10:228.
2. American Psychiatric Association. Diagnostic and statistical manual of mental disorders (DSM-5®). Washington, DC: American Psychiatric Press; 2013.
3. Anxiety disorders. In: Sadock BJ, Sadock VA, Ruiz P. Kaplan and Sadock's Comprehensive Textbook of Psychiatry. Philadelphia: Wolters Kluwer; 2017.
4. Brito AFM, Bernik M. Transtornos de ansiedade. In: Humes EC, Cardoso F, Fernandes FG, Hortêncio LOS, Miguel Filho EC. Clínica Psiquiátrica: Guia Prático. Barueri: Manole; 2019.
5. Carl E, Witcraft SM, Kauffman BY, Gillespie EM, Becker ES, Cuijpers P, et al. Psychological and pharmacological treatments for generalized anxiety disorder (GAD): a meta-analysis of randomized controlled trials. Cogn Behav Ther. 2020;49(1):1-21.
6. Castillo ARGL, Recondo R, Asbahr FR, Manfro GG. Transtornos de ansiedade. Rev Bras Psiquiatr. 2000;22(Suppl 2):20-3.
7. Craske MG, Roy-Byrne P, Stein MB, Sullivan G, Hazlett-Stevens H, Bystritsky A, et al. CBT intensity and outcome for panic disorder in a primary care setting. Behav Ther. 2006;37(2):112-9.
8. Guaiana G, Barbui C, Cipriani A. Hydroxyzine for generalised anxiety disorder. Cochrane Database Syst Rev. 2010;(12):CD006815.
9. Rickels K, Etemad B, Khalid-Khan S, Lohoff FW, Rynn MA, Gallop RJ. Time to relapse after 6 and 12 months' treatment of generalized anxiety disorder with venlafaxine extended release. Arch Gen Psychiatry. 2010;67(12):1274-81.
10. Slee A, Nazareth I, Bondaronek P, Liu Y, Cheng Z, Freemantle N. Pharmacological treatments for generalised anxiety disorder: a systematic review and network meta-analysis. Lancet. 2019;393(10173):768-77.
11. TelessaúdeRS-UFRGS. TelessaúdeRS-UFRGS: Núcleo de Telessaúde da Universidade Federal do Rio Grande do Sul [homepage]. Porto Alegre: TelessaúdeRS-UFRGS, 2017. https://www.ufrgs.br/telessauders.
12. Viana MC, Andrade LH. Lifetime prevalence, age and gender distribution and age-of-onset of psychiatric disorders in the São Paulo Metropolitan Area, Brazil: results from the São Paulo Megacity Mental Health Survey. Braz J Psychiatr. 2012;34(3):249-60.

D&T InforMed
Medicina de Família e Comunidade

SEÇÃO 2

MEDICINA DE FAMÍLIA E COMUNIDADE EM INTERFACE COM PEDIATRIA

21

Anemias em Pediatria: diagnóstico e tratamento

Gabriela de Toledo Passos Candelaria

Filumena Maria da Silva Gomes

Maria Helena Valente

INTRODUÇÃO

- Define-se anemia como a redução da concentração de hemoglobina (Hb) e/ou massa eritrocitária, com variações de acordo com a idade, sexo, raça e a altitude em relação ao nível do mar.
- Situação em que o número de hemácias e, por consequência, sua capacidade transportadora de oxigênio é insuficiente para suprir as necessidades do indivíduo:
  - Redução do número de hemácias, hematócrito (Ht) e Hb < 2 desvios-padrão (DP) do valor médio para a idade.
- Anemia acomete 1/3 da população mundial (800 milhões de mulheres e crianças), sendo deficiência de ferro a principal causa global de anemia, com pico entre 12 e 24 meses de vida:
  - Prematuros estão sob maior risco.

CLASSIFICAÇÃO

- As anemias podem ser classificadas dos pontos de vista fisiológico e morfológico.
- Devem ser utilizadas ambas as abordagens no diagnóstico diferencial das anemias, pois frequentemente mais de um mecanismo pode estar envolvido.

Classificação fisiológica

- Na classificação fisiológica se consideram alterações na produção efetiva de eritrócitos por falta de produção, produção ineficaz ou por destruição aumentada de eritrócitos (Quadro 1).

QUADRO 1 Anemias segundo a classificação fisiológica.

Deficiência de produção	Eritropoiese ineficaz	Destruição aumentada
Aplasia da medula óssea adquirida e congênita	Deficiência de ferro, ácido fólico e vitamina B_{12}	Defeitos da membrana eritrocitária (ex.: esferocitose)
Infiltração por neoplasias	Anemia sideroblásticas	Defeitos do metabolismo eritrocitário (ex.: deficiência de G6PD)
Osteopetrose	Síndromes talassêmicas	Defeitos estruturais da síntese de hemoglobina (ex.: anemia falciforme)
Doenças inflamatórias crônicas	Anemias diseritropoéticas	Anemias mediadas por anticorpos (anemia hemolítica autoimune)
Doença renal crônica	Protoporfiria eritropoética	Hemoglobinúria paroxística noturna
Hipotireoidismo		Danos mecânicos ou térmicos do eritrócito (ex.: próteses valvulares cardíacas, queimaduras)
Hipopituitarismo		Infecções
Insuficiência pancreática		Medicamentos

G6PD: glicose-6-fosfato.
Fonte: Brugnara C et al., 2015; Loggetto SR et al., 2025.

- Além dessas causas, pode haver perdas excessivas.
- Parâmetros importantes para a classificação fisiológica:
  - Reticulócitos: importante na classificação fisiopatológica da anemia e na identificação da normalização da eritropoiese medular após intervenções terapêuticas (exemplos de tratamento: ferro, ácido fólico, cianocobala-

mina), após períodos de aplasia medular e transplante de células-tronco hematopoiéticas:

- Contagem reduzida: produção inadequada de reticulócitos pela medula óssea.
- Contagem aumentada: perda excessiva ou destruição de eritrócitos.

Classificação morfológica

- Na classificação morfológica se consideram os valores do volume corpuscular médio (VCM), segundo o qual as anemias podem ser macrocíticas (VCM maiores do que o normal para sexo e idade), microcíticas (VCM menores do que o normal para sexo e idade) e normocíticas (VCM valores normais para sexo e idade), mostradas no Quadro 2.

QUADRO 2 Anemias segundo a classificação morfológica.

Microcíticas	Macrocíticas	Normocíticas
Deficiência de ferro	Deficiência de vitamina B_{12} e ácido fólico	Anemias hemolíticas congênitas
Intoxicação por chumbo	Deficiência de tiamina	Anemias hemolíticas adquiridas (mediadas por anticorpos, secundárias às infecções agudas e microangiopáticas)
Síndromes talassêmicas	Aplasia de medula óssea congênita ou adquirida	Aplasia de medula óssea congênita ou adquirida
Anemia sideroblástica	Doença hepática	Doença renal crônica
Doença inflamatória crônica	Medicamentos (valproato, imunossupressores etc.)	Hiperesplenismo
Algumas anemias hemolíticas congênitas, com hemoglobina instável	Hipotireoidismo	Perda sanguínea aguda
Anemia de doença crônica associada à anemia ferropriva	Infiltração da medula óssea por neoplasias	Anemia da doença crônica
	Síndrome mielodisplásica	
	Anemias diseritropoéticas	

Fonte: Brugnara C et al., 2015; Loggetto SR et al., 2025.

DIAGNÓSTICO

- Clínico: história clínica e exame físico detalhados:
  - Idade, sexo, etnia, naturalidade.
  - Sintomas acompanhantes.
  - Desenvolvimento neuropsicomotor.
  - Viagens.
  - Dieta, medicamentos, infecções, comorbidades, antecedentes pessoais e familiares.
  - Atenção à presença de: icterícia, petéquias e hematomas, queilite angular, alterações ósseas, organomegalias, fenótipos característicos, úlceras etc.
- Laboratorial: hemograma completo, esfregaço de sangue periférico, contagem de reticulócitos. Demais exames serão solicitados, a depender das hipóteses diagnósticas; exemplos: teste de antiglobulina direta (Coombs direto), avaliação medular, pesquisas genéticas etc.
  - Valor de Hb para definição de anemia – Tabelas 1 e 2.

TABELA 1 Valores de hemoglobina para definição de anemia pela Organização Mundial da Saúde, ao nível do mar.

População	Normal (g/dL)	Anemia leve (g/dL)	Anemia moderada (g/dL)	Anemia grave (g/dL)
Crianças 6 - 59 meses	≥ 11,0	10,0–10,9	7,0–9,9	< 7,0
Crianças 5 - 11 anos	≥ 11,5	11,0–11,4	8,0–10,9	< 8,0
Crianças 12 - 14 anos	≥ 12,0	11,0–11,9	8,0–10,9	< 8,0
Mulheres > 15 anos (não gestantes)	≥ 12,0	11,0–11,9	8,0–10,9	< 8,0
Mulheres gestantes	≥ 11,0	10,0–10,9	7,0–9,9	< 7,0
Homens > 15 anos	≥ 13,0	11,0–12,9	8,0–10,9	< 8,0

Fonte: adaptada de WHO, 2011.

TABELA 2 Valores médios e desvio-padrão de hemoglobina e volume corpuscular médio.

Idade	Hb média (g/dL)	-2 DP*	VCM médio (mcm^3)	-2DP*
Nascimento	16,5	13,5	108	98
1 a 3 dias	18,5	14,5	108	95
1 mês	14,0	10,0	104	85
2 meses	11,5	9,0	96	77
3 a 6 meses	11,5	9,5	91	74
6 meses a 2 anos	12,0	10,5	78	70
2 a 6 anos	12,5	11,5	81	75
6 a 12 anos	13,5	11,5	86	77
12 a 18 anos				
Mulher	14,0	12,0	90	78
Homem	14,5	13,0	88	78
18 a 49 anos				
Mulher	14,0	12,0	90	80
Homem	15,5	13,5	90	80

* Valores < 2 DP da média considerada apropriada para a idade são considerados anormais.
DP: desvio-padrão; Hb: hemoglobina; VCM: volume corpuscular médio.

- Na suspeita clínica de um tipo anemia, devem ser considerados os seguintes exames (Quadro 3).

QUADRO 3 Investigação laboratorial das anemias.

Suspeita clínica	Exame a ser solicitado
Anemia ferropriva	Ferro sérico; capacidade total de ligação do ferro; índice de saturação da transferrina; ferritina (como é proteína de fase aguda, pode estar elevada em processos infecciosos e inflamatórios)
Anemias megaloblásticas	Ácido fólico; vitamina B_{12}
Hemoglobinopatias	Eletroforese de Hb em pH alcalino e ácido, com confirmação pelo método de HPLC
Anemia autoimune	Pesquisa de autoanticorpos antieritrocitários (teste de Coombs direto)

(continua)

QUADRO 3 Investigação laboratorial das anemias. (*continuação*)

Suspeita clínica	Exame a ser solicitado
Defeitos enzimáticos	Dosagens de enzimas eritrocitárias específicas (ex.: G6PD, piruvatoquinase)
Esferocitose	Curva de fragilidade osmótica à temperatura ambiente e a 37 °C
Alteração da hematopoese	Mielograma e/ou biópsia óssea
Alteração renal ou hepática	Testes de função renal e hepática
Perdas	Pesquisa de sangue nas fezes; urina 1
Alterações hormonais	TSH; T4 livre; hormônios sexuais
Infecções específicas	Sorologia para Epstein-Barr; sorologia para eritrovírus B19
Anemia de Fanconi	Sequenciamento genético e número de cópias (genes FANC, BRC A2)
Infecções congênitas	Sorologias, principalmente na anemia nos menores de 6 meses

Hb: hemoglobina; HPLC: cromatografia de alto desempenho; G6PD: glicose-6-fosfato.
Fonte: Loggetto SR et al., 2025.

Diagnóstico diferencial em algoritmos

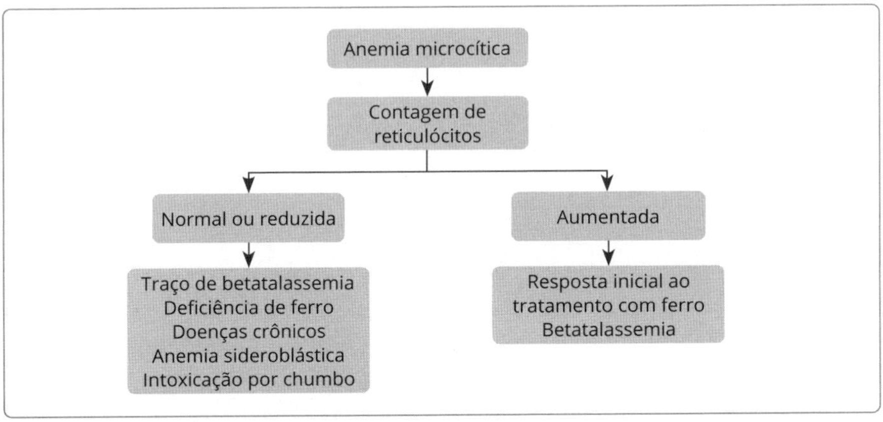

FIGURA 1
Diagnóstico diferencial da anemia microcítica.
Fonte: adaptado de Buttarello M, 2016.

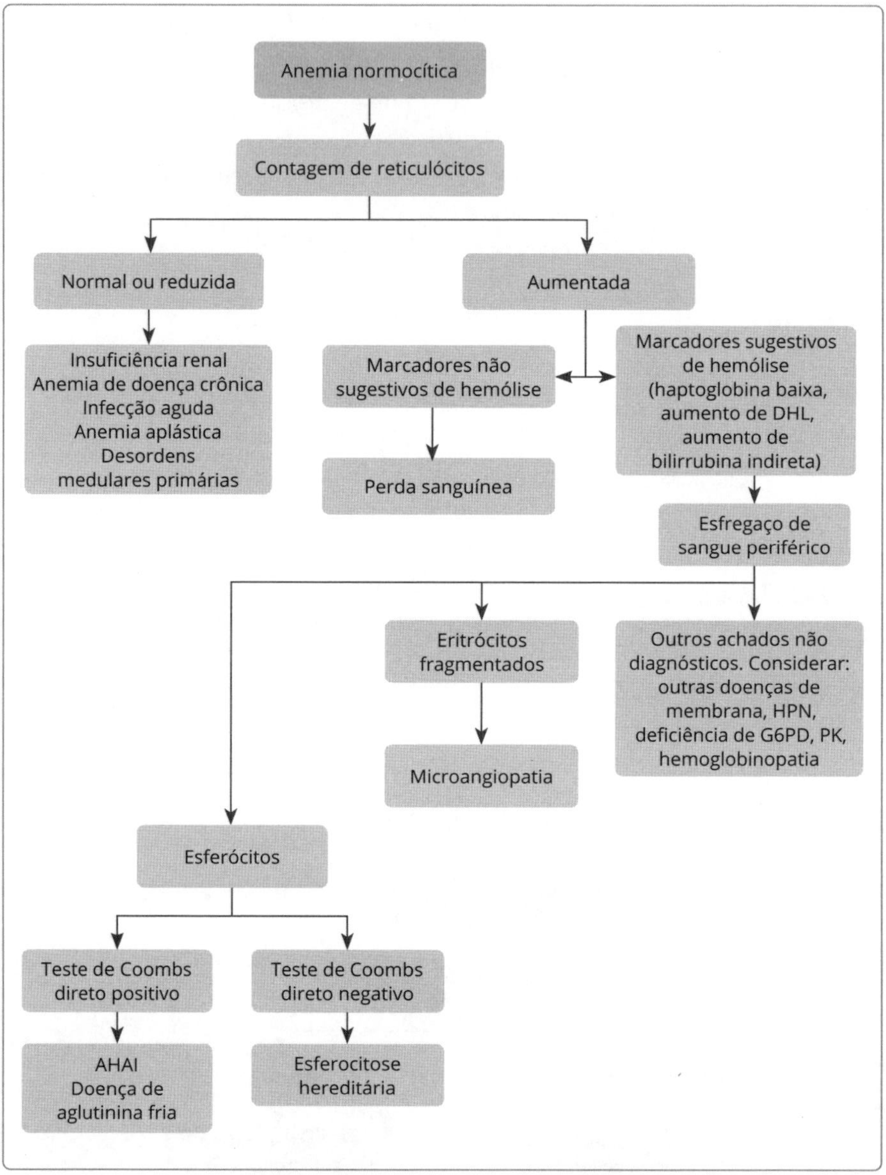

FIGURA 2

Diagnóstico diferencial da anemia normocítica.

AHAI: anemia hemolítica autoimune; DHL: desidrogenase láctica; G6PD: glicose-6-fosfato desidrogenase; HPN: hemoglobinúria paroxística noturna; PK: piruvatoquinase.
Fonte: adaptado de Buttarello M, 2016.

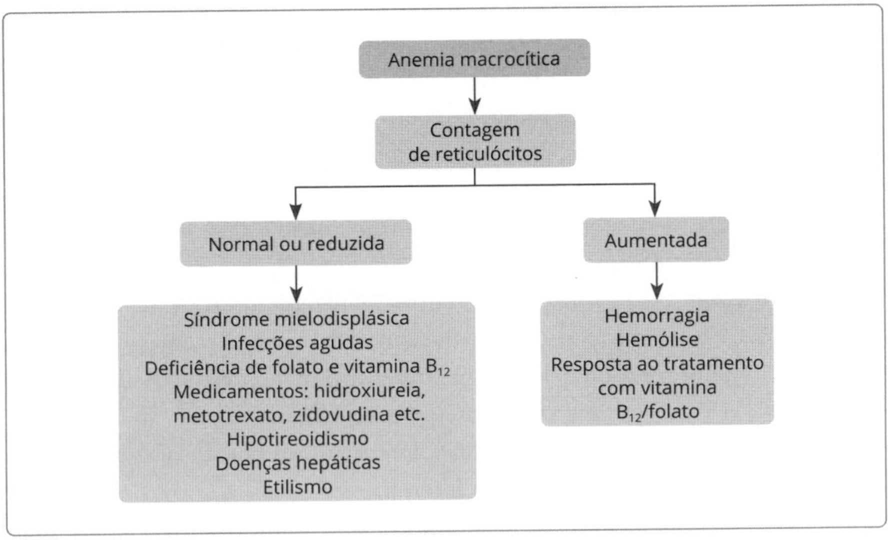

FIGURA 3
Diagnóstico diferencial da anemia macrocítica.
Fonte: adaptado de Buttarello M, 2016.

QUADRO 4 Diagnóstico diferencial das anemias microcíticas.

Índices laboratoriais	Deficiência de ferro	Traço betatalassemia	Inflamação crônica	Intoxicação por chumbo
VCM	Baixo	Baixo	Normal/baixo	Normal/baixo
RDW	Alto	Normal	Normal	Normal/alto
Número de hemácias	Baixo	Normal/alto	Normal	Baixo
Contagem plaquetária	Normal/alta	Normal	Normal/alta	Normal
Ferritina	Baixa	Normal	Normal/alta	Normal/baixa
Saturação da transferrina	Baixa	Normal	Baixa	Normal/baixa
Eletroforese de Hb	Normal	Aumento HbA2, possível aumento HbF	Normal	Normal
Outros			Aumento de VHS e PCR	Aumento da concentração de chumbo

Hb: hemoglobina; PCR: proteína C reativa; RDW: *red cell distribution width* (amplitude de distribuição de hemácias); VCM: volume corpuscular médio; VHS: velocidade de hemossedimentação.

- Causas de anemia no recém-nascido:
  - Anemia fisiológica: após o nascimento, ocorre redução gradual das hemácias em virtude da redução de eritropoetina, devido ao aumento da disponibilidade de oxigênio no ar ambiente.
    - Nadir, isto é, a menor taxa, da Hb:
      - » Em neonatos saudáveis de termo, entre 8 e 12 semanas de vida, com Hb entre 9 e 11 g/dL.
      - » Em pré-termos, ocorre entre 3 e 6 semanas de vida, com Hb = 7 a 9 g/dL → menores níveis de Hb ao nascimento, redução da sobrevida da hemácia, perdas por punção, resposta subótima da EPO → pode trazer consequências clínicas.
  - Perda sanguínea: anormalidades do cordão umbilical, placenta prévia, parto traumático, hemorragia interna.
  - Destruição acelerada de hemácias: anemia hemolítica imune ou não imune:
    - Isoimune: incompatibilidade ABO, Rh ou de demais antígenos eritrocitários:
      - » Anticorpos maternos cruzam a placenta e causam hemólise de hemácias fetais.
      - » A implicação clínica varia de hemólise leve a hidropsia fetal.
    - Defeitos de membrana eritrocitária, defeitos de atividade enzimática eritrocitária, defeitos da produção de Hb.
    - Infecções, hemangiomas, coagulação intravascular disseminada etc.
  - Redução da produção de Hb: anemia diseritropoética congênita, anemia de Fanconi, anemia de Blackfan-Diamond, deficiência de ferro, deficiência de vitamina B_{12} etc.

TRATAMENTO

- Deve ser direcionado para a causa da anemia.

PRESCRIÇÃO NA PRÁTICA

Exemplo de prescrição (cada caso deve ser avaliado individualmente e a decisão deve ser tomada pelo médico responsável pelo caso).

- Paciente de 4 anos de idade, sexo masculino, branco. Vem para primeira consulta com médico da Unidade Básica de Saúde, após mudança de cidade com a família. Sem queixas. Bom desenvolvimento neuropsicomotor. Mãe relata antecedente familiar do pai da criança com colecistopatia calculosa pelo que realizou colecistectomia aos 15 anos.
- Ao exame físico: bom estado geral, escleras discretamente ictéricas. Baço palpável a 1 cm do rebordo costal esquerdo. Sem outras alterações ao exame físico.
- Traz exames recentes: Hb 10 g/dL, Ht 28%, VCM 88 fL, HCM 28 pg, CHCM 37 g/dL, RDW 13%, leucócitos 6.500/mm^3 (30% linfócitos, 65% neutrófilos, 5% monócitos), plaquetas 350.000/mm^3. Foi descrita no hemograma a presença de esferócitos em esfregaço de sangue periférico. Reticulócitos 4,6%.
- Condutas no diagnóstico diferencial:
  - Vide Figura 2.
  - Reticulócitos aumentados; anemia leve; esferócitos presentes em lâmina do sangue periférico; exame físico, com icterícia e esplenomegalia, e história familiar sugestivos de hemólise – a principal hipótese diagnóstica seria anemia hemolítica hereditária.
  - Solicitar: DHL (desidrogenase láctica), haptoglobina, bilirrubinas; teste de antiglobulina direto (Coombs direto).
  - Considerar solicitação de curva de fragilidade osmótica ou EMA (teste de ligação eosina-5-maleimida), haja vista a hipótese diagnóstica em questão.

REFERÊNCIAS

1. Brugnara C, Oski FA, Nathan DC. Diagnostic approach to the anemic patient. In: Fisher DE, Look AT, Lux IV SE, Ginsburg D, Nathan DG. Nathan and Oski's hematology and oncology of infancy and childhood. 8th ed. Philadelphia: Saunders Elsevier; 2015. p. 293-307.

2. Buttarello M. Laboratory diagnosis of anemia: are the old and new red cell parameters useful in classification and treatment, how? Int J Lab Hematol. 2016;38:Suppl 1:123-32.
3. Freeman AM, Zubair M. Anemia Screening. 2025 Feb 17. In: StatPearls. Treasure Island: StatPearls Publishing; 2025.
4. Garanito MP. Diagnóstico diferencial das anemias. In: Carneiro JDA. Hematologia Pediátrica. Barueri: Manole; 2013.
5. Kett JC. Anemia in Infancy. Pediatr Rev. 2012;33(4):186-7.
6. Khan L. Anemia in Childhood. Pediatr Ann. 2018;47(2):e42-e47.
7. Loggetto SR, Silva DB, Braga JAP. Diagnóstico Diferencial das Anemias. In: Constantino CF, Solé D, Silva CAA, Silva LR, Liberal EF, Lopes FA, Silva AC, organizadores. Tratado de Pediatria: Sociedade Brasileira de Pediatria. 6th ed. Barueri: Manole; 2025. p. 571-6.
8. Maner BS, Killeen RB, Moosavi L. Mean Corpuscular Volume. 2024 Jul 27. In: StatPearls. Treasure Island: StatPearls Publishing; 2025.
9. WHO. Haemoglobin concentrations for the diagnosis of anaemia and assessment of severity. Genebra: World Health Organization; 2011.

22

Anticoncepção na adolescência: quando iniciar e métodos

Ana Beatrice Bonganha Zanon

Filumena Maria da Silva Gomes

Maria Helena Valente

INTRODUÇÃO

- A taxa de fecundidade no Brasil entre meninas de 15 a 19 anos é de 51,4 a cada mil nascidos vivos, em 2023, acima da média mundial, de 41,3 a cada mil (segundo a Organização Mundial da Saúde [OMS] em 10 de abril de 2024).
- Com base nos dados da OMS, 55% das gravidezes não planejadas entre adolescentes com idades entre 15 e 19 anos terminam em abortos, que são frequentemente inseguros nos países de baixa e média renda.
- Globalmente, a taxa de natalidade de meninas adolescentes de 10 a 14 anos em 2023 foi estimada em 1,5 por 1.000 mulheres, com taxas mais altas na África Subsaariana, na América Latina e no Caribe.
- A gravidez na adolescência (de 10 a 19 anos) leva a maior risco de eclâmpsia, endometrite puerperal e infecções sistêmicas do que em mulheres de 20 a 24 anos, e recém-nascidos de mães adolescentes apresentam risco aumentado de baixo peso ao nascer, parto prematuro e condições neonatais graves.
- O aconselhamento sobre métodos anticoncepcionais e prevenção de infecções sexualmente transmissíveis (IST) deve ser orientado a todas as adolescentes que já têm vida sexual ativa ou que desejam iniciá-la. É importante lembrar que a maioria das pessoas iniciará a atividade sexual na adolescência.
- Durante a consulta ginecológica, o sigilo médico deve ser mantido, oferecendo à adolescente o direito à confidencialidade, privacidade, individualidade e autonomia.

- A gravidez na adolescência leva a graves consequências para a saúde, sociais e econômicas. A prevenção da gravidez na adolescência é fundamental para alcançar melhorias na saúde em longo prazo e os Objetivos de Desenvolvimento Sustentável (ODS) de saúde materna e neonatal.

QUANDO INICIAR

- A avaliação do comportamento sexual do adolescente deve ser realizada em toda consulta, conforme a orientação do guia Consulta do Adolescente da Sociedade Brasileira de Pediatria (SBP) (Quadro 1).

QUADRO 1 HEEADSSS: avaliação do comportamento sexual de adolescentes da Sociedade Brasileira de Pediatria.

1. Você já se sentiu atraído por alguém? Meninos, meninas ou ambos?
2. Você já fez sexo? Sexo oral? Sexo anal?
3. Quantos parceiros sexuais você já teve?
4. Quantos anos você tinha quando fez sexo pela primeira vez?
5. Alguém já te tocou de uma forma que você não queria ser tocado ou te forçou a fazer algo que não queria fazer sexualmente?
6. Você está namorando alguém agora? Quantos anos ele(a) tem?
7. Você gosta do(a) seu namorado(a)? Você se sente seguro(a) com ele(a)?
8. Você está em um relacionamento agora?
9. Você tem relações sexuais ou contato sexual com um(a) parceiro(a) ou amigo(a)?
10. Você usou preservativo no seu último contato sexual?
11. Você já teve uma infecção sexualmente transmissível?

- Idealmente, os métodos anticoncepcionais devem ser introduzidos em consulta pré-concepcional, já que a partir da coitarca existe o risco de engravidar e de contrair IST.
- Durante a consulta, é importante avaliar as comorbidades da paciente que podem contraindicar o uso de algum método anticoncepcional e, também, o uso de medicações que possam interagir com o método (Quadros 2 e 3).

QUADRO 2 Contraindicações gerais aos métodos contraceptivos.

Estrogênios	Progestagênios
Hipercoagulação	Obesidade
Hipertensão arterial	Dislipidemia (↑ colesterol total, LDL-c e triglicérides)
Aumento de triglicérides	Diabete melito
Agravamento de neoplasias de mama e endométrio	
Metabolização prejudicada na insuficiência hepática	
Interação medicamentosa com certos antiepilépticos e antirretrovirais	
Dispositivos intrauterinos: Condições locais: inflamações infecciosas e neoplásicas e deformações da cavidade uterina; restrições hormonais devido ao hormônio progestagênio	
Esterilizações: quesitos legais e questões de operabilidade	
Demais métodos: considerar riscos e benefícios representados pelo menor número de contraindicações em relação às menores taxas de efetividade	

Fonte: Araújo FF et al., 2018.

QUADRO 3 Interações medicamentosas com anticoncepcional combinado.

Medicações	Efeito – diminuição da ação anticoncepcional
Anticonvulsivantes	Barbitúricos (incluindo fenobarbital e primidona) Carbamazepina e oxcarbazepina felbamato Fenitoína Topiramato Vigabatrina
Anti-infecciosos	Rifampicina

Fonte: Fernandes CE; de Sá MFS, 2018.

MÉTODOS

- Os métodos contraceptivos se dividem em métodos comportamentais, métodos de barreira, hormonais combinados, hormonais apenas com progestagênicos, contraceptivos reversíveis de longa duração e contraceptivos de emergência.

Métodos comportamentais

- Tipos: variação da temperatura corporal basal, características do muco cervical, cálculos do período fértil baseados na duração do ciclo menstrual.
- Contraindicados na adolescência, pelo alto risco de falha.
- Importante: Por um período de cerca de 2 anos após a menarca, a menina apresenta ciclos anovulatórios e irregulares; desse modo, não é possível prever quando será o período fértil.

Métodos de barreira

Preservativos

- Único método capaz de prevenir contra IST. Assim, deve ser utilizado em toda relação sexual, independentemente da introdução de outro método anticoncepcional.
- Os adolescentes com idade entre os 15 e 24 anos representam aproximadamente metade de todas as novas IST nos Estados Unidos a cada ano, apesar de representarem apenas 13% da população nesse país.
- Preservativo masculino:
  - Método anticoncepcional mais utilizado no Brasil (Figura 1).
  - Distribuição gratuita pelo Sistema Único de Saúde (SUS).
  - A taxa de falha varia de 2% a 15%; essa variação se deve a erros durante o uso do método.
- Preservativo feminino:
  - Mais caro e de distribuição mais limitada.
  - Protege também a genitália externa contra IST (Figura 2).
  - A taxa de falha varia de 5% a 21%.

Outros métodos de barreira

- Diafragma:
  - Capuz côncavo de borracha que cobre o colo uterino e impede a ascensão dos espermatozoides na cavidade uterina (Figura 3).
  - Pode ser utilizado juntamente com espermicidas.
  - É reutilizável, com duração de cerca de 3 a 5 anos.

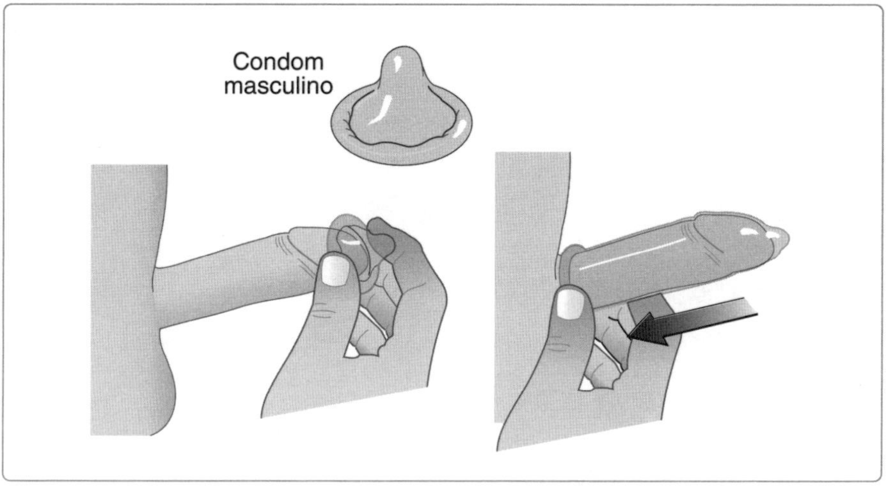

FIGURA 1
Condom masculino.
Fonte: Araújo FF et al., 2018.

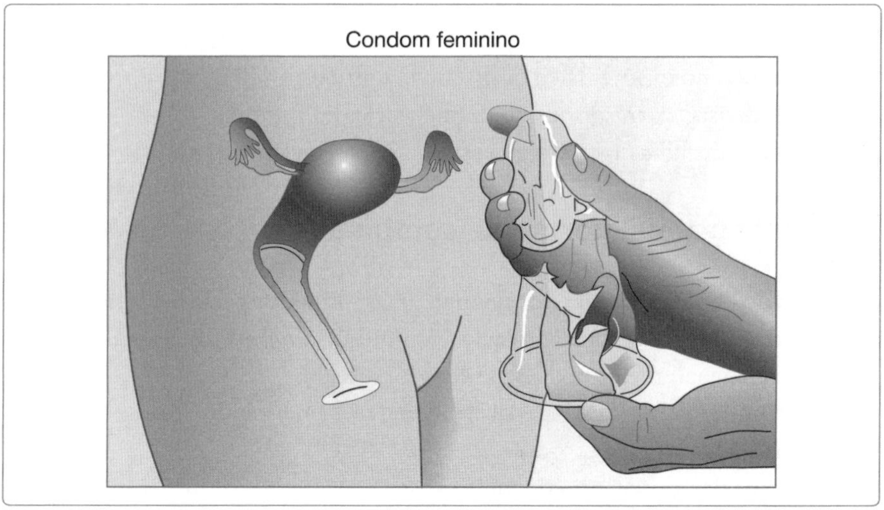

FIGURA 2
Condom feminino.
Fonte: Araújo FF et al., 2018.

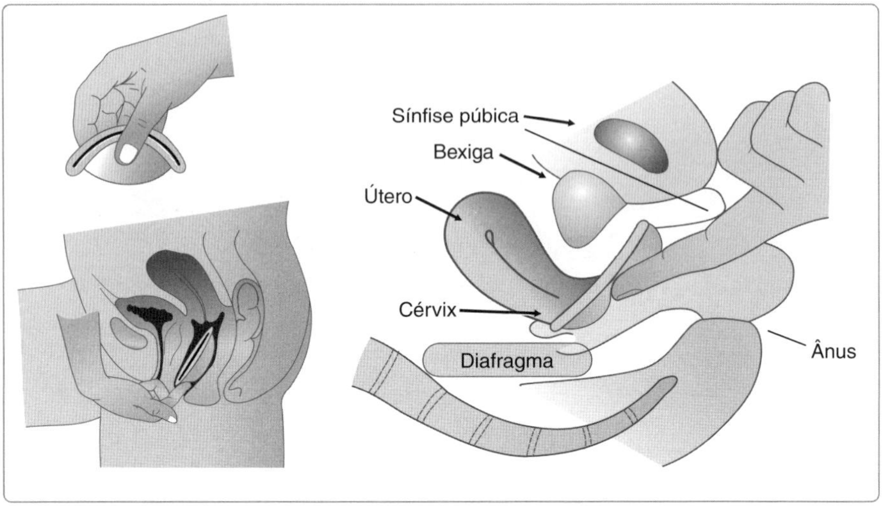

FIGURA 3
Diafragma.
Fonte: Araújo FF et al., 2018.

- O tamanho é específico para cada paciente e deve ser avaliado pelo médico no exame físico (a distância entre o fundo de saco posterior e a subdivisão corresponde ao diâmetro do diafragma).
- A taxa de falha do diafragma associado ao espermicida varia de 6% a 16%.

Anticoncepcional hormonal combinado

- Além do benefício anticoncepcional, os combinados podem auxiliar na dismenorreia, regularização do ciclo, diminuição do fluxo, melhora da tensão pré-menstrual, melhora da acne e do hirsutismo.
- O uso pode ser iniciado a partir da menarca, sem repercussões no desenvolvimento do sistema reprodutor.
- Pode interferir no ganho de massa óssea.
- Vias de administração: oral, vaginal, transdérmica e injetável.

Oral

- Múltiplas formulações com uso de etinilestradiol (15, 30 a 50 ug) e diferentes tipos de progestagênicos (como desogestrel, gestodeno, drospirenona, levonorgestrel, ciproterona, clormadinona, noretisterona).
- Há diversas apresentações: 21 comprimidos diários com pausa 7 dias; 24 comprimidos diários com pausa de 4 dias; 24 comprimidos diários com 4 comprimidos placebos; e comprimidos de uso contínuo.
- Pode auxiliar no tratamento de acne e hirsutismo com o uso de progestagênios menos androgênicos (acetato de ciproterona, clormadinona, drospirenona, desogestrel).
- Sua taxa de continuidade de uso é baixa, pois necessita de uso regular, com taxa de falha de cerca de 8%, devido ao uso incorreto (Figuras 4 e 5 e Tabela 1).

Orientações em caso de esquecimento de uso

↓

1 – Pílulas com 30 a 35 mcg de etilnilestradiol:
esqueceu 1 ou 2 pílulas ou começou a cartela com 1 dia de atraso
2 – Pílulas com 20 mcg ou menos de etinilestradiol:
esqueceu 1 pílula ou começou a cartela com 1 dia de atraso

↓

Tomar a pílula ativa assim que possível, 2 pílulas no mesmo dia e até de uma única vez, se necessário, e continuar o uso da cartela no horário regular
1 – Pílulas com 30 a 35 mcg de etilnilestradiol:
esqueceu 3 ou mais pílulas ou começou a cartela com 3 dias de atraso
2 – Pílulas com 20 mcg ou menos de etinilestradiol:
esqueceu 2 ou mais pílulas ou começou a cartela com 2 dias de atraso

↓

- Tomar a pílula ativa assim que possível, 2 pílulas no mesmo dia e até de uma única vez, se necessário, deixar as demais pílulas esquecidas na cartela e continuar o uso da cartela no horário regular
- Abster-se das relações sexuais ou usar preservativo até que se tenham tomado 7 pílulas na sequência
- Se o esquecimento foi na 3ª semana da cartela, terminar de tomar as pílulas ativas e iniciar a próxima cartela imediatamente após, sem intervalo

FIGURA 4
Como proceder após o esquecimento de uso dos comprimidos anticoncepcionais.
Fonte: Hirata AM et al., 2017.

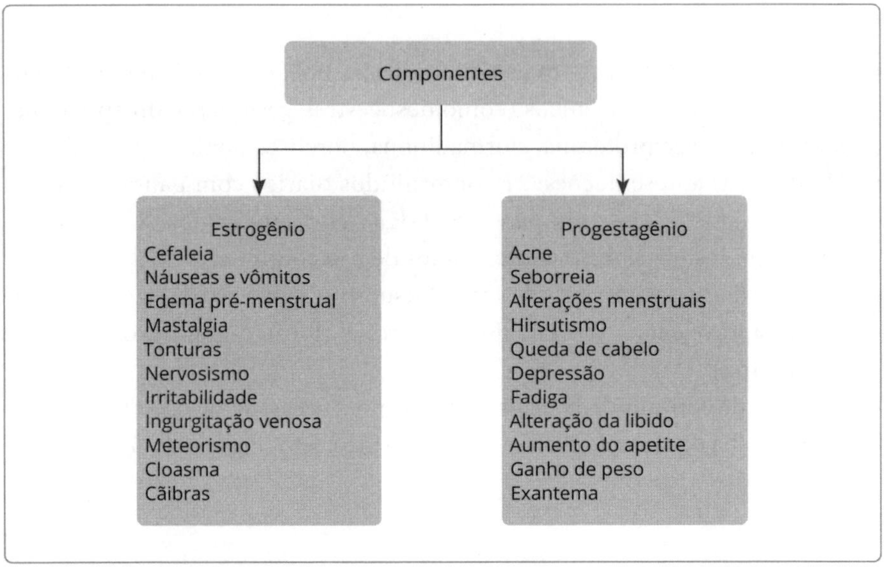

FIGURA 5
Principais efeitos colaterais dos anticoncepcionais.
Fonte: Melo NR; Pompei LM, 2016.

TABELA 1 Anticoncepcionais combinados disponíveis no Brasil.

Nomes	Estrogênio (EEE2)	µg/mg	Progestagênio	µg/mg	Apresentação	Dose
Adoless®, Alexa®, Lizzy®, Minesse®, Mínima®, Mirelle®, Siblima®, Tantin®		15	DSG	60		Muito baixa
Allestra®, Diminut®, Femiane®, Ginesse®		20	GTD	75		Muito baixa
Dioless®, Femina®		20	DSG	150		Muito baixa
Iumi®, Ludy®, Niki®, Yaz®		20	DPN	3 mg		Muito baixa

(continua)

TABELA 1 Anticoncepcionais combinados disponíveis no Brasil. (*continuação*)

Nomes	Estrogênio (EEE2)	µg/mg	Proges-tagênio	µg/mg	Apresen-tação	Dose
Malu®, Mercilon®, Minian®, Primera 20®		20	GTD	75		Muito baixa
Harmonet®, Micropil®, Previane®, Tamisa 20®		20	GTD	75		Muito baixa
Level®, Miranova®		20	LNG	100		Muito baixa
Aixa®, Belara®, Clarisa®		30	Ac CLN	2 mg		Baixa
Artemidis 35®, Diane 35®, Ciclovulon®, Diclin®, Duelle®, Ferane 35®, Lydian®, Selene®, Tess®		30	Ac CPT	200		Baixa
Dalyne®, Dina®, Elani 28®, Elani ciclo®, Liara®, Lyllas®, Molieri 30®, Yang 30®, Yazmin®		30	DPN	3 mg		Baixa
Microdiol®, Desodiol®, Primera 30®		30	DSG	150		Baixa
Fertinon®, Ginesse®, Gynera®, Minulet®, Tamisa 30®		30	GTD	75		Baixa
Gestinol®		30	GTD	75	28 c	Baixa

(*continua*)

TABELA 1 Anticoncepcionais combinados disponíveis no Brasil. (*continuação*)

Nomes	Estrogênio (EEE2)	μg/mg	Progestagênio	μg/mg	Apresentação	Dose
Concepnor®, Gestrelan®, Levogen®, Ciclo 21®, Ciclofemme®, Microvlar®, Nociclin®, Nordette®		30	LNG	150		Baixa
Ovoresta®		37,5	LNT	750		Baixa
Qlaira®	Val E2	2 x 3 mg; 5 x 2 mg; 17 x 2 mg; 2 x 1 mg; 2 x 0 mg	DNG	2 x 0 mg; 5 x 2 mg; 17 x 3 mg; 2 x 0 mg; 2 x 0 mg		Baixa
Mercilon Conti®		21 x 20 μg; 5 x 10 μg; 2 x P	DSG	150		Baixa
Trinovum®		21 x 35 μ	LNG	7 x 500 μ; 14 x 750; 7 x 1000		Baixa
Trinordiol®, Levordiol®		6 x 30 μg; 5 x 40; 10 x 30	LNG	6 x 50 μg; 5 x 75; 10 x 125		Baixa

(*continua*)

TABELA 1 Anticoncepcionais combinados disponíveis no Brasil. (*continuação*)

Nomes	Estrogênio (EEE2)	µg/mg	Proges-tagênio	µg/mg	Apresen-tação	Dose
Gracial®		7 x 40 µg; 15 x 30	DSG	7 x 25 µg; 15 x 125		Baixa
Anfertil®		50	LNG	500		Média
Evanor®, Lovellhe®, Neovlar®, Normamor®, Primovlar®		50	LNG	250		Média
Anacyclin®	Mestranol	100	LNT	100		Média
Biofin®	Mestranol	80	NET	2.000		Média
Megestran®	Mestranol	100	NET	500		Média
Adijet®, Daiva®, Perlutan®, Uno-ciclo®	EN E2	10 mg	Af AGT	150 mg	1 amp/m	
Ciclofemina®, Depomês®	Cip E2	5 mg	DMPA	25 mg	1 amp/m	
Mesigyna®, Noregyna®	Val E2	5 mg	EN NET	50 mg	1 amp/m	
Evra®	E2	60 mg: 20 µg/d	NGTM	6 mg: 150 µg/d	3 adesivos	Muito baixa
Nuvaring®	EE2	2,7 mg: 15 µg/d	ETG	11,7 mg: 120 µg/d	1 anel vaginal	Muito baixa

Ac: acetato; Amp/m: ampola/mês; Af AGT: acetofenido de algestona; CLN: clormadinona; CIP: cipionato; CPT: ciproterona; DMPA: acetato de medroxiprogesterona; DNG: dienogeste; DPN: drospirenona; DSG: desogestrel; E2: estradiol; EE2: etinilestradiol; EN E2: enantato de estradiol; EN NET: enantato de noretisterona; ETG: etonogestrel; GTD: gestodeno; LNG: levonorgestrel; LNT: linestrenol; NET: noretisterona; NNG: nomegestrol; NGTM: norelgestromina; NGT: norgestrel; VAL: valerato.
Fonte: Araújo FF et al., 2018.

Anel vaginal

- Libera diariamente 15 mcg de etinilestradiol e 120 mcg de etonogestrel, inserido e retirado pela paciente.
- Mantido na vagina por 3 semanas, com 1 semana de intervalo quando ocorre a menstruação (Figura 6).
- Não interfere na relação sexual.

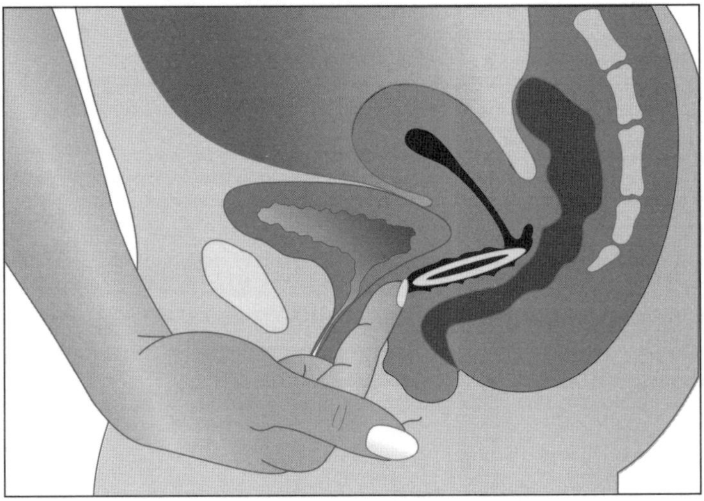

FIGURA 6
Anel vaginal.
Fonte: Araújo FF et al., 2018.

Transdérmico (adesivo)

- Adesivo fino de 20 cm^2/libera diariamente 20 mcg de etinilestradiol e 150 mcg de norelgestromina.
- Um adesivo por semana por 3 semanas, com 1 semana de pausa quando ocorre a menstruação.
- Pode ser aplicado no abdômen, nádega, parte superior do braço, parte superior do tronco, sobre pele limpa, seca, sem cremes.
- Eficácia diminui se peso corpóreo > 90 kg (Figura 7).

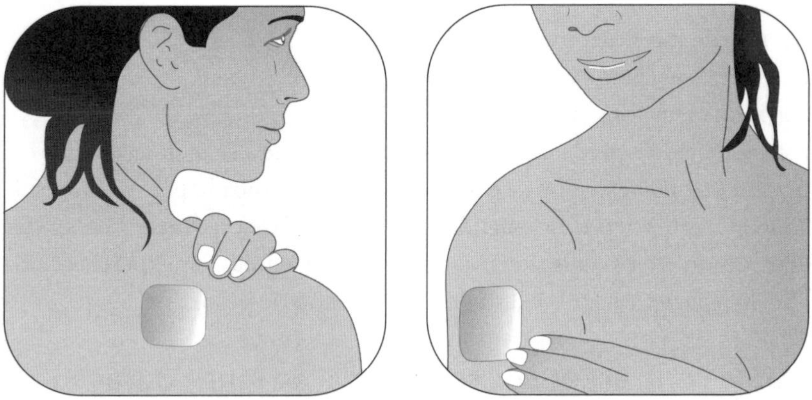

FIGURA 7
Adesivo transdérmico anticoncepcional.
Fonte: Araújo FF et al., 2018.

Injetável

- Disponíveis no mercado: enantato de noretisterona 50 mg + valerato de estradiol 5 mg ou acetato de medroxiprogesterona 25 mg + cipionato de estradiol 5 mg.
- Aplicação intramuscular, de preferência até o quinto dia do ciclo menstrual, e após reaplicar a cada 30 dias.
- Boa opção para as adolescentes que não conseguem aderir ao uso diário de anticoncepcional ou apresentam intolerância gastrointestinal com a via oral.

Anticoncepcionais hormonais apenas com progestagênios

- Podem ser utilizados durante a amamentação e em pacientes com contraindicações aos estrogênios.

Oral

- Minipílulas: levonorgestrel 30 mcg, noretisterona 0,35 mg, linestrenol 0,5 mg.
- Desogestrel 75 mcg.
- Ambas devem ser tomadas continuamente, sem pausa entre as cartelas.
- Podem ser utilizadas durante a amamentação.

Injetável

- Acetato de medroxiprogesterona 150 mg.
- Uso intramuscular a cada 90 dias (trimestral).
- Disponível na rede pública.
- Está associado a perda de massa óssea, que tende a se recuperar após cessar o uso da medicação. Por esse motivo, não está indicado para menores de 16 anos. Durante seu uso, orientar dieta rica em cálcio e prática de exercício físico.
- Tem, como efeitos colaterais, sangramento irregular, amenorreia (cerca de 55% das pacientes após 1 ano de uso) e ganho de peso.

Métodos contraceptivos reversíveis de longa duração

- Também conhecidos como Long Acting Reversible Contraception (LARC).
- Podem ser utilizados em nulíparas, embora a inserção seja um pouco mais difícil e a taxa de expulsão, maior.
- Método vantajoso para adolescentes, pois tem alta eficácia e altas taxas de continuidade e não depende da participação ativa da paciente.

DIU (dispositivos intrauterinos)

- Os DIU também podem ser inseridos no pós-parto, em até 48 horas após o parto, ou em até 4 semanas após.
- Os DIU são contraindicados na doença inflamatória pélvica, ou cervicite purulenta aguda ou nos últimos 3 meses.
- DIU de cobre:
  - Duração de 5 ou 10 anos, a depender do tipo de DIU.
  - Pode provocar o aumento do volume menstrual e aumento da dismenorreia.
  - Disponibilizado pelo SUS.
  - Formatos e tamanhos diversos.
- DIU de levonorgestrel:
  - O de 52 mg libera 20 mcg de levonorgestrel por dia.
  - Apresentações de 52 e 19,5 mg de levonorgestrel.
  - Duração de 5 anos.
  - Bom controle de dismenorreia e menorragia.
  - Não disponibilizados pelo SUS.

Implante subdérmico

- 68 mg de etonogestrel, liberando 65 ug diariamente.
- Exige treinamento específico para inserção e retirada.
- Duração por 3 anos (Figura 8).
- Retorno imediato à fertilidade após retirada.
- Pode causar alterações no fluxo menstrual, como amenorreia (21% das mulheres no primeiro ano de uso) ou irregularidade menstrual.

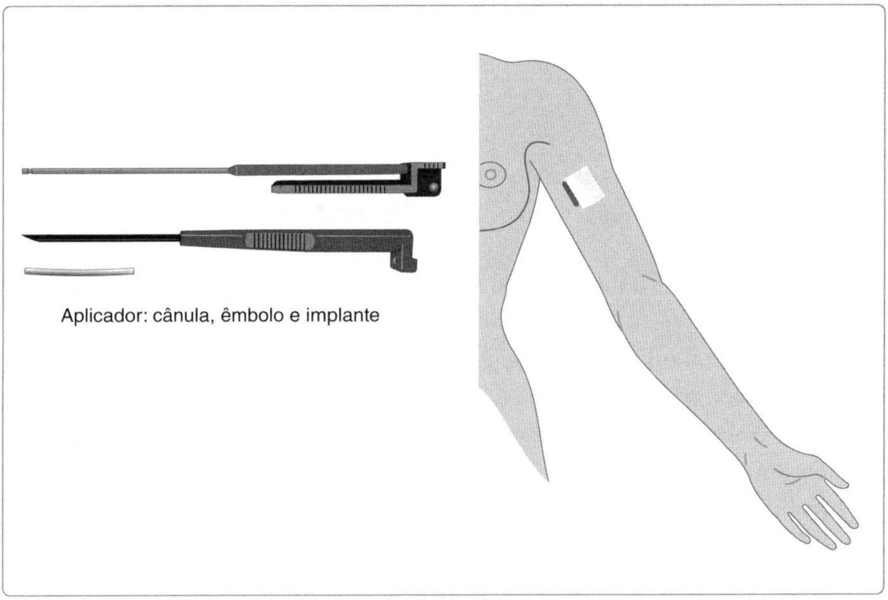

FIGURA 8
Implante subdérmico.
Fonte: Araújo FF et al., 2018.

Anticoncepção de emergência

- Indicações: relação sem proteção, falha potencial de um método utilizado, abuso sexual.
- Pílula contendo apenas progestagênio: 1,5 mg de levonorgestrel em dose única ou dividido em duas doses com intervalo de 12 horas.
- Pílula combinada (método de Yuzpe): etinilestradiol 100 mcg + levonorgestrel 0,5 mg em duas doses com intervalo de 12 horas.

- Podem ser utilizados até 5 dias após a relação sexual. Quanto mais cedo, maior a eficácia.
- Não deve ser utilizada como rotina pois pode causar sangramento irregular e diminuição da ação contraceptiva.

Casos em que a anticoncepção de emergência pode ser usada

- Falta de uso de contraceptivo durante o coito.
- Falha mecânica do preservativo masculino (rotura, deslizamento ou vazamento).
- Deslocamento, rotura ou uso incorreto do diafragma, do capuz cervical ou da camisinha feminina.
- Falha do comprimido ou do espermaticida em dissolver antes da relação.
- Erro na prática do coito interrompido.
- Esquecimento de contraceptivos orais (qualquer esquecimento de 2 pílulas consecutivas).
- Esquecimento de contraceptivos orais contendo apenas progestagênio (um ou mais).
- Expulsão total ou parcial de um dispositivo intrauterino.
- Exposição a agente teratogênico potencial (como isotretinoína ou talidomida se não estiver usando contraceptivo).
- Atraso na aplicação de um contraceptivo injetável (> 2 semanas para uma formulação contendo apenas progestagênio, como o acetato de medroxiprogesterona de depósito) ou > 3 dias para injetáveis combinados com estrogênio e progesterona.
- Violência sexual.

TAXA DE FALHA DOS MÉTODOS ANTICONCEPCIONAIS

- Todo método anticoncepcional apresenta uma taxa de falha.
- A taxa de uso correto pode ser distinta da taxa de uso habitual, pois muitos métodos dependem do uso correto e consistente da paciente (Figura 9).

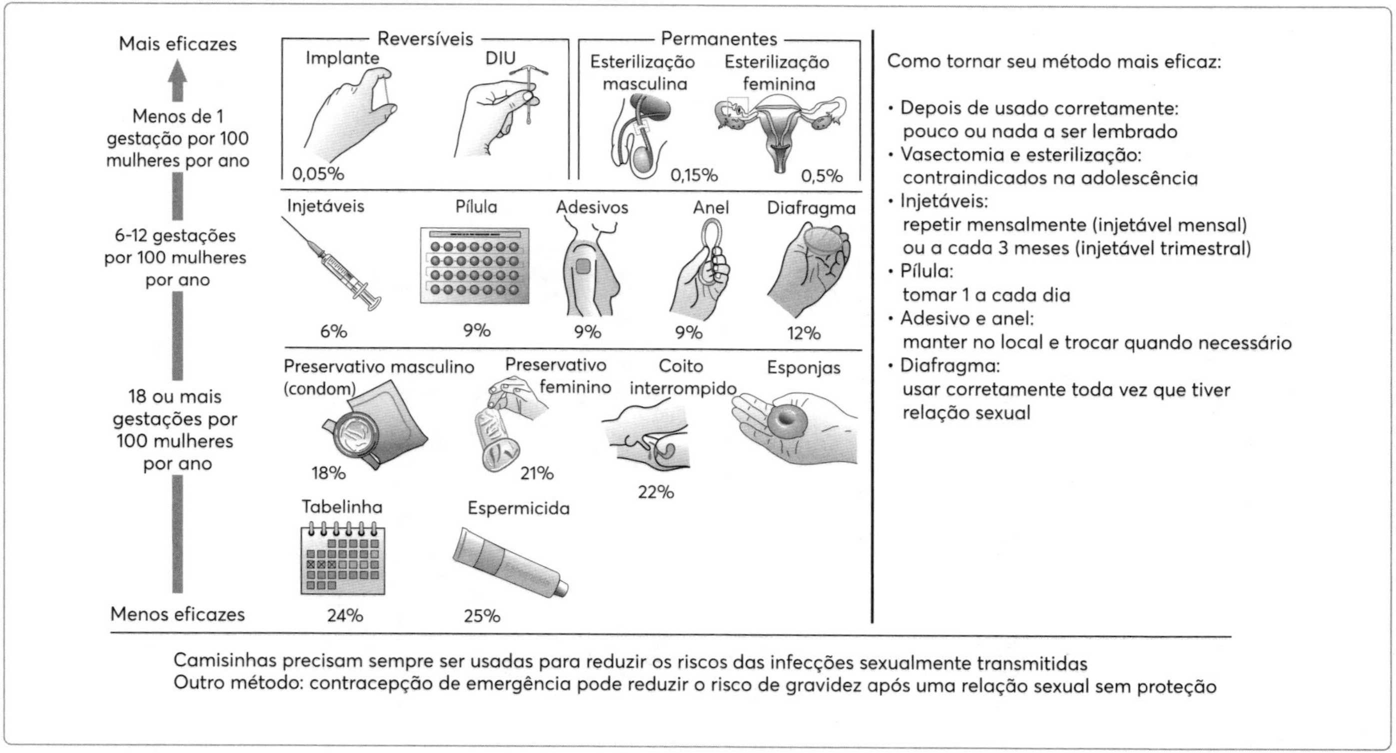

FIGURA 9

Eficácia dos métodos anticoncepcionais – taxa de gravidez não desejada por 100 mulheres no primeiro ano de uso.

DIU: dispositivo intrauterino.
Fonte: Hirata AM et al., 2025.

CONCLUSÃO

- O uso de métodos duplos de anticoncepção, como preservativos em combinação com métodos anticoncepcionais, é o mais eficaz para proteger contra IST e gravidez indesejada, sendo esta a prática anticoncepcional ideal para adolescentes.

PRESCRIÇÃO NA PRÁTICA

Exemplo de prescrição (cada caso deve ser avaliado individualmente e a decisão deve ser tomada pelo médico responsável pelo caso).

- Paciente de 15 anos está em consulta de rotina na Unidade Básica de Saúde (UBS) para tratamento de sobrepeso. Pergunta sobre o uso da pílula anticoncepcional oral, pois planeja ter relações sexuais com seu namorado e colega de classe, também de 15 anos. Os dois não tiveram parceiros anteriores, e seus pais não têm conhecimento desse desejo.
- As opções de anticoncepção devem ser discutidas com a adolescente, assim como garantir a confidencialidade da consulta e o sigilo médico. Conversar com a adolescente sobre a possibilidade de envolver os pais ou familiares nessa discussão, e respeitar a sua decisão.
- Deve-se ter cautela ao prescrever contraceptivos de curto prazo, dada a maior chance de gravidez indesejada.
- O LARC é superior a todos os outros métodos contraceptivos. O implante subdérmico é o método mais vantajoso para as adolescentes, pois tem alta eficácia e altas taxas de continuidade e não depende da participação ativa da paciente.
- O Ministério da Saúde incorporou o uso do implante contraceptivo subdérmico de etonogestrel no SUS para adolescentes de 14 a 17 anos em julho de 2025, após recomendação da Conitec e publicação de uma portaria.
- Por outro lado, os métodos de barreira são os únicos capazes de prevenir contra IST. Assim, deve ser orientada a sua utilização em toda

(continua)

(continuação)

relação sexual, independentemente da introdução de outro método anticoncepcional.

- Prescrição:
  - Colocação de implante subdérmico de etonogestrel por profissional treinado.
  - Orientação e aprendizado de uso de método de barreira (preservativo masculino e feminino).
  - Programar controle laboratorial de IST.
  - Agendar retorno em 30 a 60 dias para acompanhamento.

REFERÊNCIAS

1. Araújo FF, Bella ZIKJ, Haiek DB. Planejamento familiar e contracepção. In: Girão MJBC, Lima GR, Baracat EC, Sartori MGF, Nazário ACP. Ginecologia. 2nd ed. Barueri: Manole; 2018.
2. Bachrach LK. Hormonal Contraception and Bone Health in Adolescents. Front Endocrinol (Lausanne). 2020;11:603.
3. Barrett C, Shih E, Warren JB. Adolescent Sexual Health: A Focus on the Sexual Health Portion of HEADSS Examination. Pediatr Rev. 2025;46(5):235-44.
4. Brasil. Ministério da Saúde. Conitec. Implante subdérmico de etonogestrel para contracepção em adolescentes de 14 a 17 anos. Brasília, DF: MS; 2025. https://www.gov.br/conitec/pt-br/midias/consultas/relatorios/2025/resoc_542_implanon_contracepcao_adolescente.pdf.
5. Brasil. Ministério da Saúde. Secretaria de Atenção à Saúde. Departamento de Ações Programáticas Estratégicas. Marco teórico e referencial: saúde sexual e saúde reprodutiva de adolescentes e jovens/Ministério da Saúde, Secretaria de Atenção à Saúde, Departamento de Ações Programáticas Estratégicas. – Brasília, DF: MS; 2007. 56 p.
6. CDC. Reproductive Health: Teen Pregnancy. Contraceptive and Reproductive Health. https://www.cdc.gov/reproductive-health/hcp/teen-pregnancy-prevention/index.html.
7. Curtis KM, Nguyen A, Reeves JA, Clark EA, Folger SG, Whiteman MK. Update to U.S. Selected Practice Recommendations for Contraceptive Use: Self-Administration of Subcutaneous Depot Medroxyprogesterone Acetate. MMWR Morb Mortal Wkly Rep. 2021;70(20):739-43.
8. Fernandes CE, de Sá MFS. Tratado de Ginecologia FEBRASGO. 1st ed. Rio de Janeiro: Guanabara Koogan; 2018. 1024 p.
9. Guazelli CAF, Barbieri M. Anticoncepção na adolescência. In: Urbanetz AA. Ginecologia e Obstetrícia Febrasgo para o médico residente. 2nd ed. Barueri: Manole; 2021.
10. Hirata AM, Bonetto DVS, Andrade EP, Surita FGC. Gravidez na adolescência: Prevenção, contracepção e particularidades do pré-natal. Tratado de Pediatria: Sociedade Brasileira de Pediatria. Vol. 1. 6th ed. Barueri: Manole; 2025. p.916-21.

11. Hirata AM, Nogueira KT, Reato LFN. Gravidez e contracepção na adolescência. In: Burns DAR, Júnior DC, Silva LR, Borges WG, Blank D. Tratado de Pediatria: Sociedade Brasileira de Pediatria. 4th ed. Barueri: Manole; 2017.
12. Lopez FA, Giribela FEG, Konstantyner T. Contracepção de emergência na adolescência. In: Lopez FA, Giribela FEG, Konstantyner T. Terapêutica em Pediatria. 3rd ed. Barueri: Manole; 2018.
13. Lubianca JN, Machado RB. Anticoncepção nos extremos reprodutivos: adolescência e Perimenopausa. In: Fernandes CE, de Sá MFS. Tratado de Ginecologia Febrasgo. 1st ed. Rio de Janeiro: Elsevier; 2019.
14. Machado RB, Monteiro IM, Magalhães J, Guazzelli CA, Brito MB, Lubianca JN, et al. Aspectos atuais dos contraceptivos reversíveis de longa ação. In: Contracepção reversível de longa ação. São Paulo: Federação Brasileira das Associações de Ginecologia e Obstetrícia (FEBRASGO): 2022. [Série Orientações e Recomendações FEBRASGO, nº 1/Comissão Nacional de Anticoncepção].
15. Melo NR, Pompei LM. Anticoncepção. In: Martins MA, Carrilho FJ, Alves VAF, Castilho EA, Cerri GG. Clínica médica: volume 1. 2nd ed. Barueri: Manole; 2016.
16. Ross S, Polyakov A. Contraception options during pubertal transition: Risks, benefits and considerations. Aust J Gen Pract. 2024;53(10):740-5.
17. Sociedade Brasileira de Pediatria (SBP). Anticoncepção na Adolescência. Guia Prático de Utilização. Nº 7, fevereiro de 2018. https://www.sbp.com.br/fileadmin/user_upload/20290c-GPA_-_Anticoncepcao_na_Adolescencia.pdf.
18. Sociedade Brasileira de Pediatria (SBP). Consulta do adolescente: abordagem clínica, orientações éticas e legais como instrumentos ao pediatra. Manual de Orientação. Nº 10, janeiro de 2019. https://www.sbp.com.br/fileadmin/user_upload/21512c-MO_-_ConsultaAdolescente_-_abordClinica_orientEticas.pdf.
19. Steiner RJ, Pampati S, Kortsmit KM, Liddon N, Swartzendruber A, Pazol K. Long-Acting Reversible Contraception, Condom Use, and Sexually Transmitted Infections: A Systematic Review and Meta-analysis. Am J Prev Med. 2021;61(5):750-60.
20. Todd N, Black A. Contraception for Adolescents. J Clin Res Pediatr Endocrinol. 2020;12(Suppl 1):28-40.
21. Trussell J. Contraceptive efficacy. In: Trussell J, Nelson AL, Cates W Jr, Stewart FH, Kowal D, editores. Contraceptive technology. 19th ed. Nova Iorque: Ardent Media; 2008. p. 343-60.
22. United Nations Children's Fund. Towards Ending Child Marriage: Global trends and profiles of progress. 2021. https://data.unicef.org/resources/towards-ending-child-marriage/.
23. World Health Organization. Adolescent pregnancy. 2024. https://www.who.int/newsroom/fact-sheets/detail/adolescent-pregnancy.
24. World Health Organization. Guideline on preventing early pregnancy and poor reproductive outcomes among adolescents in low- and middle-income countries. Genebra: World Health Organization; 2025. https://iris.who.int/bitstream/handle/10665/381100/9789240104105-eng.pdf?sequence=1.

23

Baixa estatura na criança: diagnóstico e tratamento

Larissa Kallas Curiati

Filumena Maria da Silva Gomes

Maria Helena Valente

DEFINIÇÃO

- A conceituação de baixa estatura segue princípios estatísticos, sendo definida como altura inferior a -2 desvios-padrão (-2DP) em relação à média de indivíduos da mesma idade, sexo e população, o que equivale a estar abaixo do percentil 2,5%.
- Estatisticamente, 3% das crianças normais encontram-se abaixo do percentil 3 da curva de crescimento estatural.
- Crianças que atendem à definição anterior, ou crianças com desaceleração do crescimento e queda de percentil, ou aquelas com estatura normal, mas fora do esperado pelo potencial genético, devem ser investigadas.
- O crescimento é considerado inadequado quando o paciente cresce abaixo do percentil 25 da curva de velocidade de crescimento.
- Quando uma criança cresce no percentil 50, tem alvo estatural no percentil 50, mas apresenta velocidade de crescimento no percentil 10, ela não tem baixa estatura, mas algum mecanismo está fazendo com que cresça inadequadamente nesse momento, motivo pelo qual deve ser investigada.

ETIOLOGIA

- Existem diversas causas para a baixa estatura, conforme segue:

- Variantes da normalidade:
  - Baixa estatura familiar.
  - Atraso constitucional do crescimento e puberdade.
  - Baixa estatura idiopática.
  - Pequenos para idade gestacional sem *catch-up*.
- Doenças crônicas sistêmicas com efeito no crescimento:
  - Desnutrição.
  - Uso crônico de corticoides.
  - Doenças gastrointestinais (doença celíaca, doença inflamatória intestinal etc.).
  - Doenças renais (insuficiência renal, acidose tubular renal).
  - Doenças pulmonares (fibrose cística).
  - Doenças cardíacas (cardiopatias congênitas, insuficiência cardíaca).
  - Doenças imunológicas (imunodeficiência combinada grave, infecções crônicas).
  - Doenças hematológicas (anemia falciforme).
  - Doenças reumatológicas (artrite idiopática juvenil sistêmica).
- Causas endocrinológicas:
  - Síndrome de Cushing.
  - Hipotireoidismo.
  - Deficiência de hormônio de crescimento (GH).
  - Puberdade precoce.
  - Raquitismos e alterações da vitamina D.
  - Diabete melito mal controlado (síndrome de Mauriac).
  - Diabete insipidus mal controlado.
  - Pseudo-hipoparatireoidismo.
- Doenças genéticas com efeitos primários no crescimento:
  - Síndrome de Turner.
  - Síndrome de Noonan.
  - Síndrome de Silver-Russell.
  - Síndrome de Prader-Willi.
  - Displasias esqueléticas.
  - Variantes do gene SHOX.
  - Outros.
  - Deprivação emocional.
  - Anorexia nervosa.
  - Corticoterapia.

- Irradiação de coluna ou corpo inteiro.
- Quimioterapia.

DIAGNÓSTICO

Diagnóstico clínico

- A história clínica e o exame físico completo são fundamentais para a avaliação da baixa estatura (Quadro 1).

QUADRO 1 Anamnese e exame físico da criança com baixa estatura.

Fator	Setor	Descrição/sinais
História clínica	História gestacional e perinatal	▪ Duração da gestação (semanas) ▪ Intercorrências na gestação ▪ Peso, comprimento e perímetro cefálico ao nascimento ▪ Intercorrências neonatais
	Antecedentes pessoais	▪ Doenças crônicas ▪ Internações ▪ Cirurgias ▪ Comorbidades ▪ História de fraturas ▪ Sintomas associados ▪ Desenvolvimento neuropsicomotor
	História do crescimento	▪ Idade do início da baixa estatura (sempre foi pequeno? Quando desacelerou o crescimento?) ▪ Dados de peso e altura desde o nascimento para construir o gráfico de crescimento ▪ Velocidade de crescimento anual
	Desenvolvimento puberal	▪ Cronologia do surgimento dos caracteres sexuais secundários
	Antecedentes familiares	▪ Estatura dos pais e irmãos ▪ Idade da puberdade dos pais e da menarca materna ▪ História familiar de baixa estatura ▪ Consanguinidade entre os pais

(continua)

QUADRO 1 Anamnese e exame físico da criança com baixa estatura. (*continuação*)

Fator	Setor	Descrição/sinais
Exame físico	Antropometria	▪ Peso, estatura, índice de massa corporal, perímetro cefálico ▪ Relação segmento superior/ segmento inferior ▪ Estágio puberal
	Exame pediátrico geral completo	–
História gestacional	Intercorrências neonatais	▪ Tipo de parto, trauma de parto, hipoglicemia e icterícia prolongada
Antecedentes pessoais	História de fraturas	▪ Traumatismo cranioencefálico
	Doenças anteriores	▪ Infecção ou irradiação de sistema nervoso central
	Doenças crônicas	▪ Anemia, doença inflamatória intestinal, doença cardiovascular, insuficiência renal etc.
História do crescimento	Cruzamento de percentis ou canais, falha no *catch-up*	–
Exame físico	Antropometria	▪ Envergadura dos braços
Exame pediátrico geral completo	Microfalo, dismorfismo e anormalidades craniofaciais da linha média	–

Cálculo da estatura-alvo

- É importante para avaliar o potencial genético de estatura da criança e é realizado de forma diferente entre os sexos:
  - Sexo feminino = [(altura do pai (cm) + altura da mãe (cm) – 13)/2] ± 5 cm.
  - Sexo masculino = [(altura do pai (cm) + altura da mãe (cm) + 13)/2] ± 5 cm.

Velocidade de crescimento

- Indicador de extrema importância na avaliação do crescimento. Após o nascimento, a velocidade de crescimento (VC) reduz progressivamente até a puberdade, quando apresenta uma nova aceleração durante o estirão puberal (Tabela 1).

TABELA 1 Velocidade de crescimento (média) de acordo com a faixa etária pediátrica.

Faixa etária	Velocidade de crescimento
In utero	60-100 cm/ano
0 a 1 ano	25 cm/ano
1 a 2 anos	12,5 cm/ano
2 a 4 anos	7 cm/ano
4 a 6 anos	6 cm/ano
6 anos a puberdade	5 cm/ano
Estirão puberal em meninas (Tanner 2 e 3)	8 a 12 cm/ano
Estirão puberal em meninos (Tanner 3 e 4)	10 a 14 cm/ano

Fonte: Alves CAD, 2019.

- Relação segmento superior/segmento inferior – útil na avaliação de baixa estatura desproporcionada (Tabela 2):
  - Segmento inferior = medida da sínfise púbica até a planta dos pés.
  - Segmento superior = estatura - segmento inferior.

TABELA 2 Relação segmento superior/segmento inferior (valores médios) em crianças e adolescentes.

Faixa etária (anos)	Sexo masculino	Sexo feminino
0,5-1,4	1,81	1,86
1,5-2,4	1,61	1,80
2,5-3,4	1,47	1,44
3,5-4,4	1,36	1,36
4,5-5,4	1,30	1,29
5,5-6,4	1,25	1,24
6,5-7,4	1,20	1,21
7,5-8,4	1,16	1,16

(continua)

TABELA 2 Relação segmento superior/segmento inferior (valores médios) em crianças e adolescentes. (*continuação*)

Faixa etária (anos)	Sexo masculino	Sexo feminino
8,5-9,4	1,13	1,14
9,5-10,4	1,12	1,11
10,5-11,4	1,10	1,08
11,5-12,4	1,07	1,07
12,5-13,4	1,06	1,07
13,5-14,4	1,04	1,09
14,5-15,4	1,05	1,10
15,5-16,4	1,07	1,12
16,5-17,4	1,08	1,12
17,5-18,4	1,09	1,12

Fonte: Alves CAD, 2019.

Gráficos de crescimento

- A estatura do paciente, assim como sua estatura-alvo e estatura plotada para idade óssea, deve ser colocada nos gráficos da Organização Mundial da Saúde (Figuras 1, 2, 3 e 4).

Diagnóstico laboratorial

- O diagnóstico laboratorial pode ser direcionado de acordo com a suspeita clínica, a história clínica e exame físico. Nos casos nos quais não houver suspeita etiológica, deve-se realizar uma triagem em busca de alguma doença de base que for silenciosa:
  - Hemograma completo, ferritina.
  - VHS, proteína C reativa (PCR).
  - TGO, TGP, gamaglutamiltransferase, proteínas totais e frações.
  - Ureia, creatinina, sódio, potássio.
  - Cálcio, magnésio, fósforo, fosfatase alcalina.
  - Gasometria venosa.
  - Antiendomísio IgG e IgA; antitransglutaminase IgA, e IgA total.
  - TSH, T4 livre.
  - IGF1, IGFBP3.
  - Urina I.

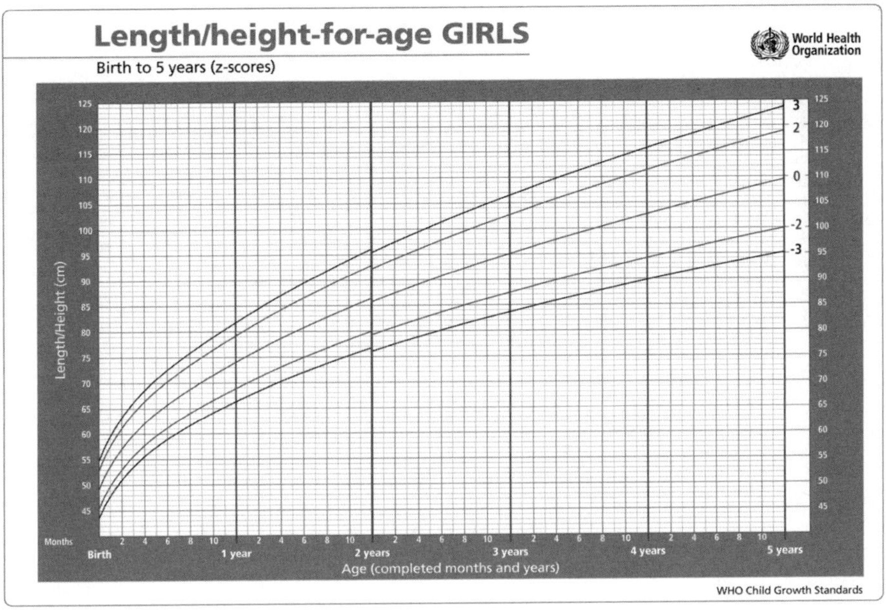

FIGURA 1

Curva de estatura para meninas de 0 a 5 anos.

Fonte: Organização Mundial da Saúde.

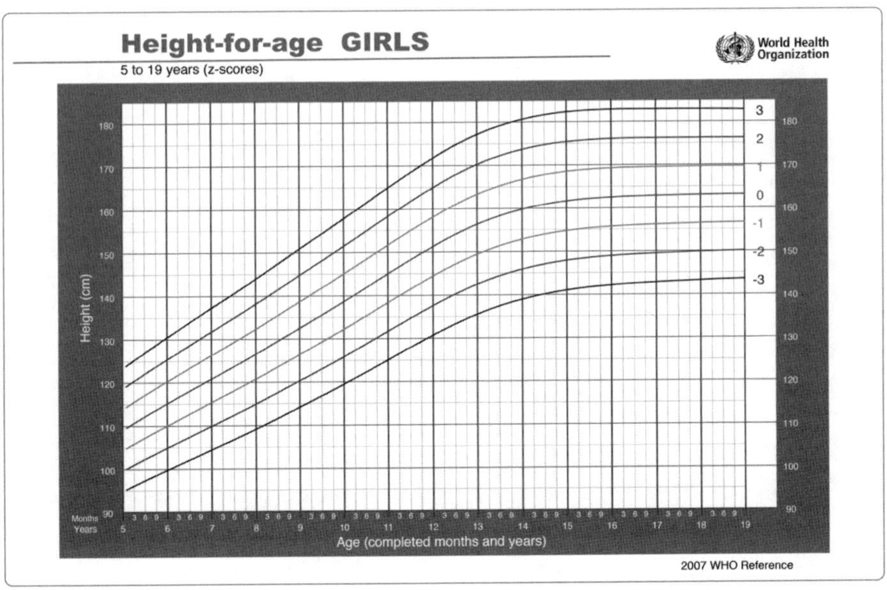

FIGURA 2

Curva de estatura para meninas de 5 a 19 anos.

Fonte: Organização Mundial da Saúde.

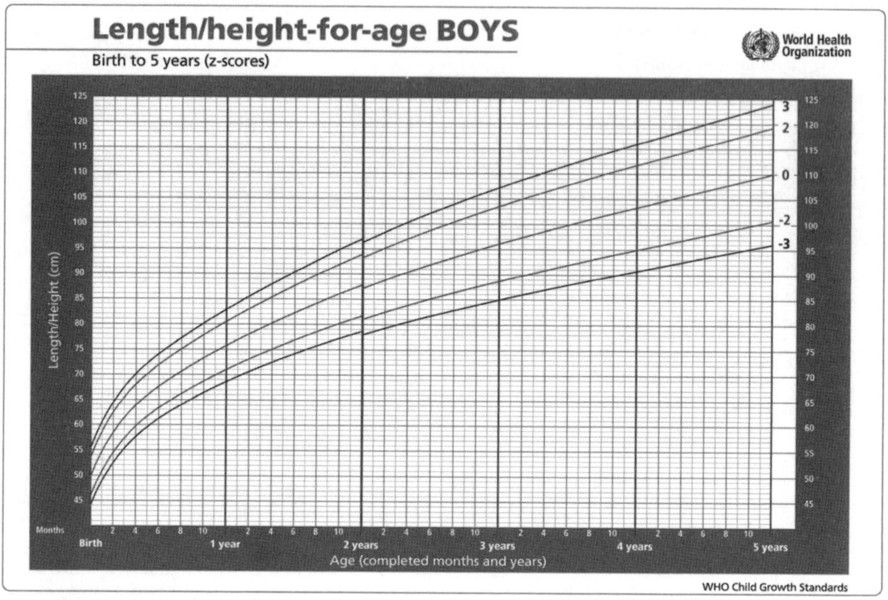

FIGURA 3

Curva de estatura para meninos de 0 a 5 anos.

Fonte: Organização Mundial da Saúde.

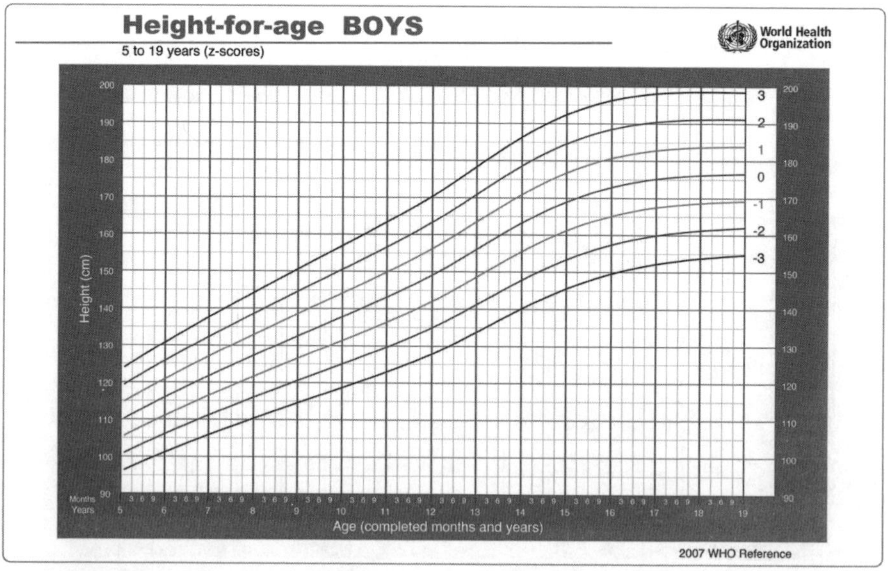

FIGURA 4

Curva de estatura para meninos de 5 a 19 anos.

Fonte: Organização Mundial da Saúde.

- Protoparasitológico de fezes.
- Cariótipo (sempre em meninas).
- Observação: teste de estímulo para avaliar a produção de GH deve ser solicitado pelo especialista na suspeita de deficiência de GH.

Diagnóstico por imagem

- Radiografia de mão e punho (para avaliação da idade óssea, segundo método de Greulich-Pyle).
- Ressonância de sela túrcica (na suspeita de deficiência de GH ou alteração de sistema nervoso central).

Diagnóstico genético

- Em crianças com baixa estatura e investigação clínica e laboratorial negativa (baixa estatura idiopática), pode-se considerar a realização de testes genéticos para definir a etiologia da baixa estatura.
- Outras indicações de pesquisa genética em crianças com baixa estatura incluem:
  - Baixa estatura grave (z-*score* de estatura -3 DP).
  - Deficiência hipofisária múltipla.
  - Deficiência de hormônio de crescimento grave.
  - Insensibilidade ao hormônio de crescimento.
  - Pequenos para idade gestacional que não realizaram *catch-up*.
  - Anomalias congênitas ou características dismórficas.
  - Evidência de displasia esquelética.
  - Deficiência intelectual ou microcefalia.
- Identificar uma causa genética para baixa estatura permite, além do tratamento direcionado, a avaliação de comorbidades associadas a mutação e aconselhamento genético.
- A escolha do teste genético depende dos achados clínicos e laboratoriais:
  - Cariótipo.
  - Pesquisa de gene candidato.
  - Painel genético para baixa estatura.
  - Exoma.
  - CGH-*array*.

TRATAMENTO

- O tratamento da baixa estatura depende essencialmente da sua etiologia, e o prognóstico da estatura final é multifatorial, incluindo duração da baixa estatura, avanço ou atraso da idade óssea e estágio puberal.
- O tratamento da baixa estatura de causa não endocrinológica consiste basicamente no tratamento da doença de base, enquanto o paciente com baixa estatura de causa endocrinológica deve ser encaminhado para companhamento com endocrinologista pediátrico.

PREPARAÇÕES DE HORMÔNIO DO CRESCIMENTO

TABELA 3 Preparações de hormônio do crescimento de ação prolongada disponíveis no mundo.

Nome do medicamento	Modificação molecular	Nome da marca e fabricante/ país de origem	Aprovação e disponibilidade
Lonapegsomatropina	Somatropina metoxipeguilada	*Skytrofa* da Ascendis Pharma	Aprovado pela FDA (agosto de 2021) para crianças de ≥ 1 ano e peso ≥ 11,5 kg
Somapacitan	A porção de ligação à albumina prolonga a meia-vida	*Sogroya* da Novo Nordisk	Aprovado pela FDA (abril de 2023) para crianças de ≥ 2,5 anos
Somatrogon	Adição de 3 peptídeos C-terminais de hCG	*Ngenla* da Pfizer *Genryzon*, Índia	Aprovado pela FDA (junho de 2023) para crianças de ≥ 3 anos
Jintrolong	Hormônio do crescimento peguilado	*Jintrolong*, China	Comercializado na China
Eutropin Plus	Micropartículas de hormônio do crescimento em hialuronato de sódio suspenso em óleo	*Eutropin Plus*, Coreia do Sul	Comercializado na Coreia do Sul

FDA: Food and Drug Administration.
Fonte: Sharma L, et al., 2025.

PRESCRIÇÃO NA PRÁTICA

Exemplo de prescrição (cada caso deve ser avaliado individualmente e a decisão deve ser tomada pelo médico responsável pelo caso).

- Paciente de 4 anos, sexo feminino, parda, comparece em consulta de rotina. Mãe refere que a paciente é a menor da turma no colégio e que demora a perder roupas. Refere que desde a introdução alimentar, aos 6 meses, percebeu uma redução na VC.
- Antecedentes pessoais: recém-nascida de termo, adequada para a idade gestacional, nega internações ou cirurgias prévias, nega comorbidades, nega alergias ou uso de medicação contínua. Desenvolvimento neuropsicomotor sempre dentro do esperado.
- Alimentação: mãe refere alimentação saudável e balanceada, com boa aceitação.
- Sono adequado.
- Vacinação adequada.
- Hábitos urinários normais.
- Hábitos intestinais: evacuação diarreica na maioria das vezes, com episódios intermitentes de distensão abdominal.
- Atividades físicas: refere-se não gostar de atividades físicas na escola, preferindo brincar com "jogos de montar".
- Antecedentes familiares:
  - Mãe tem diabete tipo 1, tireoidite de Hashimoto, com 160 cm de estatura, menarca aos 13 anos.
  - Pai: hígido, com 175 cm de estatura, refere ter desenvolvido a puberdade na mesma época dos colegas da escola.
  - Irmão de 6 anos com crescimento adequado.
  - Estatura-alvo: 161 cm ± 5 cm (escore Z entre 0 e -1).
- Exame físico geral sem alterações.
- Antropometria:
  - Peso 10 kg (escore Z -3).
  - Estatura 92 cm (escore Z entre -2 e -3).
  - Relação segmento superior/segmento inferior: 1,36.
  - Índice de massa corpórea: 11,8 kg/m^2 (magreza).
  - Tanner M1P1.

(continua)

(continuação)

- Hipóteses diagnósticas:
  - Baixa estatura proporcionada + desnutrição.
  - Foram solicitados exames de investigação para baixa estatura:
    - Exames gerais sem alterações.
    - Cariótipo 46,XX.
    - Antiendomísio IgA e IgG, e antitransglutaminase IgA: positivos.
- Hipótese diagnóstica: baixa estatura secundária a doença celíaca.
- Conduta: encaminhamento ao gastroenterologista, para colonoscopia com biópsia.

REFERÊNCIAS

1. Alves CAD. Baixa estatura. In: Alves CAD. Endocrinologia Pediátrica. 1st ed. Barueri: Manole; 2019.
2. Brasil. Ministério da Saúde. Secretária de Atenção à Saúde. Secretaria de Ciência, Tecnologia e Insumos Estratégicos. Portaria conjunta nº 28, de 30 de novembro de 2018. Protocolo Clínico e Diretrizes Terapêuticas da Deficiência do Hormônio do Crescimento - Hipopituitarismo. Brasília, DF: Ministério da Saúde; 2018.
3. Cohen LE, Rogol AD. Children With Idiopathic Short Stature: An Expanding Role for Genetic Investigation in Their Medical Evaluation. Endocr Pract. 2024;30(7):679-86.
4. Collett-Solberg PF, Alves CAD, Albuquerque CTM, Haineff C. Baixa Estatura. In: Constantino CF, Solé D, Silva CAA, Silva LR, Liberal EF, Lopes FA, Silva AC, organizadores. Tratado de Pediatria: Sociedade Brasileira de Pediatria. 6rd ed. Barueri: Manole; 2025. p. 1215-22.
5. Collett-Solberg PF, Ambler G, Backeljauw PF, Bidlingmaier M, Biller BMK, Boguszewski MCS, et al. Diagnosis, Genetics, and Therapy of Short Stature in Children: A Growth Hormone Research Society International Perspective. Horm Res Paediatr. 2019; 92(1):1-14.
6. Damiani D, Setian N (in memoriam). Baixa Estatura. In: Damiani D, Menezes Filho HC, Steinmetz L, Cominato L, Franco RR, Della Manna T, coordenadores. Endocrinologia pediátrica Nuvarte Setian: da fisiologia à clínica. 1st ed. São Paulo: Sarvier; 2023. p.199-234.
7. Ergun-Longmire B, Wajnrajch MP. Growth and Growth Disorders. In: Feingold KR, Anawalt B, Blackman MR, et al., eds. Endotext. South Dartmouth (MA): MDText.com, Inc.; October 31, 2020.
8. Grimberg A, DiVall SA, Polychronakos C, Allen DB, Cohen LE, Quintos JB, et al. Guidelines for Growth Hormone and Insulin-Like Growth Factor-I Treatment in Children and Adolescents: Growth Hormone Deficiency, Idiopathic Short Stature, and Primary Insulin-Like Growth Factor-I Deficiency. Horm Res Paediatr. 2016;86(6):361-97.

9. Juul A, Backeljauw P, Cappa M, Pietropoli A, Kelepouris N, Linglart A, et al. Early Growth Hormone Initiation Leads to Favorable Long-Term Growth Outcomes in Children Born Small for Gestational Age. J Clin Endocrinol Metab. 2023;108(5):1043-52.
10. Labarta JI, Ranke MB, Maghnie M, Martin D, Guazzarotti L, Pfäffle R, et al. Important Tools for Use by Pediatric Endocrinologists in the Assessment of Short Stature. J Clin Res Pediatr Endocrinol. 2021;13(2):124-35.
11. Li Q, Chen Z, Wang J, Xu K, Fan X, Gong C, et al. Molecular Diagnostic Yield of Exome Sequencing and Chromosomal Microarray in Short Stature: A Systematic Review and Meta-Analysis. JAMA Pediatr. 2023;177(11):1149-57.
12. Ross J, Fridman M, Kelepouris N, Murray K, Krone N, Polak M, et al. Factors Associated With Response to Growth Hormone in Pediatric Growth Disorders: Results of a 5-year Registry Analysis. J Endocr Soc. 2023;7(5):bvad026.
13. Setian N. Crescimento: abordagem da criança com baixa estatura. In: Damiani D. Endocrinologia Pediátrica na Prática Clínica. 3rd ed. Barueri; Manole; 2016.
14. Sharma L, Rani D, Kanchan T, Krishan K. Short Stature. In: StatPearls [Internet]. Treasure Island (FL): StatPearls Publishing; 2025.
15. Vlad RM, Albu AI, Nicolaescu ID, Dobritoiu R, Carsote M, Sandru F, et al. An Approach to Traumatic Brain Injury-Related Hypopituitarism: Overcoming the Pediatric Challenges. Diagnostics (Basel). 2023;13(2):212.

24

Crise asmática ou sibilância em Pediatria: diagnóstico e tratamento

D&T

Maria Helena Valente

Filumena Maria da Silva Gomes

INTRODUÇÃO

- A asma é a doença crônica mais comum da infância em todo o mundo.
- Trata-se de uma doença inflamatória crônica das vias aéreas inferiores, caracterizada por hipersensibilidade dessas vias e por variabilidade do fluxo expiratório, reversíveis de forma parcial, espontaneamente ou com tratamento.
- Resulta da interação entre fatores genéticos e a exposição ambiental a alérgenos, irritantes que levam à hiper-reatividade das vias aéreas, inflamação brônquica e remodelação das vias aéreas.
- Apesar das inúmeras diretrizes para o manejo da asma pediátrica, permanecem polêmicas relacionadas com o tratamento no ambiente de atenção primária, prevenção das exacerbações, visitas ao pronto-socorro, hospitalizações e mortes.
- Asma mal controlada se associa a sintomas persistentes, declínio acelerado da função pulmonar e risco muito maior de ataques futuros, potencialmente fatais.
- A exacerbação asmática se refere a episódio agudo de agravamento dos sintomas asmáticos (falta de ar, tosse, sibilância, aperto no peito) por obstrução do fluxo expiratório.
- As exacerbações asmáticas são responsáveis por grande parte do atendimento em departamentos de emergências, gerando altos custos diretos e indiretos, como ausência dos pais ao trabalho e absenteísmo escolar.

- A avaliação da gravidade da crise de asma ou sibilância deve ser realizada logo à chegada ao serviço de saúde, por meio de:
  - Avaliar e classificar a gravidade da crise.
  - Identificar a asma grave.
  - Tratar precocemente, conforme a idade e o lugar do atendimento.
  - Encaminhar para atendimento especializado após a alta hospitalar.
- A maioria dos indivíduos com asma pode alcançar um bom controle dos sintomas por meio do uso regular de corticosteroides inalatórios. O controle inadequado da asma é provavelmente resultado de dificuldades relacionadas com a adesão à medicação, falta de educação sobre a asma, gerenciamento de comorbidades e fatores sociais e ambientais.

DEFINIÇÃO

- O termo "crise asmática" é proposto como preferível a "exacerbação de asma", por refletir a gravidade de um incidente, potencialmente fatal e capaz de causar lesão pulmonar duradoura e progressiva.
- Uma crise de asma representa uma diminuição súbita da função pulmonar (mensurável pela queda no volume expiratório forçado em 1 segundo [FEV1] e no pico de fluxo expiratório [PFE], acompanhada de sintomas respiratórios). A medição objetiva é usada na estratificação da gravidade do ataque de asma em crianças, embora deva ser observado que isso pode ser difícil naqueles gravemente doentes ou nos muito jovens.

DIAGNÓSTICO

- O diagnóstico é baseado na anamnese (história) e no exame físico:
  - Início dos sintomas e suas causas (quando conhecidas).
  - Histórico prévio de sibilância, internação, ventilação mecânica etc.
  - Uso atual e recente de corticosteroides.
  - Uso de medicamentos de resgate e quantas vezes foram necessários no último ano.
  - Comorbidades.

- Sinais vitais (temperatura, frequência cardíaca [FC], frequência respiratória [FR] e pressão arterial), descrever o nível de consciência e o uso da musculatura acessória; dificuldade para falar.
- Oximetria de pulso.

História

- Diagnóstico clínico de crise de asma deve ser considerado quando a criança acima de cinco anos de idade ou o adolescente apresentar uma ou mais das seguintes situações:
  - Sibilância, dispneia, tosse, dor torácica, aperto no tórax.
  - Piora do quadro durante a noite ou no começo da manhã.
  - Variabilidade da intensidade e do tipo dos sintomas no decorrer do tempo.
  - Desencadeamento do quadro por quadros virais, mudanças climáticas, exercício, exposição a alérgenos e exposição a irritantes.
- Nas crianças menores de 5 anos, o diagnóstico é mais difícil. O Global Initiative for Asthma (GINA, 2025) orienta que o diagnóstico de asma pode ser realizado em crianças menores de 5 anos, com base em 3 elementos:
  - 1. Quadro clínico de sibilância recorrente, tosse noturna persistente ou dificuldade respiratória recorrente (dois episódios nos últimos doze meses ou um episódio associado a sinais e sintomas de asma entre os intervalos, como tosse, piora à noite, ou durante riso, choro ou atividade física).
  - 2. Ausência de outra explicação para o quadro (ex.: bronquiolite, tuberculose etc.).
  - 3. Resposta terapêutica eficaz ao tratamento com corticosteroides inalatórios por 2 a 3 meses.
- Nas crianças menores de 5 anos a asma é menos provável se:
  - Se o primeiro episódio foi antes de 1 ano, onde o mais provável é ser bronquiolite.
  - Não houve resposta ao beta-adrenérgico de ação rápida, ou aos corticosteroides inalatórios.
  - Os sinais e sintomas respiratórios são atípicos.

Exame físico

- Dificuldade respiratória, aumento da FR, aumento da FC, não conseguir pronunciar frases e palavras pela dificuldade respiratória, batimento de asas de nariz, tiragem de fúrcula, utilização de musculatura acessória com tiragem intercostal e/ou subdiafragmática, aumento do tempo de expiração, agitação, confusão, sonolência, palidez, cianose, ausculta de sibilância na expiração e/ ou inspiração, tórax silencioso.

- Avaliação objetiva:
  - Nas crises, a combinação de sinais e sintomas é mais útil do que a avaliação isolada (tosse, sibilância, opressão torácica, dispneia, sintomas com exercício).
  - Sinais e sintomas são pouco relacionados com gravidade da obstrução das vias aéreas, por isso são necessárias avaliações objetivas (oximetria de pulso, PFE).
  - A diminuição do fluxo expiratório pode ser quantificada pela medida da função pulmonar, como PFE ou PFE forçado em 1 segundo (PFE1), comparado com a função pulmonar prévia do paciente ou com valores preditos.
  - A frequência dos sintomas pode ser a medida mais sensível do início da exacerbação do que o PFE.

Sinais e instrumentos para avaliar e classificar a gravidade da crise de asma no serviço de urgência

- Os seguintes sinais clínicos devem ser registrados:
  - FC:
    - Aumento da FC denota piora da asma.
    - Diminuição da FC na "asma com risco à vida" pode ser um evento pré-terminal.
  - FR e grau da "falta de ar":
    - Aumento da FR.
    - Ou sem fôlego para completar frases ou falar ou se alimentar.
  - Uso de musculatura acessória da respiração:
    - Mais bem notado pela palpação dos músculos do pescoço.
  - Sibilância:
    - Pode ser bifásica ou ausente, significando piora do processo obstrutivo (pulmão silencioso).
  - Grau de agitação e nível de consciência.

- Observação: os sinais clínicos correlacionam-se pouco com a gravidade da obstrução das vias aéreas. Algumas crianças com asma aguda grave não parecem angustiadas, por isso devem ser realizadas medidas objetivas como:
  - Oximetria de pulso:
    - Verificar a saturação de oxigênio de toda criança com sibilância aguda.
    - Baixa saturação de oxigênio após tratamento inicial com broncodilatador seleciona asma grave.
    - Indicar tratamento em unidade de terapia intensiva (UTI) para criança com $SpO_2 < 92\%$ no ar ambiente após tratamento inicial com broncodilatador.
  - PFE1 inicial e para avaliar resposta ao tratamento:
    - Boa resposta PFE1 > 70% do predito.
    - Resposta incompleta: PFE entre 40% e 70%.
    - Má resposta: PFE1 < 40%.

TABELA 1 Classificação da crise de asma*.

Classificação	Leve a moderada	Grave	Muito grave (insuficiência respiratória)
Impressão clínica geral	Sem alterações	Sem alterações	Cianose, sudorese, exaustão
Estado mental	Normal	Normal ou agitação	Agitação, confusão, sonolência
Dispneia	Ausente ou leve	Moderada	Intensa
Fala	Frases completas	Frases incompletas No lactente: choro curto, dificuldade alimentar	Frases curtas ou monossilábicas No lactente: dificuldade alimentar
Musculatura acessória	Retrações leves/ ausentes	Retrações acentuadas	Retrações acentuadas
Sibilância	Ausentes com MV normal, localizado ou difuso	Localizados ou difusos	Ausentes com MV mínimo
FR (ciclos/ minuto)**	Normal ou aumentada	Aumentada	Aumentada

(continua)

TABELA 1 Classificação da crise de asma*. (*continuação*)

Classificação	Leve a moderada	Grave	Muito grave (insuficiência respiratória)
FC (bpm)	≤ 110	> 110	> 140 ou bradicardia
PFE (% do previsto)	> 50	30 a 50	< 30
SpO_2 (%)	> 95	91 a 95	≤ 90
PaO_2 (mmHg)	Normal	Ao redor de 60	< 60
$PaCO_2$ (mmHg)	< 40	< 45	≥ 45

* A presença de vários parâmetros, mas não necessariamente todos, indica a classificação geral da crise.
** FR em crianças normais: < 2 meses, < 60 ciclos/min; 2 a 11 meses, < 50 ciclos/min; 1 a 5 anos, < 40 ciclos/min; 6 a 8 anos, < 30 ciclos/min; e > 8 anos, igual à FR para adultos.
bpm: batimentos por minuto; FC: frequência cardíaca; FR: frequência respiratória; MV: murmúrio vesicular; $PaCO_2$: pressão arterial de CO_2; PaO_2: pressão arterial de O_2; PFE: pico de fluxo expiratório; SpO_2: saturação de pulso de O_2.
Fonte: Chien et al., 2000.

QUADRO 1 Identificação da crise asmática de risco.

- Exacerbações graves prévias (internações em UTI, necessidade de intubação orotraqueal)
- Hospitalização ou ida ao pronto-socorro por crise de asma no último ano
- Estar em uso ou ter feito uso recente de corticosteroide oral
- Uso frequente de beta-agonistas de curta duração, uso de mais de um frasco (inalador dosimetrado) de salbutamol no último mês
- Não estar em uso de glicocorticoide inalatório
- Má percepção própria dos sintomas da crise ou da gravidade da exacerbação
- Baixa adesão ao tratamento e/ou ausência de um plano de ação por escrito para as crises de asma
- Baixo nível socioeconômico ou problemas psicossociais e psiquiátricos
- Alergia alimentar
- Comorbidades cardiovasculares, pulmonares ou psiquiátricas

Exames complementares

- Radiografia de tórax:
  - Não deve ser solicitado rotineiramente na crise de asma.
  - Raramente fornece informações úteis adicionais.

- Útil no quadro agudo do lactente na presença de febre ou sibilância persistente ou, ainda, na investigação de alterações anatômicas ou aspiração de corpo estranho.
- Indicar se: enfisema subcutâneo, persistência de sinais unilaterais sugerindo pneumotórax, colapso lobar ou consolidação e/ou asma com risco de vida que não responde ao tratamento.

- Hemograma:
  - Não deve ser solicitado de rotina na crise de asma.
  - A eosinofilia pode ser observada antes do início do uso de corticosteroide sistêmico em quadros agudos; portanto, é importante sempre excluir parasitoses intestinais. Pode sugerir atopia e constitui um fator de risco para quadros de sibilância recorrente.
- Identificação de vírus e bactérias:
  - Geralmente não são realizados na prática.
  - Teste rápido para influenza pode ser útil na indicação ou não de agentes antivirais.
  - Estão disponíveis testes rápidos pela técnica do RT-PCR para rinovírus, metapneumovírus humano, vírus sincicial respiratório, influenza, *parainfluenza*, coronavírus etc.
- Gases sanguíneos:
  - Quando houver indícios de risco de vida ou não houver resposta ao tratamento.
  - Níveis normais ou elevados de $PaCO_2$ são indicativos de agravamento da asma.

Diagnóstico diferencial

- Devem ser afastados casos de insuficiência cardíaca, disfunção das vias aéreas superiores, inalação de corpo estranho e embolia pulmonar. Em crianças menores de 5 anos, devem ser afastados quadros de bronquiolite aguda, tuberculose, bronquite bacteriana protraída e anormalidades pulmonares congênitas.

QUADRO 2 Diagnóstico diferencial de asma nas crianças menores de 5 anos.

Sintomas	Condição
Principalmente tosse, congestão nasal < 10 dias; sem sintomas entre as infecções	Infecções virais recorrentes do trato respiratório
Tosse quando se alimenta; infecções pulmonares recorrentes; vomita fácil, especialmente após grandes refeições; pobre resposta à medicação	Doença do refluxo gastroesofágico
Episódio abrupto e intenso de tosse durante refeição ou brincadeira; infecções pulmonares recorrentes; sinais pulmonares focais	Aspiração de corpo estranho
Tosse produtiva persistente; pobre resposta às medicações para asma	Bronquite bacteriana persistente
Respiração ruidosa quando chora ou come ou durante infecções de vias aéreas superiores	Traqueomalácia
Tosse há mais de 1 mês; febre não responsiva aos antibióticos; alargamento dos linfonodos; pobre resposta aos broncodilatadores ou glicocorticoides inalatórios; contactante de pessoa com tuberculose ativa	Tuberculose
Sopro cardíaco; cianose quando se alimenta; falência do crescimento; taquicardia; taquipneia ou hepatomegalia; pobre resposta aos medicamentos para asma	Doença cardíaca congênita
Tosse começando logo após nascimento; infecções pulmonares recorrentes; falência do crescimento (má absorção); perda de fezes volumosas com gordura	Fibrose cística
Tosse e infecções pulmonares recorrentes; insuficiência respiratória neonatal, infecção crônica de orelha média e descarga nasal persistente desde o nascimento; pobre resposta aos medicamentos para asma; *situs* inverso ocorre em 50% das crianças com essa condição	Discinesia ciliar primária

QUADRO 3 Diagnóstico diferencial de asma nas crianças entre 6 e 11 anos.

Sintomas	Condição
Espirros, prurido, obstrução nasal, pigarro	Síndrome da tosse crônica das vias aéreas superiores
Início súbito de sintomas, sibilância unilateral	Aspiração corpo estranho
Infecções recorrentes, tosse produtiva	Bronquiectasia
Infecções recorrentes, tosse produtiva, sinusite	Discinesia ciliar primária
Sopro cardíaco	Doença cardíaca congênita
Parto pré-termo, sintomas desde nascimento	Displasia broncopulmonar
Tosse excessiva e produção muco, sintomas gastrointestinais	Fibrose cística

QUADRO 4 Diagnóstico diferencial de asma nos adolescentes.

Sintomas	Condição
Espirros, prurido, obstrução nasal, pigarro	Síndrome da tosse crônica vias aéreas superiores
Dispneia, sibilância inspiratória (estridor)	Obstrução laríngea
Tosse produtiva, infecção recorrente	Bronquiectasia
Tosse excessiva e produção muco	Fibrose cística
Sopro cardíaco	Doença cardíaca congênita
Falta de ar, histórico familiar de enfisema	Deficiência de alfa 1-antitripsina
Início súbito de sintomas	Aspiração de corpo estranho

TRATAMENTO

Tratamento geral na prática

- O tratamento deve ser iniciado o mais rápido possível, e os exames laboratoriais, que não são necessários na maioria dos pacientes, não devem atrasar o início do tratamento da crise.
- O tratamento é realizado com broncodilatadores de ação rápida, beta 2-agonistas de curta duração (*short-acting beta-agonists* ou SABA), como o salbutamol, administrados com inalador pressurizado com espaçador.
- Recomenda-se 4 a 5 jatos de salbutamol (100 mcg/jato), podendo se repetir até 3 vezes, com intervalos de 20 minutos durante a primeira hora. Pode-se

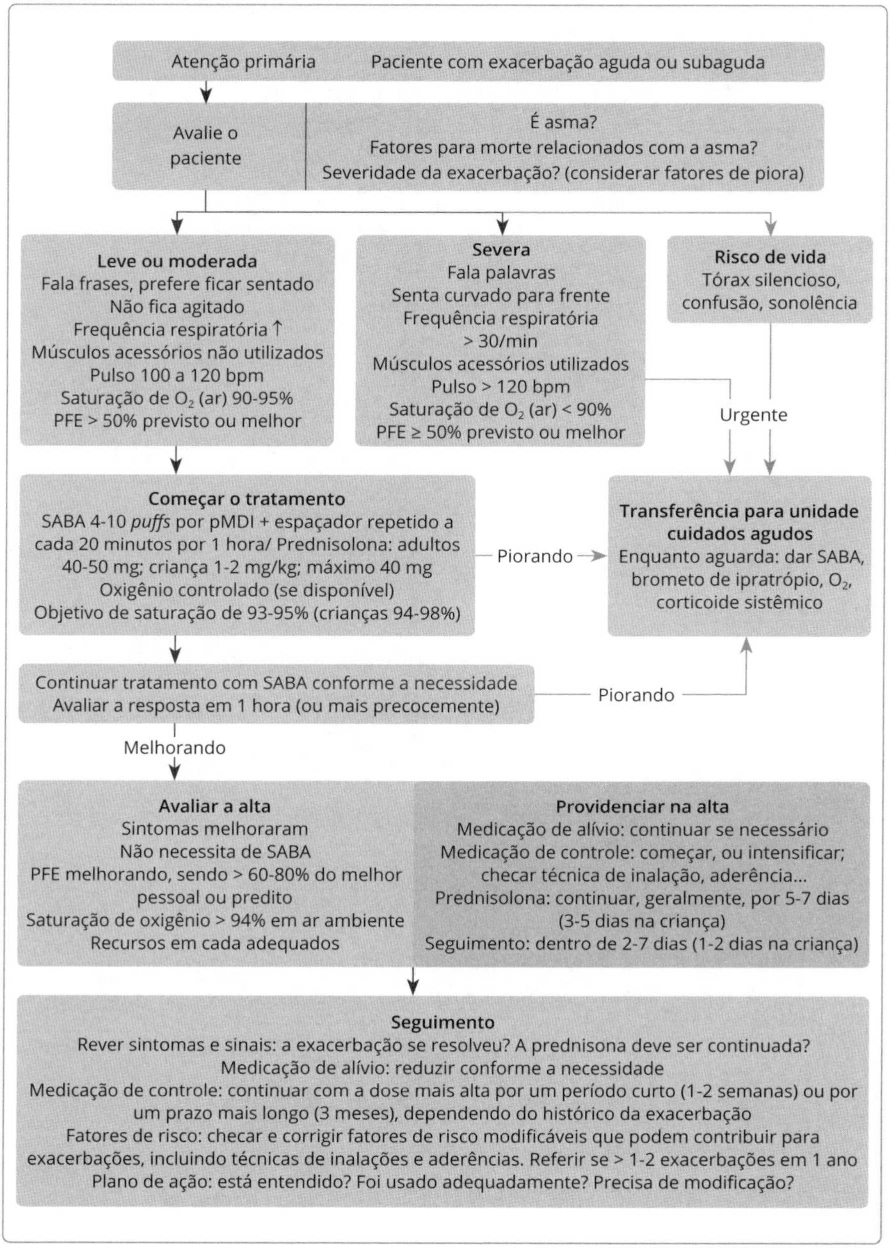

FIGURA 1

Tratamento da crise de asma em crianças e adolescentes.

bpm: batimentos por minuto; PFE: pico de fluxo expiratório; SABA: beta-2-agonista de curta duração; pMDI: inalador dosimetrado pressurizado.

2 a 5 anos

Avaliação e classificação da gravidade da asma

Asma moderada	Asma grave	Asma com risco à vida
• $SpO_2 \geq 92\%$ • Capaz de falar • FC ≤ 140 bpm • FR ≤ 40 irpm	• $SpO_2 < 92\%$ • Cansado demais para falar • FC > 140 bpm • FR > 40 irpm • Uso de musculatura acessória	$SpO_2 < 92\%$ mais qualquer um dos: • Tórax silencioso • Pobre esforço respiratório • Agitação • Confusão • Cianose
• Broncodilatador β-2: com espaçador ± máscara facial* • Considerar prednisolona oral: 20 mg	Oxigênio via máscara facial, se disponível, para manter SpO_2 entre 94 e 98% • Broncodilatador β2 via: – Nebulizador (preferencialmente com O_2), salbutamol 2,5 mg – Se nebulizador não disponível, usar β-2 via espaçador* • Prednisolona oral: 20 mg **Avaliar resposta ao tratamento após 15 minutos do β-2**	Oxigênio via máscara facial, se disponível, para manter SpO_2 entre 94 e 98% • Broncodilatador β-2 com ipatrópio: – Nebulizador (preferencialmente com O_2, salbutamol 2,5 mg e ipatrópio 0,25 mg a cada 20 minutos – Ou, se nebulizador e ou ipatrópio não disponíveis, usar β-2 com espaçador • Prednisolona oral: 20 mg, ou 50 mg • Hidrocortisona IV, se vômitos
Se pobre resposta, providenciar internação	Se pobre resposta, repetir broncodilatador β-2 e providenciar internação	Repetir broncodilatador β-2 via nebulização com O_2 enquanto providencia admissão hospitalar imediata

Boa resposta	Resposta pobre
• Continuar broncodilatador β-2 via espaçador ou nebulizador, conforme necessidade, sem exceder 4 horas • **Se os sintomas não forem controlados, repetir o broncodilatador β-2 e referir ao hospital** • Continuar com prednisolona até recuperação (mínimo 3-5 dias) • Reavaliar em 48 horas • Encaminhar para especialista se 2° ataque em 12 meses	• Ficar com o paciente até ambulância chegar • Enviar avaliação por escrito e referir detalhes • Repetir broncodilador β-2 via nebulização com oxigênio na ambulância
Considerar internação se: • Crise no final da tarde ou à noite • Internação hospitalar recente ou ataque grave anterior • Preocupação com circunstâncias sociais ou capacidade de tratamento em casa	**Se sinais e sintomas entre categorias, sempre tratar de acordo com características mais graves**

> 5 anos

Avaliação e classificação da gravidade da asma

Asma moderada	Asma grave	Asma com risco à vida
• $SpO_2 \geq 92\%$ • Capaz de falar • FC ≤ 125 bpm • FR ≤ 30 irpm • PFE ≥ 50% do melhor ou predito	• $SpO_2 < 92\%$ • Cansado demais para falar • FC > 125 bpm • FR > 30 irpm • Uso de musculatura acessória • PFE: 33-50% do melhor ou predito	$SpO_2 < 92\%$ mais qualquer um dos: • Tórax silencioso • Pobre esforço respiratório • Agitação • Confusão • Cianose • PFE < 33% do melhor ou predito
• Broncodilatador β-2: via espaçador* • Considerar prednisolona oral: 30-40 mg	Oxigênio via máscara facial para manter SpO_2 entre 94 e 98% se disponível • Broncodilatador β-2 via: – Nebulizador (preferencialmente com O_2), salbutamol 5 mg – Se nebulizador não disponível, usar β-2 via espaçador* • Prednisolona oral: 30-40 mg **Avaliar resposta ao tratamento após 15 minutos do β-2**	Oxigênio via máscara facial para manter SpO_2 entre 94 e 98% se disponível • Broncodilatador β-2 com ipatrópio: – Via nebulizador (preferencialmente com O_2), salbutamol 5 mg e ipatrópio 0,25 mg a cada 20 minutos – Se nebulizador e/ou ipatrópio não disponíveis, usar β-2 via espaçador* • Prednisolona oral: 30-40 mg, ou 100 mg • Hidrocortisona IV, se vômitos
Se pobre resposta, providenciar internação	Se pobre resposta, repetir broncodilatador β-2 e providenciar internação	Repetir broncodilatador β-2 com nebulização com O_2 enquanto providencia admissão hospitalar imediata

Boa resposta	Resposta pobre
• Continuar broncodilatador β-2 via espaçador ou nebulizador, conforme necessidade, mas sem exceder 4 horas • **Se os sintomas não forem controlados, repetir o broncodilatador β-2 e referir ao hospital** • Continuar com prednisolona até recuperação (mínimo 3-5 dias) • Reavaliar em 48 horas • Encaminhar para especialista se 2° ataque em 12 meses	• Ficar com o paciente até ambulância chegar • Enviar avaliação por escrito e referir detalhes • Repetir broncodilatador β-2 via nebulização com oxigênio na ambulância
Considerar internação se: • Crise no final da tarde ou à noite • Internação hospitalar recente ou ataque grave anterior • Preocupação com circunstâncias sociais ou capacidade de tratamento em casa	**Se sinais e sintomas entre categorias, sempre tratar de acordo com características mais graves**

FIGURA 2

Tratamento da crise de asma por idade e gravidade.

* Broncodilatador beta-2 via espaçador, fazer 1 *puff* de cada vez, inalado separadamente; de acordo com a resposta, outro *puff* a cada 60 segundos até o máximo de 10 *puffs*.

bpm: batimentos por minuto; FC: frequência cardíaca; FR: frequência respiratória; irpm: incursões respiratórias por minuto; PFE: pico do fluxo expiratório; Sp: saturação parcial; IV: intravenoso; SpO_2: saturação de pulso de O_2.

Fonte: adaptado de Scottish Intercollegiate Guidelines Network; British Thoracic Society, 2019.

associar o anticolinérgico inalatório, brometo de ipratrópio (4 jatos de 20 mcg/jato), nas crises moderadas a graves.

- A administração de oxigênio suplementar é recomendada para manter a saturação ≥ 94%.
- A falta de resposta adequada a esse tratamento é indicação de internação em UTI.

Tratamento no pronto-socorro

2 a 5 anos		
Avaliação e classificação da gravidade da asma		
Asma moderada	Asma grave	Asma com risco à vida
• SpO_2 ≥ 92% • Não há características clínicas de asma grave Se sinais e sintomas entre categorias, sempre tratar as mais graves	• SpO_2 < 92% • Cansado demais para falar ou comer • FC > 140 bpm • FR > 40 irpm • Uso de musculatura acessória	SpO_2 < 92% mais qualquer um dos seguintes: • Tórax silencioso • Pobre esforço respiratório • Agitação • Confusão • Cianose
Tratamento de primeira linha		
• Broncodilatador β-2: com espaçador ± máscara facial* • Considerar prednisolona oral: 20 mg	Oxigênio via máscara facial/cateter nasal para manter SpO_2 entre 94 e 98%	
Reavaliar resposta em 1 hora	• Broncodilatador β-2: – Via nebulizador (preferencialmente com O_2), salbutamol 2,5 mg – Se nebulizador não disponível, usar β-2 com espaçador* • Prednisolona oral: 20 mg ou hidrocortisona 4 mg/kg IV, se vômitos • Se resposta pobre, adicionar 0,25 mg de ipatrópio a cada nebulização de broncodilatador β-2 a cada 20 minutos por 2 horas de acordo com resposta	• Broncodilatador β-2 com ipatrópio: – Via nebulizador (preferencialmente com O_2, salbutamol 2,5 mg e ipatrópio 0,25 mg – Repetir broncodilatadores a cada 20-30 minutos – Prednisolona oral: 20 mg, ou hidrocortisona 4 mg/kg IV, se vômitos Discutir o caso com UTI
Tratamento de segunda linha		
Plano de alta • Continuar broncodilatador por 4 horas, de acordo com a necessidade • Continuar com prednisolona 20 mg por dia até recuperação (mínimo 3-5 dias) • Aconselhar acompanhamento médico se não ocorrer controle da asma com tratamento descrito anteriormente • Realizar um plano de ação para o controle da asma por escrito • Revisar tratamento regularmente • Checar a técnica inalatória • Agendar reavaliação médica em 48 horas • Encaminhar para especialista em 4-6 semanas se 2° ou mais ataques nos últimos 12 meses	• Considerar 2ª linha de tratamento – como o proposto para tratamento da asma no hospital • Internar todos os casos de asma grave se sintomas persistirem após tratamento inicial • Organizar transferência para UTI se a resposta ao tratamento de acordo com as diretrizes locais for ruim	

> 5 anos		
Avaliação e classificação da gravidade da asma		
Asma moderada	Asma grave	Asma com risco à vida
• SpO_2 ≥ 92% • PFE ≥ 50% do melhor ou predito • Não há características clínicas de asma grave Se sinais e sintomas entre categorias, sempre tratar as mais graves	• SpO_2 < 92% • PFE 33-50% do melhor ou predito • FC > 125 bpm • FR > 30 irpm • Uso de musculatura acessória	SpO_2 < 92% mais qualquer um dos seguintes: • PFE < 33% do melhor ou predito • Tórax silencioso • Pobre esforço respiratório • Alteração da consciência • Cianose
Tratamento de primeira linha		
• Broncodilatador β-2: via espaçador* • Considerar prednisolona oral: 30-40 mg	Oxigênio via máscara facial/cateter nasal para manter SpO_2 entre 94 e 98%	
Reavaliar resposta em 1 hora	• Broncodilatador β-2: – Via nebulizador (preferencialmente com O_2), salbutamol 5 mg – Se nebulizador não disponível, usar β-2 com espaçador* • Prednisolona oral: 30-40 mg ou hidrocortisona 4 mg/kg IV, se vômitos • Se resposta pobre, acrescentar 0,25 mg de ipatrópio a cada nebulização de broncodilatador β-2 a cada 20 minutos por 2 horas de acordo com a resposta	• Broncodilatador β-2 com ipatrópio: – Nebulizador (preferencialmente com O_2), salbutamol 5 mg e ipatrópio 0,25 mg – Repetir broncodilatadores a cada 20-30 minutos • Prednisolona oral: 30-40 mg, ou 100 mg hidrocortisona IV, se vômitos Discutir o caso com UTI
Tratamento de segunda linha		
Plano de alta • Continuar broncodilatador por 4 horas, de acordo com a necessidade • Continuar com prednisolona 30-40 mg por dia até recuperação (mínimo 3-5 dias) • Aconselhar acompanhamento médico se não ocorrer controle da asma com tratamento descrito anteriormente • Realizar um plano de ação para o controle da asma por escrito • Revisar tratamento regularmente • Checar técnica inalatória • Agendar reavaliação médica em 48 horas • Encaminhar para especialista em 4-6 semanas se 2° ou mais ataques nos últimos 12 meses	• Considerar 2ª linha de tratamento – como o proposto para tratamento da asma no hospital • Internar todos os casos de asma grave se sintomas persistirem após tratamento inicial • Organizar transferência para UTI se a resposta ao tratamento de acordo com as diretrizes locais for ruim	

FIGURA 3

Tratamento da crise de asma em crianças e adolescentes.

* Broncodilatador beta-2 via espaçador, fazer 1 *puff* de cada vez, inalado separadamente; de acordo com a resposta, outro *puff* a cada 60 segundos até o máximo de 10 *puffs*.
bpm: batimentos por minuto; FC: frequência cardíaca; FR: frequência respiratória; irpm: incursões respiratórias por minuto; PFE: pico do fluxo expiratório; Sp: saturação parcial; IV: intravenoso; UTI: unidade de terapia intensiva; SpO_2: saturação de pulso de O_2.
Fonte: adaptado de Scottish Intercollegiate Guidelines Network. British Thoracic Society, 2019.

Tratamento durante internação hospitalar

2 a 5 anos

Avaliação e classificação da gravidade da asma

Asma moderada	Asma grave	Asma com risco à vida
• $SpO_2 \geq 92\%$ • Não há características clínicas de asma grave Se sinais e sintomas entre categorias, sempre tratar as mais graves	• $SpO_2 < 92\%$ • Cansado demais para falar ou comer • FC > 140 bpm • FR > 40 irpm • Uso de musculatura acessória	$SpO_2 < 92\%$ mais qualquer um dos seguintes: • Tórax silencioso • Pobre esforço respiratório • Agitação • Confusão • Cianose

Tratamento de primeira linha

Asma moderada	Asma grave	Asma com risco à vida
• Broncodilatador β-2: com espaçador + máscara facial* • Considerar prednisolona oral: 20 mg **Reavaliar resposta em 1 hora**	Oxigênio via máscara facial/cateter nasal para manter SpO_2 entre 94 e 98% • β-2: – Via nebulizador (preferencialmente com O_2), salbutamol 2,5 mg – Se nebulizador não disponível, usar β-2 com espaçador* • Prednisolona oral: 20 mg ou hidrocortisona 4 mg/kg IV, se vômitos • Repetir β-2 a cada 20-30 minutos conforme resposta • Se resposta pobre, adicionar 0,25 mg de ipatrópio a cada nebulização de β-2 a cada 20 minutos por 1 a 2 horas	• β-2 com ipatrópio: – Via nebulizador (preferencialmente com O_2, salbutamol 2,5 mg e ipatrópio 0,25 mg – Repetir broncodilatadores a cada 20-30 minutos – Prednisolona oral: 20 mg, ou hidrocortisona 4 mg/kg IV, se vômitos – Considerar adicionar 150 mg de sulfato de magnésio cada nebulização de broncodilatador β-2/ipatrópio na primeira hora Discutir o caso com UTI

Avaliar a resposta ao tratamento
Registrar FR, FC e saturação de O_2 a cada 1-4 horas

Tratamento de segunda linha

Responsivo	Não responsivo
• Continuar com broncodilatadores por 1 a 4 horas conforme necessidade • Alta se estável com tratamento de 4 horas • Continuar com 20 mg de prednisolona/dia até recuperação (mínimo 3-5 dias) **Na alta** • Garantir estabilidade no tratamento inalado de 4 horas • Revisar necessidade de tratamento regular e uso de esteroides inalados • Revisar técnica inalatória • Fornecer plano de ação por escrito para tratamento de crises futuras • Agendar reavaliação médica em 48 horas • Especialista em 4-6 semanas para acompanhamento	• Continuar nebulizações por 20-30 minutos • Considerar radiografia de tórax e gases sanguíneos • Discutir caso com UTI • Considerar admissão na UTI Considerar riscos e benefícios de: • Infusão de sulfato de magnésio em *bolus* IV de 40 mg/kg (máximo de 2 g) em mais de 20 minutos • Infusão de salbutamol em *bolus* IV 15 mcg/kg, se ainda não administrado • Infusão contínua de salbutamol por via IV: 1–5 mcg/kg/min (200 mcg/mL da solução) • Aminofilina IV 5 mg/kg de dose inicial, por período maior do que 20 minutos (omitir nos com teofilinas orais); seguida por infusão contínua de 1 mg/kg/h Avaliar a resposta antes de iniciar cada novo tratamento

> 5 anos

Avaliação e classificação da gravidade da asma

Asma moderada	Asma grave	Asma com risco à vida
• $SpO_2 \geq 92\%$ • PFE > 50% do melhor ou predito • Não há características clínicas de asma grave Se sinais e sintomas entre categorias, sempre tratar as mais graves	• $SpO_2 < 92\%$ • PFE 33-50% do melhor ou predito • FC > 125 bpm • FR > 30 irpm • Uso de musculatura acessória	SpO_2 <92% mais qualquer um dos seguintes: • PFE < 33% do melhor ou predito • Tórax silencioso • Pobre esforço respiratório • Confusão • Cianose

Tratamento de primeira linha

Asma moderada	Asma grave	Asma com risco à vida
• Broncodilatador β-2: via espaçador* • Considerar prednisolona oral: 30-40 mg **Reavaliar resposta em 1 hora**	Oxigênio via máscara facial/cateter nasal para manter SpO_2 entre 94 e 98% • β-2: – Via nebulizador (preferencialmente com O_2), salbutamol 5 mg – Se nebulizador não disponível, usar β-2 com espaçador* • Prednisolona oral: 30-40 mg ou hidrocortisona 4 mg/kg IV, se vômitos • Se resposta pobre, acrescentar 0,25 mg de ipatrópio a cada nebulização de β-2 a cada 20 minutos por 2 horas conforme resposta	• β-2 com ipatrópio: – Nebulizador (preferencialmente com O_2), salbutamol 5 mg e ipatrópio 0,25 mg – Repetir broncodilatadores a cada 20-30 minutos • Prednisolona oral: 30-40 mg, ou 100 mg de hidrocortisona IV, se vômitos – Considerar adicionar 150 mg de sulfato de magnésio para cada nebulização de β-2/ipatrópio na primeira hora Discutir caso com UTI

Avaliar a resposta ao tratamento
Registrar FR, FC e saturação de O_2 a cada 1-4 horas

Tratamento de segunda linha

Responsivo	Não responsivo
• Continuar broncodilatadores por 1 a 4 horas conforme necessidade • Alta se estável com tratamento de 4 horas • Continuar com 30-40 mg de prednisolona/dia até recuperação (mínimo 3-5 dias) **Na alta** • Garantir estabilidade no tratamento inalado de 4 horas • Revisar necessidade de tratamento regular e uso de esteroides inalados • Revisar técnica inalatória • Fornecer plano de ação por escrito para tratamento de crises futuras • Agendar reavaliação médica em 48 horas • Especialista em 4-6 semanas para acompanhamento	• Continuar com nebulizações por 20-30 minutos • Considerar radiografia de tórax e gases sanguíneos • Discutir caso com UTI • Considerar admissão na UTI Considerar riscos e benefícios de: • Infusão de sulfato de magnésio em *bolus* IV de 40 mg/kg (máximo de 2 g) em mais de 20 minutos • *Bolus* IV de salbutamol 15 mcg/kg, se ainda não administrado • Infusão contínua de salbutamol por via IV: 1-5 mcg/kg/min (200 mcg/mL da solução) • Aminofilina IV 5 mg/kg de dose inicial, por período maior de 20 minutos (omitir nos com teofilinas orais); seguida por infusão contínua de 1 mg/kg/h Avaliar resposta antes de iniciar cada novo tratamento

FIGURA 4

Tratamento da crise de asma em crianças e adolescentes.

* Broncodilatador beta-2 via espaçador, fazer 1 *puff* de cada vez, inalado separadamente; de acordo com a resposta, outro *puff* a cada 60 segundos até o máximo de 10 *puffs*.
bpm: batimentos por minuto; FC: frequência cardíaca; FR: frequência respiratória; irpm: incursões respiratórias por minuto; PFE: pico do fluxo expiratório; Sp: saturação parcial; IV: intravenoso; UTI: unidade de terapia intensiva; SpO_2: saturação de pulso de O_2.
Fonte: adaptado de Scottish Intercollegiate Guidelines Network. British Thoracic Society, 2019.

INDICAÇÕES DE HOSPITALIZAÇÃO

- Sinais e sintomas de insuficiência respiratória aguda.
- Piora dos parâmetros clínicos após tratamento com broncodilatador.
- Dificuldade para emitir frases inteiras.
- FC (pulso) aumentada (> 200 bpm em menores de 5 anos e > 180 bpm entre 4 e 5 anos).
- SpO_2 < 92% após tratamento com broncodilatador.
- PFE < 60% previsto após tratamento com broncodilatador.
- Alteração da consciência.
- Cianose central.
- Sibilância inaudível ou pulmão silencioso (broncoespasmo intenso).
- Complicações concomitantes (pneumotórax, atelectasias, pneumonia).
- Asma grave, independentemente da piora.
- História de episódios prévios de asma grave com risco de vida ou admissão prévia à UTI.

Medicações

TABELA 2 Medicações na crise de asma em Pediatria.

Beta-2-agonista	
Sulfato de salbutamol aerossol com espaçador (100 mcg/jato)	4 a 10 jatos a cada 20 minutos na 1ª hora
Corticoides sistêmicos	
Dexametasona	0,3 a 0,6 mg/kg (máximo de 12 a 16 mg/dia) VO, IM ou IV
Prednisona ou prednisolona	1 a 2 mg/kg (máximo de 40 mg/dia) VO Geralmente 3 a 5 dias de uso
Metilprednisolona	1 a 2 mg/kg (máximo de 40 mg/dia), IV
Hidrocortisona	10 mg/kg (máximo de 200 mg/dia)
Brometo de ipratrópio	
Brometo de ipratrópio aerossol com espaçador (18 mcg/jato)	4 a 8 jatos a cada 20 minutos, geralmente na 1ª hora de tratamento, intermitente ao salbutamol
Brometo de ipratropio, solução para nebulização (250 mcg/mL)	< 20 kg – 250 mcg/dose (20 gotas) ≥ 20 kg – 500 mcg/dose (40 gotas) A cada 20 minutos, geralmente na 1ª hora de tratamento, intermitente ao salbutamol

(continua)

TABELA 2 Medicações na crise de asma em Pediatria. (*continuação*)

Sulfato de magnésio	
Sulfato de magnésio	Dose padrão 50 mg/kg, IV, com margem de 25 a 75 mg/kg, IV, correr em 20 a 40 minutos Paciente monitorado

IM: intramuscular; IV: endovenoso; VO: via oral.

PRESCRIÇÃO NA PRÁTICA

Exemplo de prescrição (cada caso deve ser avaliado individualmente e a decisão deve ser tomada pelo médico responsável pelo caso).

- JPV, paciente de 6 anos e 21 kg, com diagnóstico de asma brônquica, foi trazido ao pronto-socorro com quadro de secreção nasal hialina profusa, fala entrecortada, prurido ocular intenso, tosse seca, dispneia, aperto torácico e sibilos. Na história, refere fazer uso de glicocorticoide inalatório, mas nos últimos meses relata cansaço e interrupção do uso. Na última semana, informa que esteve em acampamento escolar por 3 dias, quando iniciaram todos esses sintomas ao dormir em chalés com cheiro de mofo, pó e ácaros, passando a apresentar intenso prurido ocular, nasal e nos condutos auditivos externo.
- Geralmente leva consigo seus medicamentos para asma, mas desta vez sua mãe esqueceu de colocá-los na mochila.
- Ao exame físico: REG, apresenta fácies congesta, secreção nasal hialina profusa, lacrimejamento ocular e prurido ocular e de condutos auditivos. FR: 40 irpm, FC: 80 bpm.
- Ausculta pulmonar com expiração prolongada. Sibilos pulmonares em grande quantidade. Murmúrio vesicular presente bilateralmente. Tiragem intercostal.
- Hipóteses diagnósticas:
  - Rinite alérgica descompensada.
  - Conjuntivite alérgica.
  - Crise de asma.

(continua)

(continuação)

- Prescrição no pronto-socorro:
  - Três ciclos de 4 *puffs*, com espaçador, de salbutamol *spray* oral, a cada 20 minutos, com reavaliação após cada ciclo.
  - Prednisolona solução oral (3 mg/mL): 7 mL, VO, 1 dose única agora.
- Após os 3 ciclos de salbutamol e uma dose de prednisolona, o paciente apresentou melhora e recebeu alta do pronto-socorro com prescrição para casa.
- Prescrição para casa:
  - Salbutamol 4 *puffs*, com espaçador, a cada 4 horas por 2 dias, e depois a cada 6 horas mais 3 dias.
  - Prednisolona solução oral (3 mg/mL): 7 mL 1 x/dia por mais 3 dias.
  - Reavaliação solicitada em 24-48 horas com o pediatra da criança.
- Antes da alta do pronto-socorro, fazer encaminhamento para agendar consulta com o pneumopediatra.

REFERÊNCIAS

1. Chien JW, Ciufo R, Novak R, Skowronski M, Nelson J, Coreno A, et al. Uncontrolled oxygen administration and respiratory failure in acute asthma. Chest. 2000;117(3):728-33.
2. Dubin S, Patak P, Jung D. Update on Asthma Management Guidelines. Mo Med. 2024;121(5):364-7.
3. Global Initiative for Asthma (GINA). Asthma management and prevention for adults, adolescents and children 6–11 years (2024). A summary guide for healthcare providers. Published December 2024. 48p.
4. Global Initiative for Asthma (GINA). 2025 GINA Summary Guide for Asthma Management and Prevention. https://ginasthma.org/2025-gina-summary-guide/.
5. Manti S, Licari A, Leonardi S , Marseglia GL. Management of asthma exacerbations in the paediatric population: a systematic review. Eur Respir Rev. 2021;13;30(161):200367.
6. Muchão FP, Silva Filho LVRF. Asma aguda. In: Rodrigues JC, Adde FV, Silva Filho LVRF, Nakaie CMA. Doenças respiratórias. 3rd ed. Barueri: Manole; 2019.
7. Pastorino AC, Casagrande RRD. Asma. In: Pastorino AC, Castro APBM, Carneiro-Sampaio M. Alergia e imunologia para o pediatra. 3rd ed. Barueri: Manole; 2018.
8. Scottish Intercollegiate Guidelines Network. British Thoracic Society. British guideline on the management of asthma: A national clinical guideline. Edinburgh: Scottish Intercollegiate Guidelines Network; British Thoracic Society; 2019.
9. Severini RS, Silva Filho LV. Sala de emergência: crise asmática. In: Silva CAA, Gomes FMS, Sampaio MC, editores. Schvartsman C, Farhat SC, Reis AG, Couto TB, coordenadores. Pronto-socorro. 4th ed. Santana do Parnaíba: Manole; 2023.

10. Associação Brasileira de Alergia e Imunologia (ASBAI). Dia mundial da asma: tratamento inalatório: acesso para todos [recurso eletrônico]. Chong Neto HJ, Emerson MFE, editores. 1ª ed. Rio de Janeiro: ASBAI; 2025. 35 p. https://asbai.org.br/wp-content/uploads/2025/04/E-BOOK-DIA-MUNDIAL-DA-ASMA-2025.pdf.

25

Evento inexplicável breve resolvido (BRUE) em Pediatria: diagnóstico e tratamento

Maria Helena Valente

Filumena Maria da Silva Gomes

INTRODUÇÃO

- O termo "BRUE" (*brief resolved unexplained event*) foi sugerido pela American Academy of Pediatrics (AAP) em 2016 para substituir o termo "*apparent life-threatening event*" (ALTE).
- Implícito na definição de "evento inexplicável breve resolvido" (BRUE), o termo inexplicável ou "não explicado" indica que não há causa subjacente, sendo um diagnóstico de exclusão, isto é, outras causas potenciais devem ser excluídas antes de se chegar a esse diagnóstico.
- A definição de BRUE refere-se a episódio repentino, breve (até 1 minuto, mas, em geral, com cerca de 20 a 30 segundos) e resolvido (quando da avaliação médica) que ocorre em menores de 1 ano de idade, caracterizado pelo observador como qualquer um dos seguintes eventos: respiração ausente, diminuída ou irregular, cianose ou palidez, alteração acentuada do tônus muscular (hiper ou hipotonia) e capacidade de resposta alterada.
- O ALTE, ou evento com risco aparente de morte, definido em 1986, descrevia um evento assustador para o observador, caracterizado pela combinação de apneia (central ou ocasionalmente obstrutiva), mudança da cor da pele (geralmente cianose ou palidez, ocasionalmente eritema ou pletora), alteração importante do tônus (geralmente hipotonia), engasgo ou sufocação.
- Essa nova definição baseia-se no relato subjetivo do observador, e não na fisiopatologia do evento. Além disso, o uso do termo "*brief resolved unexplained event*" traz a vantagem de remover o conceito de "risco de vida", de

refletir a natureza transitória desses eventos e de reforçar a falta de causa evidente associada a esses eventos.

- Em partes da Europa, a recepção às novas diretrizes americanas tem sido mais sutil, com alguns defendendo o uso de ambos os termos, "ALTE" e "BRUE".
- As diferenças entre ALTE e BRUE são mostradas no Quadro 1.

QUADRO 1 Diferenças entre ALTE e BRUE.

Características	BRUE	ALTE
Idade	< 1 ano	Não especificada
Evento caracterizado por	Médico	Cuidador
Mudança de cor	Episódio de cianose ou palidez	Qualquer mudança de cor (incluindo pletora)
Respiração	Qualquer irregularidade na respiração: ausência, diminuição ou qualquer outra irregularidade	Apneia
Tônus	Mudança acentuada no tônus	Qualquer mudança no tônus
Asfixia ou engasgos, ou qualquer outra explicação	Excluído	Incluído
Responsividade	Nível alterado de responsividade	Não mencionado

ALTE: *apparent life-threatening event*; BRUE: *brief resolved unexplained events*.
Fonte: Behnam-Terneus M; Clemente M, 2019.

- A nova diretriz do BRUE, sua classificação de risco e tratamento substituem o que inicialmente foi denominado ALTE.
- ALTE e BRUE diferem de maneiras importantes. Ao contrário do ALTE, o BRUE é restrito a bebês com menos de 1 ano. BRUE é um diagnóstico de exclusão feito após uma história completa e exame físico. Por exemplo, uma criança com achados consistentes para refluxo gastroesofágico (RGE) apresentando um evento de refluxo imediatamente antes de uma alteração observada na respiração atenderia aos critérios para ALTE, mas não para BRUE. Eventos como engasgos não se enquadram no critério de BRUE. A "mudança de cor" que se encaixa na definição de BRUE não inclui verme-

lhidão. É importante ressaltar que essa definição exige que a criança apareça bem na apresentação; isso não é necessário na definição ALTE.

- Pela ampla descrição, o ALTE introduz ambiguidade e dificuldades no atendimento ao paciente, por basear a definição na descrição subjetiva do cuidador, muitas vezes assustado e incapaz de recordar o evento com precisão. Por isso, o ALTE vem sendo considerado um diagnóstico impreciso, subjetivo, sem diferenciação entre crianças sintomáticas e assintomáticas, em associação ao assustador risco aumentado de morte infantil. No entanto, o acompanhamento das crianças com diagnóstico de ALTE mostrou que em apenas uma minoria o evento expressava um processo de doença grave não diagnosticada, com a criança sendo submetida a extensa avaliação desnecessária e hospitalização, o que resulta em ansiedade parental e estigmatização do paciente.
- Assim, BRUE carrega maior especificidade e é um diagnóstico de exclusão em comparação com as definições anteriores.
- As recomendações diferenciam BRUE de episódios que justificam aprofundar investigação de condição subjacente grave, como síndrome da morte súbita infantil e morte súbita inesperada de bebês.

DEFINIÇÕES IMPORTANTES

- Morte súbita inesperada de bebês ou morte súbita inesperada na infância:
  - Qualquer morte repentina e inesperada, explicada ou inexplicada, que ocorre em lactentes durante o primeiro ano de vida e que não apresenta etiologia antes do aprofundamento da investigação.
- Síndrome de morte súbita infantil ou síndrome da morte súbita do lactente:
  - Morte súbita e inesperada antes dos 12 meses que ocorre em criança previamente saudável, cuja causa permanece desconhecida, apesar da investigação do caso, que inclui autópsia completa, investigação da cena da morte e análise da história clínica. A síndrome de morte súbita infantil é responsável por metade das mortes súbitas inesperadas de bebês. Outras causas comuns incluem estrangulamento e asfixia acidental.
- Evento inexplicável breve resolvido:
  - Comum entre bebês, definido como um evento breve associado a mudança na cor, padrão respiratório, tônus ou estado de alerta. O bebê deverá estar com bom aspecto e retornar à linha de base no momento da avaliação, com o evento permanecendo explicado após a história

completa e o exame físico. Normalmente, são devidos à imaturidade do desenvolvimento. No entanto, às vezes representam uma apresentação-índice de uma doença subjacente, embora muitas vezes seja benigna. As etiologias comuns identificadas entre esses pacientes incluem RGE, laringoespasmo e infecções virais. Raramente, um diagnóstico grave é reconhecido (5%), como convulsões, sepse ou maus-tratos infantis. Apesar dos resultados benignos gerais após um BRUE (*brief resolved unexplained event* – "evento inexplicável breve resolvido"), os cuidadores expressam emoções conflitantes: alívio de que o risco de mortalidade ou uma etiologia subjacente grave é baixo e ansiedade em relação à incerteza e à natureza "inexplicável" do diagnóstico.

DIAGNÓSTICO

Definição de caso de BRUE

- Evento inexplicável breve resolvido: descreve um evento transitório, testemunhado, de natureza benigna, que ocorre em bebês que se apresentam com bom estado geral após um episódio descrito pelo observador como uma ocorrência breve, com duração inferior a 1 minuto, geralmente com menos de 20 a 30 segundos, após o qual o paciente retorna ao seu estado basal de saúde, com aparência e sinais vitais normais. No momento da avaliação clínica por médicos treinados, o exame físico e os sinais vitais da criança são normais e tranquilizadores.
- BRUE (*brief resolved unexplained event* – "evento inexplicável breve resolvido") deve ser caracterizado por um ou mais das seguintes ocorrências: cianose ou palidez, alteração no tônus muscular (aumento ou diminuição), alteração na capacidade de resposta e respiração ausente, irregular ou diminuída. A definição deve ser aplicada quando não há outra explicação para o evento após um histórico e exame completos.
- Esses eventos são classificados como de menor ou maior risco. BRUE apresenta baixa taxa de diagnósticos graves (< 5%), os mais comuns representando convulsões e anormalidades das vias aéreas.
- O evento deve ser classificado como de maior risco quando houver preocupações identificadas durante o histórico ou exame físico, como história familiar de morte súbita cardíaca, problemas sociais, alimentares ou respiratórios, ou

qualquer um dos seguintes: idade ≤ 60 dias, prematuridade (nascido < 32 semanas de gestação) com idade gestacional corrigida < 45 semanas, ressuscitação cardiopulmonar por médico treinado, duração do evento superior a 1 minuto e/ou mais de um episódio ao longo da vida (incluindo vários eventos anteriores à apresentação clínica ou eventos separados no tempo).

- Durante o BRUE, o observador deve relatar a presença de pelo menos um dos seguintes eventos:
  - Cianose ou palidez.
  - Respiração ausente, diminuída ou irregular.
  - Mudança acentuada de tônus (hipertonia ou hipotonia).
  - Nível alterado de resposta da criança.
- BRUE é indicado para descrever o paciente que apresentou pelo menos um dos eventos anteriormente descritos, em que os sintomas foram resolvidos no momento da apresentação da criança ao médico, para o qual não se evidencia uma etiologia.

História

- Para caracterizar pacientes com BRUE (*brief resolved unexplained event* – "evento inexplicável breve resolvido"), o lactente deve ter boa aparência (com sinais vitais normais), ter pelo menos um dos quatro critérios definidores para BRUE e não ter um achado na história ou exame físico que seja consistente com um diagnóstico alternativo.
- Explorar a descrição do evento com perguntas para a testemunha sobre os seguintes aspectos:
  - Presença de apneia:
    - O tipo sugere diferentes causas (sintomas obstrutivos ou sintomas centrais).
    - A duração pode sugerir a gravidade (< 20 segundos de apneia central é fisiológica se não associada a outro sintoma, como cianose).
  - Presença de mudança de cor da pele e mucosas e distribuição:
    - Cianose apenas perioral e periférica: não sugestiva de hipóxia.
    - Cianose central (indicada pela descoloração azul/púrpura da face, lábios ou centro do corpo): sugere hipóxia.
  - Mudanças do tônus, tremores rítmicos e/ou desvio ocular: decorrentes de convulsão.

- Perda da capacidade de ver a testemunha ou responder à voz: perda da consciência.
- Evento relacionado com alimentação e/ou presença de leite na boca: aspiração.
- Cansaço ou diaforese com alimentação: condição cardíaca.
- Coriza: infecção respiratória superior ou inferior.
- Febre: etiologia infecciosa.
- História de trauma: sangramento intracraniano.
- Versões diferentes da história, discrepâncias entre testemunhas, sangramento e/ou características inconsistentes com o estágio de desenvolvimento da criança: trauma não acidental.
- Condição atual da criança e/ou tempo necessário para alcançar a linha de base: condição em evolução e em andamento e/ou período pós-ictal.
- Local do evento, posição da criança (ou seja, em decúbito dorsal) e objetos próximos: asfixia ou aspiração.
- Medicamentos utilizados pela mãe que amamenta.
- Prematuridade.
- História individual prévia de ALTE/BRUE.
- História familiar de ALTE/BRUE, arritmia ou morte súbita inesperada em membros da família com menos de 35 anos.
- Histórico social de exposição ao tabaco, drogas ou envolvimento anterior com serviços de proteção à criança.

Exame físico

- Sintomas e sinais anormais em andamento, como os listados a seguir, podem sugerir condição em evolução e/ou subjacente e não devem ser rotulados como BRUE (*brief resolved unexplained event* – "evento inexplicável breve resolvido"):
  - Excitação.
  - Sinais vitais alterados.
  - Sinais de trauma (irritabilidade, fontanela abaulada, reatividade da pupila, hemorragia conjuntival ou da retina, hematomas ou sangramentos).
  - Anormalidades craniofaciais.
  - Sinais persistentes de respiração desordenada.
  - Ritmo cardíaco/sopros.
  - Exame neurológico.

- Considere observar a criança se alimentar.
- Se, após história e exame físico completos, o evento não puder ser explicado pelo médico como uma causa específica, ele atende ao diagnóstico de BRUE.

Estratificação de risco

- Na estratificação de risco, as seguintes condições se relacionam com baixo risco de recorrência ou distúrbios graves subjacentes:
  - Idade superior a 60 dias.
  - Prematuro: nascido com idade gestacional de pelo menos 32 semanas de gestação e idade corrigida de pelo menos 45 semanas.
  - Sem nenhuma reanimação cardiopulmonar realizada por profissional médico treinado.
  - Evento com duração inferior a 1 minuto.
  - Primeiro evento.
  - Ausência de achados significativos na anamnese.
  - Ausência de alterações significativas no exame físico.
- Nesses casos, oferecer as recomendações relativas ao tratamento para pacientes de menor risco.
- O risco maior de evento adverso futuro e/ou diagnóstico subjacente grave se relaciona com:
  - Prematuridade: se idade < 45 semanas de idade neonatal corrigida.
  - Idade ≤ 60 dias.
  - Eventos múltiplos.
  - Duração do evento superior a 1 minuto.
  - Reanimação cardiopulmonar por profissional médico treinado.
  - Suspeita de maus-tratos à criança.

Diagnóstico diferencial

- Se após anamnese e exame físico minuciosos se detecta uma etiologia possível, como suspeita de RGE, convulsão ou dificuldades com a alimentação, o evento não deve ser categorizado como BRUE (*brief resolved unexplained event* – "evento inexplicável breve resolvido"), devendo ser substituído pela etiologia responsável pelo evento e subsequentemente tratado de acordo com o diagnóstico presumido.
- A seguir temos o algoritmo para diagnóstico de BRUE.

- Os diagnósticos diferenciais de BRUE são:
  - Gastrointestinal: cólica, disfagia, disfunção esofágica, gastroenterite, RGE, abdome cirúrgico.
  - Neurológico: apneia da prematuridade, tumor cerebral, síndrome de hipoventilação central, malformação congênita do tronco cerebral, traumatismo craniano (hemorragia intraventricular, hemorragia subaracnoidea), hidrocefalia, meningite/encefalite, distúrbios neuromusculares, convulsão, reação vasovagal.
  - Respiratório: pneumonia aspirativa, corpo estranho, outra infecção do trato respiratório inferior ou superior, hiper-reatividade das vias aéreas, vírus sincicial respiratório, coqueluche.
  - Otorrinolaringológico: laringomalácia ou traqueomalácia, estenose ou obstrução anatômica das vias aéreas, apneia obstrutiva do sono.
  - Síndrome de maus-tratos em crianças: asfixia intencional, síndrome de Münchausen por procuração, síndrome do bebê sacudido, trauma craniano, ingestão de produtos tóxicos.
  - Cardiovascular: arritmia cardíaca/QTc prolongado, cardiomiopatia, doença cardíaca congênita, miocardite.
  - Metabólico/endócrino: distúrbio eletrolítico, hipoglicemia, erro inato do metabolismo.
  - Outras infecções: sepse, infecção do trato urinário.
  - Outras causas: anemia, manobra para prender a respiração, asfixia, reação a drogas ou toxinas, hipotermia, evento fisiológico (respiração periódica, acrocianose).
  - Idiopática: apneia da infância.
- Os diagnósticos mais comuns associados ao ALTE e que devem ser descartados antes de se fazer um diagnóstico de BRUE incluem RGE em 20-54% dos pacientes, infecções do trato respiratório em quase 8%, convulsões em 4-7%, infecções bacterianas graves em 2-8% dos lactentes e abuso em 1-11%.
- Atenção em caso de: ALTE recorrentes, discrepâncias na história, histórico familiar de ALTE, síndrome de morte súbita infantil ou morte inexplicada, pais que buscam muito os serviços de emergência, hematomas ou sangramentos faciais inexplicáveis e a presença ou irritabilidade no momento da apresentação justificam a avaliação completa de possíveis maus-tratos infantis.

Diagnóstico laboratorial

- Diferentemente do que ocorria com o diagnóstico de ALTE, nos casos de BRUE (*brief resolved unexplained event* – "evento inexplicável breve resolvido") de baixo risco, os exames de laboratório não estão indicados a crianças com bom estado geral e sem outros achados sugestivos de um diagnóstico específico. A indicação de exames, além do desconforto, inconveniência, risco e custos, pode comprometer a confiabilidade do diagnóstico.

TRATAMENTO

- Nos lactentes com BRUE (*brief resolved unexplained event* – "evento inexplicável breve resolvido") de "baixo risco" se recomenda um período de observação hospitalar de 1 a 4 horas, com realização de oximetria de pulso contínua, eventualmente realização de eletrocardiograma, avaliação clínica com parâmetros vitais seriados e alta hospitalar se a criança estiver em bom estado geral. A internação hospitalar não é necessária.
- Solicitar retorno para atendimento médico para acompanhamento de rotina em 24 horas ou mais cedo em caso de reincidência dos eventos.
- Crianças que apresentam sinais e sintomas contínuos devem ser tratados de acordo com o diagnóstico diferencial de risco.
- A maioria dos BRUE não se associa à manifestação de doenças graves, e a recorrência dos eventos é baixa.

ALGORITMO PARA DIAGNÓSTICO E CLASSIFICAÇÃO DE BRUE

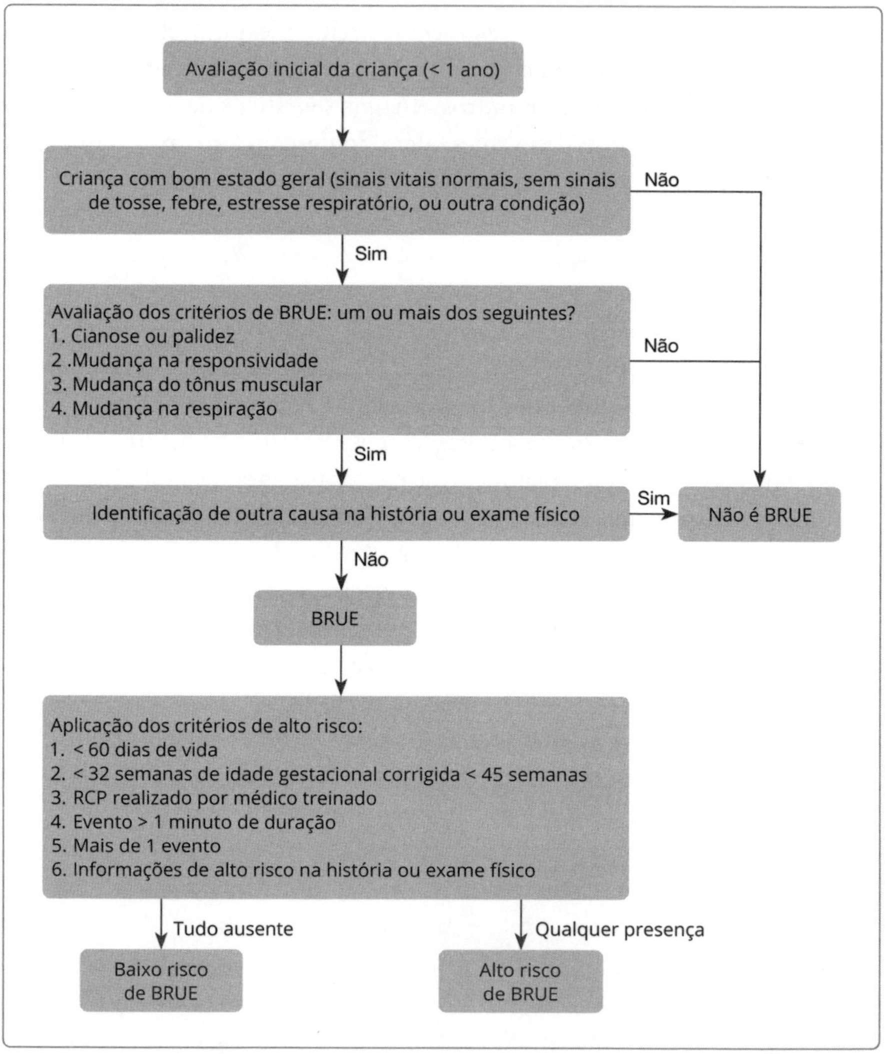

BRUE: *brief resolved unexplained events*; RCP: reanimação cardiopulmonar.
Fonte: adaptado de Ramgopal S et al., 2022.

PRESCRIÇÃO NA PRÁTICA

Exemplo de prescrição (cada caso deve ser avaliado individualmente e a decisão deve ser tomada pelo médico responsável pelo caso).

- Caso 1:
  - Uma menina de 9 semanas, a termo, anteriormente saudável, sem referência de qualquer sintoma ou sinal, é levada ao pronto-socorro por seus pais, muito preocupados depois que ela teve um episódio de ficar "mole" nos braços de sua mãe.
  - A mãe relata que o bebê estava muito pálido e parecia não estar respirando, levando-a a iniciar a reanimação cardiopulmonar. Após cerca de 30 segundos, a cor e o tônus da menina voltaram ao normal, e ela começou a chorar e respirar normalmente.
  - Quando a criança chegou ao pronto-socorro, ela estava de volta à sua linha de base, de acordo com seus pais, e apresentava exame físico com sinais vitais normais.
  - Na anamnese, não havia história pessoal e familiar de quadros semelhantes.
  - Com base nas diretrizes da AAP de 2016, esse quadro atende aos critérios de classificação de BRUE (*brief resolved unexplained event* – "evento inexplicável breve resolvido") de "baixo risco".
  - A conduta nos lactentes com BRUE de "baixo risco" deve ser manter a criança em observação hospitalar durante 1 a 4 horas, com oximetria de pulso contínua, eventualmente eletrocardiograma, com avaliação clínica dos parâmetros vitais seriados e alta hospitalar se a criança estiver em bom estado geral. A internação hospitalar não é necessária.
  - Solicitar retorno para atendimento médico para acompanhamento de rotina em 24 horas ou mais cedo em caso de reincidência dos eventos.
  - Crianças que apresentam sinais e sintomas contínuos devem ser tratados de acordo com o diagnóstico diferencial de risco.
  - A maioria dos BRUE não se associa à manifestação de doenças graves, e a recorrência dos eventos é baixa.

(continua)

(continuação)

- Caso 2:
  - Uma menina de 3 semanas é trazida ao serviço de urgência depois que seus pais testemunharam um episódio de engasgo durante a alimentação quando a criança passou a tossir muito, a face se tornando cianótica.
  - Após testemunhar o episódio, a mãe da criança começou a realizar manobras para resolver o engasgo, além de reanimação cardiopulmonar. Os pais relatam que o episódio de cianose facial durou 5 minutos e se resolveu após a resolução do engasgo. Eles dizem que a menina é um bebê saudável e estava bem antes do evento. Ela nasceu a termo, sem complicações durante o parto. O bebê apresenta sinais vitais, exame físico, incluindo coração, pulmões e exame neurológico normais.
  - Este episódio não deve ser considerado um BRUE. Provavelmente de trata de doença do RGE. Não estão indicados exames no pronto-socorro.

REFERÊNCIAS

1. Austin-Page LR, Cho CS. Brief resolved unexplained events: practical evaluation and management in the emergency department. Pediatr Emerg Med Pract. 2024;21(4):1-24.
2. Behnam-Terneus M, Clemente M. SIDS, BRUE, and safe sleep guidelines. Pediatr Rev. 2019;40(9):443-55.
3. Bielecki LC, Couto TB. Evento inexplicável breve resolvido (BRUE). In: Silva CAA, Gomes FMS, Carneiro-Sampaio M, editores; Schvartsman C, Farhat SCL, Reis AG, Couto TB, coordenadores. Pronto-socorro. 4th ed. Santana do Parnaíba: Manole; 2023. p. 103-12.
4. DeWolfe CC. Brief resolved unexplained event (apparent life-threatening event), Pediatric. In: Cabana MD. The 5-minute pediatric consult. 8th ed. Filadélfia: Wolters Kluwer; 2018.
5. Gerber NL, Fawcett KJ, Weber EG, Patel R, Glick AF, Farkas JS, et al. Brief Resolved Unexplained Event: Not Just a New Name for Apparent Life-Threatening Event. Pediatr Emerg Care. 2021;37(12):e1439-e1443.
6. Kondamudi NP, Virji M. Brief Resolved Unexplained Event. In: StatPearls [Internet]. Treasure Island (FL): StatPearls Publishing; 2025.
7. McHale L, Siddique RMBBS, Gienapp AJ, Bagwell T. A Descriptive Analysis Infants Presenting to the Pediatric Emergency Department With a Brief Resolved Unexplained Event. Pediatr Emerg Care. 2024;40(3):169-74.

8. Nama N, DeLaroche AM, Gremse DA. Brief Resolved Unexplained Event (BRUE): Is Reassurance Enough for Caregivers? Hosp Pediatr. 2022;12(12):e440-e442.
9. Ramgopal S, Colgan JY, Roland D, Pitetti RD, Katsogridakis Y. Brief resolved unexplained events: a new diagnosis, with implications for evaluation and management. Eur J Pediatr. 2022;181(2):463-70.
10. Tieder JS, Bonkowsky JL, Etzel RA, Franklin WH, Gremse DA, Herman B, et al. Subcommittee on Apparent Life Threatening Events. Brief resolved unexplained events (formerly apparent life-threatening events) and evaluation of lower-risk infants. Pediatrics. 2016;137(5):e20160590.

26

Infecções de pele em Pediatria – impetigo, ectima, celulite e erisipela: diagnóstico e tratamento

Rayra Maia Alvarez

Filumena Maria da Silva Gomes

Maria Helena Valente

INTRODUÇÃO

- A pele representa o maior órgão do corpo humano. É um órgão complexo, com funções importantes, como proteção do organismo contra agentes externos e contra os raios ultravioleta, além de participação na regulação da temperatura corporal e na percepção sensorial.
- A maturação funcional e estrutural da pele é um processo dinâmico, que começa ao nascimento e se estende ao longo da infância. A pele da criança apresenta especificidades morfológicas e funcionais e se torna semelhante à pele do adulto somente na adolescência. Particularidades histológicas e fisiológicas do sistema tegumentar na faixa etária pediátrica elevam o risco de processos patológicos:
  - A pele é composta por três camadas: epiderme, derme e hipoderme. A camada mais superficial da epiderme, denominada estrato córneo, é a grande responsável pela função de barreira. Nas crianças, essa camada é mais fina, o que a torna mais suscetível à desidratação, às infecções e inflamações.
  - O pH ácido é considerado um mecanismo de defesa contra infecções porque influencia a composição da flora bacteriana cutânea e desempenha importante papel na maturação da barreira. No entanto, os níveis de pH da pele na infância são mais elevados do que os da pele adulta, principalmente nos primeiros dias de vida.

- Por imaturidade estrutural, a pele das crianças apresenta menor coesão intercelular, o que explica a maior propensão à formação de vesículas e bolhas.
- Diferenças na microbiota da pele das crianças em relação aos adultos também podem favorecer a ocorrência de infecções cutâneas na faixa etária pediátrica.

- Entender as particularidades do sistema tegumentar na faixa etária pediátrica é importante para identificar e prevenir os fatores que levam aos quadros infecciosos e para instituir o manejo mais adequado na fase aguda do processo.
- A pele saudável é colonizada por grande quantidade de bactérias que formam o microbioma cutâneo, que protege ou prejudica a superfície cutânea, na dependência de fatores do hospedeiro, da bactéria e do ambiente.
- A violação da integridade e do equilíbrio da barreira cutânea possibilita a rutura do equilíbrio proporcionado pela microbiota cutânea saudável, com invasão de agentes bacterianos patogênicos e estabelecimento de infecções de pele e subcutâneo.
- As piodermites são infecções bacterianas da pele e anexos, causadas, principalmente, por germes gram-positivos como estafilococos ou estreptococos. Lesões cutâneas prévias, obesidade, tratamento com corticoides ou quimioterápicos, diabete, desnutrição e imunodeficiências adquiridas ou congênitas são fatores que favorecem a ocorrência dos quadros infecciosos cutâneos e devem sempre ser pesquisados no histórico do paciente.
- Bactérias como *Streptococcus pyogenes* e *Staphylococcus aureus* colonizam intermitentemente as regiões nasal, axilar, faríngea e perineal. Quando ocorrem situações de desequilíbrio, como clima quente, más condições de higiene, obesidade, uso de produtos que agridem a pele, diabete melito e aglomerações, essas bactérias que colonizam as áreas citadas podem determinar processos infecciosos na pele de outros locais do corpo.
- Segundo a Sociedade Brasileira de Pediatria, as infecções causadas por *Staphylococcus* são as predominantes atualmente no Brasil. Ainda não se sabe a real prevalência do *Staphylococcus aureus* resistente à oxacilina/meticilina (CA-MRSA) de perfil comunitário, mas estima-se que essa prevalência seja crescente e que se aproxime, nos próximos anos, da encontrada em países como os EUA, onde a bactéria CA-MRSA já representa cerca de 80% das causas de infecções cutâneas.

IMPETIGO

- Infecção bacteriana superficial da pele, altamente contagiosa, que acomete qualquer idade, mais frequente entre 2 e 5 anos de idade. Anteriormente, o agente causal mais comum era o *S. pyogenes*, especificamente o estreptococo beta-hemolítico do grupo A. Porém, nas últimas décadas, 70% dos casos são devidos ao *S. aureus*, seguido pelo *S. pyogenes*. O impetigo pode se apresentar sob duas formas clínicas diferentes, crostoso e bolhoso (Quadro 1). Além disso, pode ser primário, que se estabeleceu na pele previamente hígida. Ou secundário, aquele que decorre de outra lesão prévia como escabiose, trauma, picada de inseto ou eczema.

Diagnóstico clínico

QUADRO 1 Diagnóstico clínico dos quadros de impetigo crostoso e bolhoso.

Impetigo crostoso (não bolhoso)	Impetigo bolhoso
Forma mais frequente – 70% dos casos	–
Raro antes dos 2 anos de idade	Mais comum entre crianças de 2 a 5 anos de idade
Staphylococcus aureus é o agente mais prevalente na forma isolada. Pode haver combinação com estreptococo beta-hemolítico do grupo A	O principal agente etiológico é o *Staphylococcus aureus* produtor de toxina epidermolítica
Forma primária: infecção ocorre na pele previamente saudável Forma secundária: impetiginização pode ocorrer sobre uma alteração cutânea prévia – dermatite atópica, dermatite de contato, picadas de inseto, pediculose, escabiose	Pode ocorrer no período neonatal, principalmente após a segunda semana de vida e pode estar presente ao nascimento, quando há ruptura prematura de membranas ovulares
Lesão característica: inicia-se com uma vesícula ou pústula sobre base eritematosa, que se rompe e dá origem a uma crosta aderente e amarelada, a chamada crosta "melicérica" (Figura 1) Mais frequente em áreas expostas e face (principalmente ao redor do nariz e da boca)	Lesão característica: tem início com vesículas, que se transformam em bolhas de paredes finas, de fácil rompimento. Sob a área da bolha rompida, permanece uma erosão rasa (Figura 2) A face é o local mais afetado, mas pode acometer qualquer parte do corpo

(continua)

QUADRO 1 Diagnóstico clínico dos quadros de impetigo crostoso e bolhoso. (*continuação*)

Impetigo crostoso (não bolhoso)	Impetigo bolhoso
Pode haver a presença de linfadenopatia regional (mais sugestivo de infecção por *Streptococcus*)	A linfadenopatia regional não é comum
A ocorrência de febre indica complicação do quadro	A ocorrência de febre indica complicação do quadro

Fonte: Markus JR, 2025.

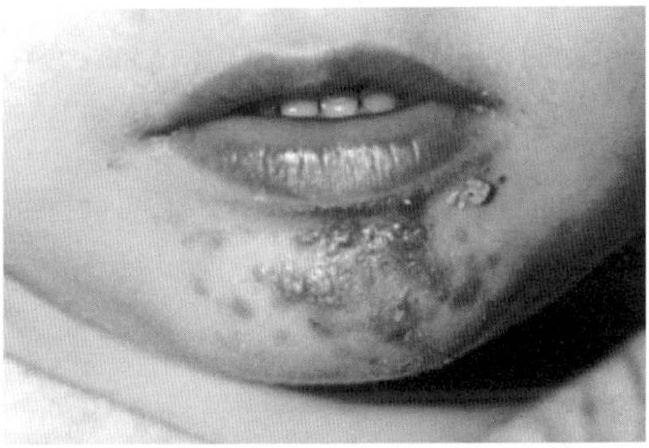

FIGURA 1
Impetigo crostoso localizado em face.
Fonte: Grassiotto CQ; Moura BMH, 2023.

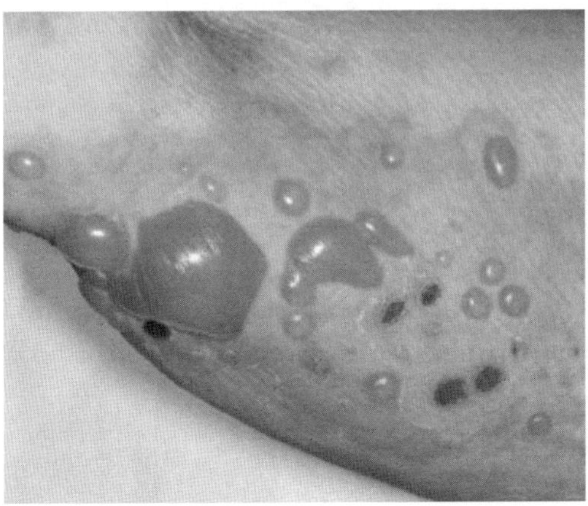

FIGURA 2
Impetigo bolhoso.
Fonte: Grassiotto CQ; Moura BMH, 2023.

Tratamento

Medidas gerais

- Manter limpo o local afetado, lavando-o frequentemente com água corrente e sabão. Na vigência do quadro agudo, o uso de sabonetes antissépticos (como clorexidina) está indicado. No entanto, o uso desses sabonetes não é indicado na higiene de rotina, por alteração do pH da pele, seleção de microbiota e de cepas bacterianas resistentes na comunidade.
- O corte e a higiene das unhas também são importantes para evitar lesões por autoinoculação.
- As crostas e os restos das bolhas devem ser removidos para evitar que a doença se espalhe. Crostas aderidas devem ser umidificadas com compressas de água morna antes da retirada. Em caso de crostas mais aderidas, amolecê-las com vaselina ou óleos, previamente à remoção.
- Por ser uma doença contagiosa, recomenda-se o afastamento da criança das atividades de creches e escolas por, pelo menos, 24 horas após o início do tratamento.
- Orienta-se o início precoce da terapêutica para evitar complicações, como a glomerulonefrite pós-estreptocócica, que pode ocorrer em cerca de 5% dos casos das infecções pelo *Streptococcus pyogenes* beta-hemolítico do grupo A – (Tabela 1).

TABELA 1 Tratamento do impetigo em Pediatria.

Antibióticos tópicos para impetigo e ectima
Mupirocina 2% pomada: aplicar 2 a 3 x/dia após remoção das crostas e limpeza local
Ácido fusídico creme 2%: aplicar 2 a 3 x/dia após remoção das crostas e limpeza local
Retapamulina 1% pomada: aplicar 2 a 3 x/dia após remoção das crostas e limpeza local
Antibioticoterapia sistêmica para impetigo e ectima
Cefalexina: 25-50 mg/kg/dia, a cada 6 horas, 10 dias (dose máxima: 4 g/dia)
Amoxicilina + ácido clavulânico: 25-50 mg/kg/dia a cada 8 horas, 10 dias (dose máxima: 2,65 g/dia)
Clindamicina: 20 mg/kg/dia, a cada 6-8 horas, 10 dias (dose máxima 2,7 g/dia)
Eritromicina: 30-50 mg/kg/dia, a cada 6 horas, 10 dias (dose máxima 4 g/dia)

Fonte: Hirayama ALS, 2022.

- Após a instituição do tratamento, tópico ou sistêmico, é essencial reavaliar o paciente, pelo risco de falha terapêutica, disseminação da infecção e para avaliar a possibilidade de diagnósticos diferenciais (Quadro 2) na ausência de melhora.
- Fazer a vigilância dos contactantes domiciliares e institucionais, como escolinhas e creches.

QUADRO 2 Diagnósticos diferenciais do impetigo, de acordo com a apresentação clínica.

Lesão de pele	Diagnóstico diferencial
Fase vesicular	Varicela Infecção por herpes simples
Fase bolhosa	Queimaduras Picadas de insetos Dermatoses bolhosas autoimunes
Fase crostosa	Dermatoses eczematosas Infecções fúngicas

Fonte: Kane KSM et al., 2009.

ECTIMA

- A ectima é uma infeção piogênica e ulcerada que acomete a pele de forma mais intensa e profunda, frequentemente secundária ao impetigo, e que pode resultar na formação de cicatrizes permanentes. Os principais agentes etiológicos incluem o *Staphylococcus aureus* e o *Streptococcus* beta-hemolítico do grupo A.

Diagnóstico

- As lesões de pele são pruriginosas e dolorosas. Inicialmente ocorre a formação de pequena pústula ou vesícula que logo se rompe e úlcera sendo recoberta por crosta dura e aderente. A crosta é de difícil remoção. Quando da remoção da crosta, observa-se lesão ulcerada purulenta bastante irregular e mais profunda que o impetigo. O estabelecimento da lesão é mais lento e mais profundo que o impetigo, com a resolução mais demorada se não tratada. A localização da lesão em geral se estabelece nos membros inferiores. A lesão se estende até a derme e apresenta cicatrização lenta, com a possibilidade de deixar cicatrizes, que podem se intensificar na presença de fatores como desnutrição e imunodeficiências (Figura 3). Pode-se estabelecer como decorrência ou em conjunto com impetigo.

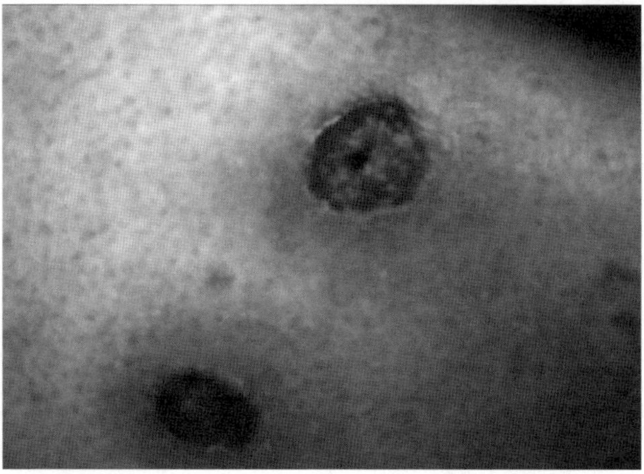

FIGURA 3
Ectima.
Fonte: Grassiotto CQ; Moura BMH, 2023.

Tratamento

- O mesmo esquema de tratamento indicado para impetigo (Tabela 1).
- As medidas de higiene e limpeza locais são importantes para auxiliar o processo de cicatrização. Compressas mornas ou aplicação de vaselina ou óleos para facilitar a retirada das crostas.
- Recomenda-se a prescrição de antibioticoterapia sistêmica por 10 dias, seguindo esquema utilizado para o impetigo, visando à cobertura para *Streptococcus* e *Staphylococcus* (Tabela 1), que pode ser estender até 14 dias.
- Na ocorrência de falha do tratamento, orienta-se considerar internação hospitalar, coletar cultura da lesão e pesquisar diagnósticos diferenciais (Quadro 3).

QUADRO 3 Diagnósticos diferenciais do ectima.

Diagnósticos diferencias
Leishmaniose tegumentar
Úlceras de estase
Vasculites
Púrpura fulminante

Fonte: Kane KSM et al., 2009.

ERISIPELA E CELULITE

Diagnóstico clínico

- Erisipela é uma infecção bacteriana disseminada da derme.
- Celulite é a variante profunda que acomete a derme e o tecido subcutâneo.
- Tanto a erisipela como a celulite são menos frequentes na criança do que nos adultos.
- Agentes etiológicos: *Streptococcus* beta-hemolítico do grupo A, *Staphylococcus aureus* e *Haemophilus influenzae.*

QUADRO 4 Diagnóstico clínico da erisipela e da celulite.

1. Diagnóstico: clínico
2. Geralmente membros inferiores, mas em qualquer outra região do corpo
3. Início da lesão local: calor, rubor, edema local
4. Pode haver formação de bolhas, petéquias e equimoses
5. A diferenciação entre erisipela e celulite nem sempre é possível
6. Erisipela: quadro mais superficial e bem delimitado, com bordas mais definidas (Figura 4)
7. Celulite: acometimento mais profundo e com limites do acometimento mal definidos (Figura 5). Lesão mais próxima de áreas ulcerativas e trauma. Pode evoluir para planos profundos (fascite necrosante)
8. Em crianças, pode ocorrer: i. Lesões na face, ao redor dos olhos, em decorrência de sinusite, otites e amigdalites. Nos quadros perioculares, diferenciar entre celulite periorbitária e as oculares pós-septais (dor à movimentação ocular) ii. Lesões perianais: dor retal, eritema e edema perianais

Fonte: Hirayama ALS, 2022.

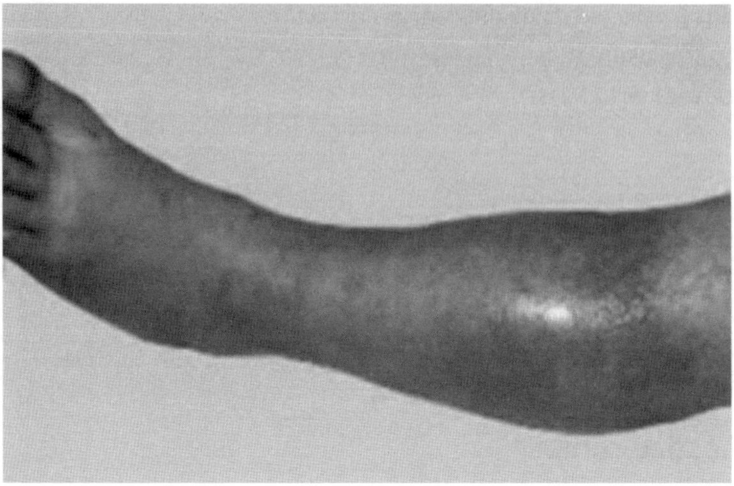

FIGURA 4
Erisipela.
Fonte: Grassiotto CQ; Moura BMH, 2023.

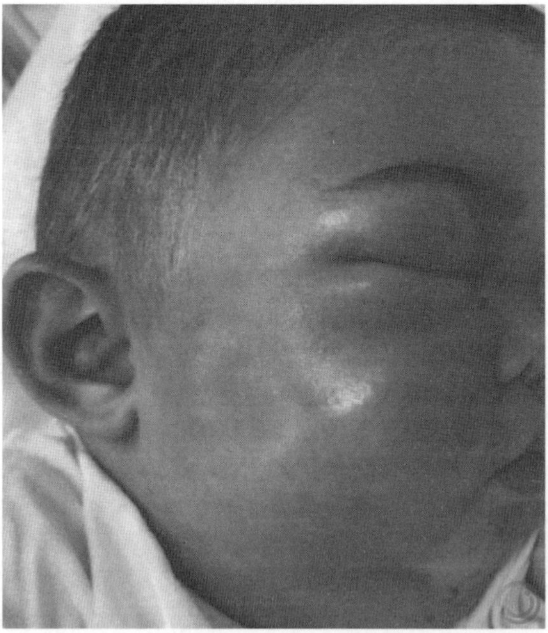

FIGURA 5
Celulite: eritema e edema na hemiface direita.
Fonte: Carvalho VO et al., 2020.

Tratamento

- Na abordagem dos quadros de celulite e erisipela, os cuidados com higiene local são importantes. Indica-se elevação do membro acometido, se possível, e repouso relativo.
- O tratamento com antibiótico de ambas as condições deve ser realizado com tratamento sistêmico. As indicações para internação hospitalar e tratamento por via parenteral estão listadas no Quadro 5.

QUADRO 5 Indicações de internação hospitalar e tratamento parenteral nos quadros de erisipela e celulite na faixa etária pediátrica.

Indicações
▪ Comprometimento sistêmico e/ou toxemia: febre, mal-estar, náuseas e vômitos, taquicardia, hipotensão
▪ Rápida progressão do eritema (recomenda-se delimitar área da lesão na admissão)
▪ Imunodepressão
▪ Falha de tratamento ambulatorial
▪ Incapacidade de tolerar medicação por via oral
▪ Infecção associada a dispositivo implantado
▪ Celulites de face
▪ Lactentes jovens

Fonte: Carvalho VO et al., 2020 e Grassiotto CQ; Moura BMH, 2023.

- O antibiótico de escolha deve oferecer cobertura para os germes mais prevalentes. Na Tabela 2 estão listados esquemas que podem ser inicialmente utilizados tanto para erisipela, quanto para celulite.
- Nos quadros leves, de acompanhamento ambulatorial, é de extrema importância garantir reavaliação clínica. A ausência de melhora pode ser critério de internação hospitalar e indica a necessidade de investigação de diagnósticos diferenciais, como os listados no Quadro 6.

TABELA 2 Antibioticoterapia empírica para tratamento dos quadros leves e graves de erisipela e celulite na faixa etária pediátrica.

Quadro leve (sem acometimento sistêmico)	Quadro graves (extensos e/ou com acometimento sistêmico)
Amoxicilina associada a ácido clavulânico: 30 a 50 mg de amoxacilina/kg/dia, VO, a cada 12 horas, por 5 a 10 dias (dependendo da melhora da lesão)	Oxacilina: 150 a 200 mg/kg/dia, IV (a cada 4 ou 6 horas) – dose máxima 12 g/dia, por 7 a 10 dias*
Cefalexina: 50 a 100 mg/kg/dia, a cada 6 horas, VO, por 5 a 10 dias (dependendo da melhora local)	Cefalosporina de 1ª geração – cefazolina: 50 a 100 mg/kg/dia, IV (a cada 8 horas) – dose máxima 3 g/dia, por 7 a 10 dias*
	Cefalosporina de 3ª geração – Ceftriaxona: 50 a 100 mg/kg/dia, IV, (a cada 12 ou 24 horas) – dose máxima 4 g/dia, por 7 a 10 dias
	Clindamicina: 30-40 mg/kg/dia, IV, (a cada 6 ou 8 horas) – dose máxima 2,7 g/dia, por 7 a 10 dias*
	Vancomicina (suspeita de CA-MRSA): ▪ 40 mg/kg/dia, IV, a cada 6 horas OU ▪ 45 mg/kg/dia, IV, a cada 8 horas OU ▪ 60 mg/kg/dia, IV, a cada 6 horas (se doença grave ou instabilidade hemodinâmica), por 7 a 10 dias*

* O tempo de tratamento pode variar a depender da evolução clínica.
CA-MRSA: *Staphylococcus aureus* resistente à oxacilina/meticilina; IV: intravenoso; VO: via oral.
Fonte: Markus JR, 2025 e Carvalho VO et al., 2020.

QUADRO 6 Diagnósticos diferenciais de erisipela e celulite.

Erisipela
Celulite
Lúpus eritematoso sistêmico
Queimadura solar
Dermatite de contato
Urticária
Dermatomiosite

(continua)

QUADRO 6 Diagnósticos diferenciais de erisipela e celulite. (*continuação*)

Celulite
Trombose venosa profunda
Infecções necrotizantes

Fonte: Kane KSM et al., 2009.

PRESCRIÇÃO NA PRÁTICA

Exemplo de prescrição (cada caso deve ser avaliado individualmente e a decisão deve ser tomada pelo médico responsável pelo caso).

- Paciente de 4 anos, sexo masculino, iniciou há 48 horas quadro de pequenas bolhas e "espinhas" no rosto, ao redor do nariz. A mãe relata que o líquido das bolhas seca e fica com coloração amarelada. Nega quadros prévios, comorbidades, febre ou sintomas associados às lesões cutâneas.
- Ao exame físico, observam-se pequenas vesículas ao redor do nariz, algumas com crosta aderente e amarelada na superfície, não ultrapassando o número de cinco lesões.

Hipótese diagnóstica

- Impetigo crostoso pela característica das lesões com crostas "melicéricas".

Resumo

- Paciente previamente hígido, sem sintomas sistêmicos associados, com poucas lesões de impetigo crostoso em região nasal. Nesse caso, não há indicações de tratamento sistêmico.

Prescrição

- Mupirocina creme 2%: uso tópico. Aplicar diretamente nas lesões, a cada 8 horas, por 7 dias.
- Observação: antes da aplicação da mupirocina lavar a região com água e sabão. Procurar retirar as crostas antes da aplicação da medicação.

(continua)

(continuação)

Orientações

- Manter higiene frequente do local com água e sabão antisséptico, pelo menos 3 x/dia, enquanto persistirem as lesões.
- Manter as unhas curtas e limpas.
- Realizar compressas com água morna para retirada das crostas, se necessário.
- Retorno ao serviço se persistência ou piora das lesões após 48 horas do tratamento ou se aparecimento de febre, náuseas, vômitos, queda do estado geral.

REFERÊNCIAS

1. Brown BD, Hood Watson KL. Cellulitis. 2023 Aug 7. In: StatPearls [Internet]. Treasure Island: StatPearls Publishing; 2025.
2. Carvalho VO, Abagge KT, Cerqueira AMM. Celulite. In: Carvalho VO, Abagge KT, Cerqueira AMM, organizadores. Sociedade Brasileira de Pediatria: Manual de dermatologia para o pediatra. 1st ed. Barueri: Manole; 2020.
3. Corrêa PYSS, Ang PL. Características da pele da criança e do adolescente. In: Carneiro-Sampaio M, Gomes FMS, Rivitti-Machado MCM, editores. Dermatologia Pediátrica. 3rd ed. Barueri: Manole; 2022. p. 12-6.
4. Grassiotto CQ, Moura BMH. Infecções de pele e partes moles. In: Schvartsman C, Farhat SCL, Reis AG, Couto TB, organizadores. Pronto-socorro. 4th ed. Santana de Parnaíba: Manole; 2023. p. 526-32.
5. Hirayama ALS. Infecções bacterianas. In: Carneiro-Sampaio M, Gomes FMS, Rivitti-Machado MCM, editores. Dermatologia Pediátrica. 3rd ed. Barueri: Manole; 2022. p. 506-20.
6. Kane KSM, Lio PA, Stratigos AJ, Johnson RA. Cutaneous bacterial infections. In: Color Atlas & Synopsis of Pediatric Dermatology. 2nd ed. McGraw-Hill Professional Publishing; 2009. p. 352-87.
7. Machado LAP. Estrutura e fisiologia da pele. In: Carneiro-Sampaio M, Gomes FMS, Rivitti-Machado MCM, editores. Dermatologia Pediátrica. 3rd ed. Barueri: Manole; 2022. p. 2-11.
8. Markus JR. Piodermites. In: Constantino CF, Solé D, Silva CAA, Silva LR, Liberal EF, Lopes FA, Silva AC, organizadores. Tratado de Pediatria: Sociedade Brasileira de Pediatria. 6th ed. Barueri: Manole; 2025. p. 1132-8.
9. Newberger R, Hollingshead CM. Group A Streptococcal Infections. 2025 Jan 14. In: StatPearls [Internet]. Treasure Island: StatPearls Publishing; 2025.
10. Yousef H, Alhajj M, Fakoya AO, Sharma S. Anatomy, Skin (Integument), Epidermis. 2024 Jun 8. In: StatPearls [Internet]. Treasure Island: StatPearls Publishing; 2025.

27

Influenza em Pediatria: diagnóstico e tratamento

D&T

Maria Helena Valente

Filumena Maria da Silva Gomes

INTRODUÇÃO

- A gripe (*influenza*) é uma doença respiratória contagiosa causada pelo vírus *influenza*.
- É um vírus RNA envelopado, da família Orthomyxoviridae, tipos A, B, C e D. Os tipos A e B são os principais responsáveis pelas infecções nos humanos. Os vírus A podem também infectar diversas outras espécies animais (aves, porcos, cavalos e mamíferos marinhos).
- Subtipos da gripe A são definidos por dois antígenos de superfície, a hemaglutinina (HA) e a neuraminidase (NA), que permitem a classificação do vírus. Até o momento, são descritos 16 tipos HA e 9 NA, sendo no ser humano três tipos HA (H1, H2, H3) e dois NA (N1 e N2). O vírus da *influenza* tipo B – com suas duas linhagens (B/Victoria e B/Yamagata) – infecta humanos e não tem reservatório animal conhecido.
- Atualmente, quatro subtipos do vírus *influenza* circulam em humanos: dois do tipo A (H1N1 e H3N2) e dois do tipo B (linhagens Victória e Yamagata).
- A gripe pode causar desde doenças leves a graves, sendo que a apresentação varia com a idade e experiência prévia com o vírus *influenza*.
- Os surtos ocorrem aproximadamente 2 semanas após o caso-índice, com duração de 4 a 8 semanas. O Brasil apresenta pico das epidemias de *influenza* em momentos distintos nas diferentes regiões do país.

- As taxas de ataque são mais altas entre escolares, importantes na cadeia de transmissão, por disseminar a infecção para adultos e outros membros da família.
- A transmissão é respiratória, de pessoa a pessoa, por meio de gotículas respiratórias produzidas quando as pessoas com gripe tossem, espirram, falam, ou contato com superfícies contaminadas.
- O período de incubação é de 1 a 4 dias, e a transmissão viral começa 24 horas antes do início dos sintomas e geralmente continua por 7 dias. Nas crianças pequenas e imunocomprometidos, a transmissão é prolongada.
- A *influenza* se associa à descompensação de doenças crônicas (asma, doença cardíaca entre outras) e complicações bacterianas secundárias, aumentando a morbimortalidade (Quadro 1).
- O primeiro e mais importante passo para prevenir a gripe é a vacinação que deve ocorrer anualmente.

QUADRO 1 Grupos de alto risco para complicações da *influenza* (gripe).

Crianças < 5 anos, mas especialmente < 2 anos*
Adultos ≥ 65 anos
Pessoas que estão grávidas ou até 2 semanas após o parto
Residentes de lares de idosos e instituições de cuidados de longa duração
Pessoas negras não hispânicas, pessoas hispânicas ou latinas e pessoas indígenas americanas ou nativas do Alasca
Pessoas com condições médicas, como: ▪ Asma ▪ Condições neurológicas e de desenvolvimento neurológico (incluindo distúrbios do cérebro, medula espinhal e nervos e músculos periféricos, como paralisia cerebral, epilepsia, acidente vascular cerebral, deficiência intelectual, atraso de desenvolvimento moderado a grave, distrofia muscular e lesão da medula espinhal) ▪ Doença pulmonar crônica (por exemplo, doença pulmonar obstrutiva crônica, fibrose cística) ▪ Doença cardíaca (por exemplo, doença cardíaca congênita, insuficiência cardíaca congestiva, doença arterial coronariana) ▪ Distúrbios sanguíneos (por exemplo, doença falciforme) ▪ Endocrinopatias (por exemplo, diabete melito) ▪ Doenças renais ▪ Doenças hepáticas

(continua)

QUADRO 1 Grupos de alto risco para complicações da *influenza* (gripe). (*continuação*)

- Distúrbios metabólicos (distúrbios metabólicos hereditários e distúrbios mitocondriais)
- Imunodeficiência (HIV, AIDS, câncer) ou medicação (quimioterapia ou radioterapia, glicocorticoides crônicos)
- Crianças e adolescentes < 19 anos que recebem terapia de ácido acetilsalicílico em longo prazo
- Pessoas com obesidade classe III (IMC ≥40 ou ≥140% do valor do percentil 95)

* Em crianças pequenas, as taxas de hospitalização e mortalidade são maiores entre aquelas com menos de 6 meses.
IMC: índice de massa corporal.
Fonte: CDC.

DIAGNÓSTICO

Diagnóstico clínico

- Ver Quadros 2, 3 e 4.

QUADRO 2 Sinais e sintomas de gripe não complicada[a].

Em geral	Cabeça, olhos, orelhas, nariz, garganta	Neuromuscular	Gastrointestinal[b]	Pulmonar
Febre[c,d]	Dor de cabeça	Mialgia, artralgia	Dor abdominal	Tosse improdutiva
Calafrios	Congestão nasal[d]	Fraqueza	Vômito	Dor torácica pleurítica
Mal-estar	Rinorreia[d]	Dor no peito	Diarreia[d]	
Fadiga	Dor de garganta/ rouquidão			

[a] Início abrupto de sinais e sintomas respiratórios e sistêmicos, com ou sem febre. [b] Os sintomas gastrointestinais variam com a idade: diarreia é mais comum entre bebês, crianças pequenas e crianças em idade escolar; dor abdominal pode estar presente entre crianças em idade escolar; vômito pode estar presente entre adultos. [c] A febre pode ser específica da idade: febre alta ou apenas febre pode ser o único sinal em bebês e crianças pequenas; febre pode estar ausente ou ser baixa em bebês e idosos. [d] Febre, congestão nasal, rinorreia e diarreia podem estar presentes em bebês e crianças pequenas.
Fonte: adaptado de Jani AA et al., 2018.

Diagnóstico diferencial

- Outras infecções virais: vírus respiratório sincicial, *parainfluenza* ou adenovírus.
- Infecção pelo *Streptococcus pyogenes*, *Mycoplasma pneumoniae* e *Legionella* spp.
- Sepse bacteriana em lactentes jovens.

QUADRO 3 Diagnóstico clínico da *influenza*.

Definição	Clínica	Exame físico
Síndrome gripal	Principal manifestação: febre abrupta (declínio por volta do terceiro dia e normalização em até 6 dias), com calafrios, tosse não produtiva, disfonia, cefaleia, adinamia, mialgia difusa, com evolução autolimitada, de poucos dias Aumento subsequente dos sintomas do trato respiratório: pode variar de tosse leve a dificuldade respiratória grave (principalmente nos lactentes jovens) Outros sintomas: congestão e obstrução nasal, coriza, odinofagia, exantema, dor abdominal, náuseas, vômitos, irritabilidade, conjuntivite Na criança, diferentemente do adulto, a rouquidão e a adenomegalia cervical são observados com frequência Crianças menores podem apresentar sintomas gastrointestinais, incluindo vômitos, diarreia e dor abdominal intensa Nos menores de 2 anos, considera-se como ***influenza*** o quadro de: febre de início súbito e sintomas respiratórios (tosse, coriza e obstrução nasal), na ausência de outro diagnóstico específico As crianças pequenas podem evoluir com otite média	A tosse é o sinal respiratório predominante. Nos lactentes e crianças pequenas, pode ser observada "tosse rouca" Congestão nasal, conjuntival e faríngea Adenopatia cervical, especialmente em crianças Neonatos podem se apresentar sépticos com apneia, colapso circulatório e petéquias Pode ocorrer erupção macular generalizada ou maculopapular Frequência respiratória pode estar aumentada

(continua)

QUADRO 3 Diagnóstico clínico da *influenza*. (*continuação*)

Definição	Clínica	Exame físico
SRAG	Na SRAG, além dos sinais da síndrome gripal, pode haver dispneia ou sinais de gravidade como: saturação de O_2 < 95% em ar ambiente, sinais de desconforto respiratório ou frequência respiratória aumentada para a idade, piora das condições clínicas de base, hipotensão em relação à pressão arterial de base Durante período sazonal, considerar como SRAG a insuficiência respiratória aguda	Na criança, além dos itens anteriores, pode haver: batimentos de asa de nariz, cianose, tiragem intercostal, desidratação e inapetência Algumas crianças evoluem para insuficiência respiratória aguda, necessitando de suporte ventilatório Crianças com quadro grave podem apresentar hemorragia pulmonar, encefalopatia (alteração do nível de consciência) e choque séptico

SRAG: síndrome respiratória aguda grave.

QUADRO 4 Manifestações clínicas da *influenza* por faixa etária.

Idade	Manifestação	Frequência
Lactente, pré-escolar < 5 anos	▪ Infecção do trato respiratório superior afebril	+
	▪ Infecção do trato respiratório superior febril	+++
	▪ Otite média aguda	++
	▪ Pneumonia	+
	▪ Laringotraqueobronquite	+
	▪ Bronquiolite	+
	▪ Síndrome sepsis	+
Criança ≥ 5 anos	▪ Infecção do trato respiratório superior afebril	+
	▪ Síndrome *flu-like*[a]	+++
	▪ Otite média aguda	++
	▪ Pneumonia	+
	▪ Miosite	+
	▪ Miocardite	Rara
	▪ Encefalopatia	Rara

[a] Febre, tosse, cefaleia, mialgia, e mal-estar.
+++ manifestação mais comum; ++ manifestação comum; + manifestação infrequente.
Fonte: Dawood FS et al., 2018.

Diagnóstico laboratorial

- Objetivo: confirmar diagnóstico, abastecer dados de vigilância e orientar decisões de tratamento e controle de infecções, pois os sintomas clínicos isoladamente podem não identificar todos os casos.
- Durante períodos de alta atividade da *influenza*, quando a probabilidade de infecção é alta e a criança apresenta sintomas consistentes com a *influenza*, o teste pode não ser indicado, e o diagnóstico clínico de *influenza* deve ser estabelecido.
- Testes diagnósticos disponíveis: cultura do vírus, sorologia, imunofluorescência, testes rápidos antigênicos e moleculares, além das técnicas de biologia molecular que incluem a reação em cadeia de polimerase (PCR) (Quadro 5).

Quem testar?

- Pacientes com características clínicas compatíveis com *influenza*.
- Nos surtos de *influenza*, as indicações para exames laboratoriais em crianças incluem:
  - Suspeita de *influenza* em pacientes de alto risco para complicações como descrito no Quadro 1, incluindo condições médicas subjacentes e idade < 2 anos.
  - Lactentes jovens (zero a 3 meses) febris com teste de diagnóstico rápido positivo para *influenza* podem exigir avaliação adicional.
  - Hospitalização e doença respiratória febril aguda (mesmo que os sintomas se desenvolvam durante a hospitalização).
  - Hospitalização e doença respiratória grave, incluindo pneumonia adquirida na comunidade.
  - Hospitalização e complicações neurológicas da gripe (por exemplo, meningite, encefalite, encefalopatia).
  - Hospitalização e agravamento agudo de doença cardiopulmonar crônica (por exemplo, asma, insuficiência cardíaca).
- Quanto à escolha dos tipos de exames específicos no diagnóstico laboratorial (Quadro 5):

QUADRO 5 Testes disponíveis para a pesquisa de vírus *influenza*.

Nome do exame	Pesquisa de vírus respiratórios	Teste rápido para *influenza* A e B	Teste molecular para detecção de *influenza* A	Painel molecular para pesquisa de vírus e bactérias do trato respiratório por PCR (inclui Sars-CoV-2)
Método	Imunofluorescência direta	Imunocromatográfico	PCR em tempo real	PCR e hibridação (*FilmArray*)
Material preferencial	Raspado (*swab*) + lavado de nasofaringe	Raspado nasal	Raspado nasal	Raspado nasal
Outros materiais	Aspirado de nasofaringe e raspado de orofaringe	Lavado ou aspirado de nasofaringe e raspado de orofaringe	Lavado ou aspirado de nasofaringe, raspado de orofaringe e lavado broncoalveolar	Lavado ou aspirado de nasofaringe, raspado de orofaringe e lavado broncoalveolar
Coleta	Idealmente, coletar até o terceiro dia de doença	Idealmente, coletar até o terceiro dia de doença	Idealmente, coletar até o terceiro dia de doença. A maior sensibilidade aumenta a probabilidade de detecção também nos dias subsequentes	Idealmente, coletar até o terceiro dia de doença. A maior sensibilidade aumenta a probabilidade de detecção também nos dias subsequentes

(continua)

QUADRO 5 Testes disponíveis para a pesquisa de vírus *influenza*. (*continuação*)

Nome do exame	Pesquisa de vírus respiratórios	Teste rápido para *influenza* A e B	Teste molecular para detecção de *influenza* A	Painel molecular para pesquisa de vírus e bactérias do trato respiratório por PCR (inclui Sars-CoV-2)
Agentes pesquisados	ADV, ***influenza*** A, ***influenza*** B, PIV 1 a 3 e VSR	INFA e INFB	INFA (incluindo H3N2 e H1N1)	ADV, coronavírus 229E, HKU1, NL63, OC43 e Sars-CoV-2, hMPV, INFA (subtipos H1, H3 e H1-2009), INFB, PIV 1, 2, 3 e 4, rinovírus/enterovírus, VSR, *Bordetella pertussis*, *Chlamydophila pneumoniae* e *Mycoplasma pneumoniae*
Sensibilidade	ADV: 38,1% INFA: 76,7% INFB: 78,4% PIV: 76,9% VSR: 93,5%	85%	> 98%	95%
Especificidade	99%	100%	100%	99%

(continua)

QUADRO 5 Testes disponíveis para a pesquisa de vírus *influenza*. (*continuação*)

Nome do exame	Pesquisa de vírus respiratórios	Teste rápido para *influenza* A e B	Teste molecular para detecção de *influenza* A	Painel molecular para pesquisa de vírus e bactérias do trato respiratório por PCR (inclui Sars-CoV-2)
Vantagens	Abrange os principais vírus respiratórios Altamente sensível para VSR Detecta todos os subtipos circulantes de ***influenza*** A (incluindo H3N2 e H1N1), embora não os discrimine Tem baixo custo	Agilidade no diagnóstico Tem baixo custo Define boa parte dos casos durante temporada de alta circulação de ***influenza*** Detecta todos os subtipos circulantes de ***influenza*** A (incluindo H3N2 e H1N1), embora não os discrimine	Alta sensibilidade Apresenta maior tempo de positividade Menor custo em relação a outras técnicas moleculares Define maioria dos casos durante a temporada de alta circulação de INFA Detecta todos os subtipos circulantes de ***influenza*** A (incluindo H3N2 e H1N1), embora não os discrimine	Alta sensibilidade, sendo o único adequadamente sensível para ADV Apresenta maior tempo de positividade Agilidade do resultado Ampla diversidade de diagnósticos etiológicos simultâneos, incluindo coinfecções Única alternativa para PIV4, hMPV, coronavírus, enterovírus e rinovírus Inclui agentes bacterianos no diagnóstico diferencial Inclui pesquisa do Sars-CoV-2, com desempenho equiparável ao teste de RT-PCR Detecta e discrimina todos os subtipos circulantes de ***influenza*** A (incluindo H3N2 e H1N1)

(*continua*)

QUADRO 5 Testes disponíveis para a pesquisa de vírus *influenza*. (*continuação*)

Nome do exame	Pesquisa de vírus respiratórios	Teste rápido para *influenza* A e B	Teste molecular para detecção de *influenza* A	Painel molecular para pesquisa de vírus e bactérias do trato respiratório por PCR (inclui Sars-CoV-2)
Desvantagens	Tem sensibilidade inferior às técnicas moleculares Mostra-se menos ágil, pois não é realizado no *point of care* É inadequado para o diagnóstico de ADV	Tem sensibilidade menor em comparação às técnicas moleculares É direcionado apenas para ***influenza***	Mostra-se menos ágil, pois não é realizado no *point of care* É direcionado apenas para INFA	Tem alto custo Não discrimina rinovírus de enterovírus Possui sensibilidade limitada para *B. pertussis* (65%)

(*continua*)

QUADRO 5 Testes disponíveis para a pesquisa de vírus *influenza*. (*continuação*)

Nome do exame	Pesquisa de vírus respiratórios	Teste rápido para *influenza* A e B	Teste molecular para detecção de *influenza* A	Painel molecular para pesquisa de vírus e bactérias do trato respiratório por PCR (inclui Sars-CoV-2)
Recomendação	É adequado para crianças, dada a alta sensibilidade para VSR e a abrangência de outros vírus comuns, com sensibilidade razoável Na suspeita de ***influenza***, considerar testes moleculares em virtude da maior sensibilidade (especialmente para definir indicação de isolamento) Não usar na suspeita de ADV	É adequado para casos leves e moderados durante temporadas de alta circulação de ***influenza*** Em casos de doença grave ou para definição de indicação de isolamento, considerar menor sensibilidade e prosseguir investigação com técnica molecular nos casos negativos	É preferencial na suspeita de ***influenza***, dada a maior sensibilidade Considerar possibilidade de INFB conforme a epidemiologia da temporada; em tais casos, preferir teste rápido para ***influenza***	É adequado para casos graves, com possibilidade de vários diagnósticos diferenciais É preferencial para doença respiratória aguda grave e para pacientes imunossuprimidos Se a suspeita clínica for coqueluche, preferir teste molecular direcionado
Prazo de resultados	Em até 1 dia útil	Em até 2 horas	Em até 3 dias úteis	Em até 1 dia útil

PCR: reação em cadeia de polimerase; ADV: adenovírus; INFA: *influenza* A; INFB: *influenza* B; PIV: *parainfluenza*; VSR: vírus sincicial respiratório; hMPV: metapneumovírus humano.
Fonte: Fleury Medicina e Saúde.

- Outros exames:
  - Hemograma, com leucócitos normais, elevados ou diminuídos com diferencial variável.
  - Gasometria arterial ou oximetria de pulso avaliam oxigenação em casos graves.
  - Aumento da creatina fosfoquinase (CPK) por miosite viral aguda benigna. Se mioglobinúria, considerar rabdomiólise viral aguda, que pode comprometer os rins, o que exige hospitalização e hidratação.

Na prática clínica, que amostra coletar?

- Pacientes de ambulatório devem coletar:
  - Amostras da nasofaringe devem ser coletadas no trato respiratório superior para aumentar a chance de detecção do vírus.
  - Se não houver amostras da nasofaringe disponíveis, fazer *swab* da garganta.
- Pacientes hospitalizados devem coletar:
  - Amostra do aspirado endotraqueal ou lavado broncoalveolar de pacientes em ventilação mecânica.
  - Não há indicação de coletar ou testar rotineiramente em amostras de sangue, plasma, soro, líquido cefalorraquidiano, urina e fezes.

Diagnóstico por imagem

- Radiografia de tórax: pode ser normal apesar do envolvimento respiratório significativo.
- Lactentes sem evidência radiológica de infecção do trato respiratório inferior podem sofrer apneia ou diminuição rápida da função pulmonar.
- A radiografia de tórax de pacientes com comprometimento das vias aéreas inferiores é indistinguível daquela de pacientes com outras infecções respiratórias virais inferiores.
- Exames de imagem não diferenciam quadros virais e bacterianos.

COMPLICAÇÕES

- Considerar um quadro bacteriano quando houver piora dos sintomas por volta do quinto dia do início do quadro viral ou persistência dos sintomas por mais de 10 dias.

- Crianças e adolescentes com condições médicas de base têm alto risco de complicações por infecções bacterianas secundárias como otite média aguda e pneumonia.
- Sinais sugestivos de complicações bacterianas: rinorreia predominantemente unilateral, rinorreia posterior purulenta, febre alta, dificuldade respiratória e toxemia.
- Outras complicações graves incluem: miocardite, encefalite, polirradiculoneurite (síndrome de Guillain-Barré), miosite, rabdomiólise, sepse e falência de múltiplos órgãos.
- *Influenza* contribui para descompensar doenças de base como diabete melito, doenças cardiovasculares, asma e outras doenças pulmonares crônicas.

TRATAMENTO

Medidas de suporte

- Hidratação, repouso e sintomáticos (analgésicos e antitérmicos, evitar o ácido acetilsalicílico pelo risco síndrome de Reye).

Antivirais

- Quando administrados em fases precoces do quadro, primeiras 48 horas, reduzem duração de sintomas, diminuem risco de complicações associadas à gripe (bronquite, otite média aguda e pneumonia), reduzem hospitalização e mortalidade.
- Antivirais disponíveis e utilizados no mundo: inibidores de neuraminidase (oseltamivir, via oral); zanamivir (inalatório); peramivir (intravenoso) e o laninamivir (inalatório).
- No Brasil, os disponíveis e recomendados para *influenza* são o oseltamivir e o zanamivir (Tabela 1).
- Oseltamivir: inibidor competitivo da ligação do ácido siálico à neuraminidase, prevenindo a disseminação do vírus *influenza* para o trato respiratório. Reações adversas: náuseas, vômitos, efeitos psiquiátricos e eventos renais e hepáticos.
- Zanamivir: mecanismo de ação semelhante ao oseltamivir, agindo como um inibidor seletivo da ligação do ácido siálico à neuraminidase, porém com menor toxicidade quando os dois são comparados.

TABELA 1 Tratamento da *influenza* para crianças e adultos.

Medicamentos	Faixa etária		Posologia
Fosfato de oseltamivir	Criança > 1 ano	> 15 kg a 23 kg	45 mg, a cada 12 h, por 5 dias
		> 23 kg a 40 kg	60 mg, a cada 12 h, por 5 dias
		> 40 kg	75 mg, a cada 12 h, por 5 dias
	Criança < 1 ano	0 a 8 meses	3 mg/kg, a cada 12 h, por 5 dias
		9 a 11 meses	3,5 mg/kg, a cada 12 h, por 5 dias
Zanamivir	Adulto		10 mg: 2 inalações de 5 mg, a cada 12 h, por 5 dias
	Criança	≥ 7 anos	10 mg: 2 inalações de 5 mg, a cada 12 h, por 5 dias

- Para os casos de síndrome gripal, a prescrição do oseltamivir, deve ser considerada com base em julgamento clínico, preferencialmente nas primeiras 48 horas após o início da doença, além de sintomáticos e hidratação.
- Pacientes com sinais de agravamento também devem receber de imediato o tratamento com o fosfato de oseltamivir como preconizado.
- Em situações especiais, o julgamento clínico e virológico (testes laboratoriais) de amostras respiratórias deve orientar a decisão terapêutica para prolongar o tratamento por período superior a cinco dias em pacientes com doença grave ou prolongada. Tratamentos mais longos podem ser necessários nos imunossuprimidos, os quais podem apresentar replicação viral prolongada. Estes pacientes apresentam risco de desenvolver resistência.
- Crianças que vomitam até uma hora após a ingestão do medicamento devem receber uma dose adicional do oseltamivir.
- Quando o pó para suspensão oral do oseltamivir não estiver disponível, o medicamento poderá ser reconstituído com a diluição do conteúdo das cápsulas em água.
- Zanamivir somente indicado em caso de intolerância gastrointestinal grave, alergia e resistência ao fosfato de oseltamivir.

- Zanamivir é contraindicado em menores de cinco anos para tratamento ou para quimioprofilaxia e para todo paciente com doença respiratória crônica pelo risco de broncoespasmo (medicamento é inalado). Também é contraindicado em paciente em ventilação mecânica, pela possibilidade de obstrução dos circuitos do ventilador.

QUIMIOPROFILAXIA

- Uso profilático dos inibidores de neuraminidase diminui risco de desenvolver *influenza*.
- Quimioprofilaxia indiscriminada não é recomendável (risco de resistência).
- Não indicar quimioprofilaxia se o período após a exposição a caso suspeito ou confirmado para *influenza* for maior que 48 horas.
- Quimioprofilaxia efetiva: antiviral administrado durante a potencial exposição deve continuar por mais 7 dias.
- Oseltamivir para profilaxia, de acordo com as dosagens das Tabelas 2 e 3, está indicado para:
  - Pessoas com risco de complicações, não vacinadas ou vacinadas há menos de duas semanas, após exposição.
  - Crianças menores de 9 anos, primovacinadas, com fatores de risco, expostas a caso suspeito ou confirmado, no intervalo entre a primeira e a segunda dose da vacina ou com menos de duas semanas após a segunda dose.
  - Pessoas com deficiências imunológicas graves ou outros fatores que possam interferir na resposta à vacinação contra a *influenza*, após contato com pessoas com infecção.
  - Profissionais de laboratório, não vacinados ou vacinados há menos de 15 dias, que tenham manipulado amostras clínicas respiratórias com vírus *influenza* sem uso adequado de equipamentos de proteção individual (EPI).
  - Trabalhadores de saúde, não vacinados ou vacinados há menos de 15 dias, envolvidos na realização de procedimentos invasivos geradores de aerossóis ou na manipulação de secreções de caso suspeito ou confirmado de *influenza* sem o uso adequado de EPI.
  - Residentes de alto risco em instituições fechadas e hospitais de longa permanência, durante surtos na instituição.

TABELA 2 Quimioprofilaxia da *influenza* para crianças > 1 ano e para adultos.

Medicamentos	Faixa etária		Quimioprofilaxia
Fosfato de oseltamivir	Adultos		75 mg/dia, por 10 dias
	Criança > 1 ano	≤ 15 kg	30 mg/dia, por 10 dias
		> 15 kg a 23 kg	45 mg/dia, por 10 dias
		> 23 kg a 40 kg	60 mg/dia, por 10 dias
		> 40 kg	75 mg/dia, por 10 dias
	Criança < 1 ano	0 a 8 meses	3 mg/dia, por 10 dias
		9 a 11 meses	3,5 mg/dia, por 10 dias
Zanamivir	Adulto		10 mg: 2 inalações de 5 mg, 1 x/dia, por 10 dias
	Criança	≥ 5 anos	10 mg: 2 inalações de 5 mg, 1 x/dia, por 10 dias

TABELA 3 Quimioprofilaxia da *influenza* com oseltamivir para crianças de até 1 ano.

Idade	Medicamentos
Menor de 3 meses	Não é recomendado a menos que a situação seja julgada crítica
0-8 meses	3 mg/kg, 1 x/dia
8-11 meses	3,5 mg/kg, 1 x/dia
1 ano ou mais	A dose varia de acordo com o peso: < 15 kg: 30 mg 1 x/dia 15 a 23 kg: 45 mg 23 a 40 kg: 60 mg, 1 x/dia > 40 kg: 75 mg, 1 x/dia

Observação: tratamento durante 10 dias

PREVENÇÃO

- Evitar contato próximo com pessoas infectadas, lavar as mãos frequentemente.
- Pessoas doentes devem cobrir o rosto ao tossir e, se possível, não sair de casa durante o período de quadro respiratório.
- Usar álcool em gel nas mãos.
- Lactentes: vacinação para *influenza* durante a gestação, aleitamento materno e não exposição da criança à fumaça do cigarro.

VACINAÇÃO

- A melhor forma de se proteger é a vacinação anual.
- Brasil: vacinas *influenza* são produzidas em ovos embrionados.
- As vacinas que vêm sendo utilizadas no país são de vírus fracionados.
- Disponível pelo Programa Nacional de Imunizações (PNI) para indivíduos de risco de complicações: extremos de idade (crianças de seis meses até menores de seis anos e adultos maiores de 55 anos), gestantes e puérperas, além de portadores de doenças crônicas. Além desses, profissionais da saúde e educação, militares e indivíduos privados de liberdade devem receber a vacina anualmente.
- Composição das vacinas: a cada ano, a Organização Mundial de Saúde (OMS) recomenda quais cepas devem fazer parte da composição da vacina na próxima temporada. São duas composições anuais: uma para hemisfério Norte e outra para hemisfério Sul, baseada nas cepas circulantes informadas pelos laboratórios de vigilância nos dois hemisférios, sendo cada fevereiro para o hemisfério Norte e a cada setembro para o hemisfério Sul.
- Inicialmente as vacinas continham três cepas de vírus (A/H1N1, A/H3N2 e B – linhagem Yamagata ou Victoria), mas, a partir de 2014, a formulação tetravalente tornou-se acessível (apenas clínicas privadas). As vacinas trivalentes contêm 15 mcg de cada um de dois subtipos do sorotipo A e 15 mcg de uma cepa do sorotipo B, já as tetravalentes contém dois subtipos do A e duas cepas do B, uma de cada linhagem (Yamagata e Victoria). No Brasil, todas elas são vacinas inativadas, obtidas do fluido alantoide de culturas virais em ovos embrionados de galinha.

PRESCRIÇÃO NA PRÁTICA

Exemplo de prescrição (cada caso deve ser avaliado individualmente e a decisão deve ser tomada pelo médico responsável pelo caso).

- J.S., de 2 anos, com peso de 11 kg, é trazido ao pronto atendimento por seus pais com quadro de coriza, tosse e febre há 3 dias. Os pais referiam alternância do estado geral entre alerta e alguma prostração quando febril. Na história, a criança apresentou quadros de sibilância quando da mudança de tempo e, quando tinha "resfriados", sendo classificada pelo pediatra como "bebê chiador".
- Ao exame físico: J.S. tinha um bom estado geral, sem sinais meníngeos, eupneico (FR = 38 irpm, hidratado, acianótico, anictérico, com temperatura de 38 °C, FC = 98 bpm) e apresentava coriza profusa. Hiperemia de anel de Waldeyer; otoscopia: membranas timpânicas translúcidas sem efusão na orelha média. Pulmões: poucos sibilos em ambos os pulmões, murmúrio vesicular presente em ambos os pulmões. Coração rítmico sem sopros. Abdome: flácido e sem visceromegalia.
- Os pais referiram que vários coleguinhas da creche estavam com *influenza*, pelo que foi coletado teste rápido para o vírus *influenza* da nasofaringe do J.S., que veio positivo.
- Diante disso, foi realizada a hipótese diagnóstica de *influenza* numa criança de 2 anos, com antecedente de "bebê chiador", pelo que se optou por realizar o tratamento com oseltamivir.
  - Uso interno (oral).
  - Oseltamivir 30 mg: 10 comprimidos.
  - Dar 1 comprimido (dissolvido) a cada 12 horas, durante 5 dias.

REFERÊNCIAS

1. Brasil. Ministério da Saúde. Síndrome gripal/SRAG – Classificação de risco e manejo do paciente, 2013. https://bvsms.saude.gov.br/bvs/cartazes/sindrome_gripal_classificacao_risco_manejo.pdf.
2. Centers for Disease Control and Prevention (CDC). Influenza (Flu). [página da internet] https://www.cdc.gov/flu/professionals/index.htm.
3. Committee on Infectious Diseases. Recommendations for Prevention and Control of Influenza in Children, 2024-2025: Policy Statement. Pediatrics. 2024;154(4):e2024068507.

4. Dawood FS, Bresee J. Influenza viruses. In: Long SS, Prober CG, Ficher M, editores. Principles and Practice of Pediatric Infectious Diseases. 5th ed. Filadélfia: Elsevier; 2018.
5. Fleury Medicina e Saúde. Qual o melhor teste para pesquisar influenza? https://www.fleury.com.br/medico/artigos-cientificos/qualo-melhor-teste-para-pesquisar-influenza.
6. Jani AA, Uyeki TM. Capítulo 46. Influenza. In: Emergency management of infectious diseases. 2 ed. Chin RL, ed. Cambridge, UK: Cambridge University Press, 2018.
7. Khalil N, Bernstein DI. Influenza vaccines: where we are, where we are going. Curr Opin Pediatr. 2022;34(2):119-25.
8. Krammer F, Smith G, Fouchier R, Peiris M, Kedzierska K, Doherty PC, et al. Influenza. Nat Rev Dis Primers. 2018;4(1):3.
9. Uyeki TM, Bernstein HH, Bradley JS, Englund JA, File TM, Fry AM, et al.. Clinical Practice Guidelines by the Infectious Diseases Society of America: 2018 Update on Diagnosis, Treatment, Chemoprophylaxis, and Institutional Outbreak Management of Seasonal Influenzaa. Clin Infect Dis. 2019;68(6):e1-e47. Erratum in: Clin Infect Dis. 2019;68(10):1790.

28

Pneumonias bacterianas comunitárias em Pediatria: diagnóstico e tratamento

D&T

Filumena Maria da Silva Gomes

Maria Helena Valente

INTRODUÇÃO

- Dependendo de quando e onde o paciente adquiriu a infecção, a pneumonia pode ser classificada como pneumonia adquirida na comunidade ou pneumonia contraída no hospital.
- A pneumonia adquirida na comunidade é definida quando a criança não teve contato prévio com o ambiente de saúde.
- Nos últimos anos, à medida que os pacientes têm mais contato com sistemas de saúde, as bactérias se tornaram mais resistentes, tendo sido desenvolvida uma nova definição de pneumonia para aqueles com contato anterior com ambientes de saúde, denominada pneumonia associada aos cuidados de saúde.
- A pneumonia pode ocorrer em qualquer idade, mesmo sem fatores de risco. No entanto, é mais comum em crianças menores de 5 anos, adultos com mais de 75 anos e naqueles com fatores de risco, como o tabagismo e a doença pulmonar obstrutiva crônica.

ETIOLOGIA

- A pneumonia adquirida na comunidade (PAC) é uma entidade heterogênea, causada por diferentes patógenos, como bactérias típicas ou atípicas, fungos e também vírus, que se manifestam com diferentes apresentações clínicas, dependendo da idade, localização geográfica, exposições recentes e estado vacinal.

- Identificar a etiologia microbiana da PAC é crucial para a antibioticoterapia direcionada e oportuna. No entanto, a etiologia permanece não identificada em aproximadamente 50% dos pacientes com pneumonia.
- Classicamente, a etiologia bacteriana da PAC envolve patógenos típicos, como *S. pneumoniae, H. influenzae, M. pneumoniae, S. aureus, Legionella* spp. e *M. catarrhalis.*
- Patógenos atípicos, como *M. pneumoniae* e *Legionella* spp., também podem causar PAC.
- Vírus respiratórios desempenham papel cada vez mais importante na epidemiologia da PAC. Esses vírus podem ser a única causa ou a causa inicial da pneumonia, que é seguida por infecção bacteriana secundária por bactéria específica.
- A PAC grave em menores de 5 anos (12,61%) é causada mais comumente pelo vírus sincicial respiratório e pelo *S. pneumoniae.*
- A PAC grave em crianças e adolescentes menores de 18 anos foi significativamente associada às infecções por adenovírus, rinovírus, *K. pneumoniae* ou a coinfecções do vírus sincicial respiratório com *H. influenzae* ou com *S. aureus.*
- Estima-se que ocorram cerca de 120 milhões de casos de pneumonia por ano em todo o mundo. Segundo relatórios da Carga Global de Doenças (GBD), a PAC resulta em aproximadamente 3 milhões de mortes no mundo, sendo mais prevalente em crianças menores de 5 anos e adultos com mais de 70 anos, com ou sem comorbidades.
- A pneumonia é a segunda causa mais comum de morte em menores de 5 anos em todo o mundo, concentrando-se nos países de baixo índice sociodemográfico. Nos países desenvolvidos, é a segunda causa mais comum de hospitalização em crianças e adultos.
- Crianças menores de 2 anos, nos países em desenvolvimento, são responsáveis por quase 80% das mortes pediátricas secundárias à pneumonia.
- Apesar de o prognóstico da pneumonia ser melhor no mundo desenvolvido, com menor mortalidade, a carga da doença continua alta, com cerca de 2,5 milhões de casos por ano, dos quais entre um terço e a metade necessitam de hospitalização.
- A incidência de pneumonia adquirida na comunidade (PAC) na população pediátrica diminuiu muito nas últimas décadas, principalmente devido à vacinação contra o *Haemophilus influenzae* tipo B (HiB), contra o pneu-

mococo (vacina conjugada VPC 10), contra influenza e contra a coqueluche (vacina anti-*pertussis*).

- Fatores de risco para o desenvolvimento de PAC incluem: sexo masculino, idade inferior a 5 anos, exposição ao tabagismo passivo e ativo, desnutrição, diabete melito, doença cardiovascular, asma e bronquite crônica, doença neurológica com deglutição prejudicada, imunossupressão, dependência de álcool, infecção por influenza, má higiene dental, contato com crianças e uso de inibidores da bomba de prótons.

QUADRO 1 Causas mais comuns de pneumonia em crianças de acordo com a idade.

Regra geral: nos países desenvolvidos e nos em desenvolvimento, o *Streptococcus pneumoniae* continua sendo a causa mais importante de PAC em todas as faixas etárias, principalmente nos lactentes e pré-escolares	
Recém-nascidos	Diferentemente de outras idades, bactérias são os principais agentes. Patógenos bacterianos do canal do parto, como estreptococos do grupo B, *Escherichia coli, Pseudomonas aeruginosa, Klebsiella* sp, *Chlamydia trachomatis. Streptococcus pneumoniae, Streptococcus pyogenes* e *Staphylococcus aureus*, podem ser identificados na pneumonia neonatal de início tardio
Lactentes	Vírus são a principal causa de pneumonia em bebês entre 30 dias e 2 anos: VSR, adenovírus, *parainfluenza*, rinovírus e influenza
Pré-escolar	Crianças de 2 a 5 anos: vírus respiratórios também são os mais comuns. Aumento de *S. pneumoniae* e *H. influenzae* tipo B é observado nessa faixa etária. Recentemente, passaram a ter importância *Mycoplasma pneumoniae* e a *Chlamydophila pneumoniae*
Idade escolar	Pneumonia por *Mycoplasma* são frequentes na faixa etária de 5 a 13 anos; no entanto, *S. pneumoniae* ainda é o organismo mais comumente identificado
Adolescentes	Adolescentes apresentam riscos infecciosos semelhantes aos adultos. Deve-se considerar a tuberculose em imigrantes de áreas com alta prevalência e em crianças com exposições conhecidas

(continua)

QUADRO 1 Causas mais comuns de pneumonia em crianças de acordo com a idade. (*continuação*)

Casos especiais	Crianças com doenças crônicas têm riscos específicos: na fibrose cística, pode ocorrer pneumonia secundária ao *S. aureus* e *Pseudomonas aeruginosa*; na doença falciforme, pode haver infecção por organismos encapsulados. Imunocomprometidas devem ter descartadas infecções por *Pneumocystis jirovecii*, citomegalovírus e fungos. Crianças não vacinadas têm risco de infecção por patógenos preveníveis por vacinação

PAC: pneumonia adquirida na comunidade; VSR: vírus sincicial respiratório.
Fonte: adaptado de Ebeledike C et al., 2023; Rodrigues JC et al., 2023.

DIAGNÓSTICO

- A pneumonia é um diagnóstico clínico que deve levar em consideração a história da doença atual, achados do exame físico e, se necessário, testes complementares e exames de imagem.

História

- O diagnóstico da pneumonia adquirida na comunidade (PAC) na criança baseia-se inicialmente no quadro clínico, com pródromo de infecção viral de vias aéreas superiores seguido por queixas inespecíficas de tosse, febre, produção de escarro, taquipneia, dificuldade para respirar e comprometimento do estado geral.
- Na história, é importante esclarecer a duração dos sintomas, exposições, viagens, contatos com doenças, estado de saúde da criança, número de irmãos, doenças crônicas, sintomas recorrentes, engasgo, história de imunização, frequência à creche e à escola, exposição ao tabaco, condições da moradia, com ênfase no quarto de dormir e, nos recém-nascidos, a história da saúde materna, pré-natal ou complicações no parto.
- Diferenciar pneumonias virais das bacterianas somente pelo quadro clínico é muito difícil.
- Pneumonias bacterianas geralmente cursam com prostração, febre alta, dor abdominal (mais em lactentes), dor torácica, tosse produtiva, inapetência, vômitos e irritabilidade.

- Pneumonias virais têm início mais gradual e estão associadas a sintomas anteriores do trato respiratório superior, como rinorreia, congestão, cefaleia, dor de garganta, tosse não produtiva, mal-estar e febre, com o estado geral pouco comprometido.
- Hipoxemia (saturação de oxigênio < 95%) e aumento do esforço respiratório são os sinais mais associados à pneumonia adquirida na comunidade.
- História de cobertura vacinal deficiente (antipneumocócica, anti-*Haemophilus influenzae* B e anti-*pertussis*) e de infecção de vias aéreas superiores que precede o quadro de pneumonia.
- PAC por bactérias atípicas geralmente apresenta sintomas constitucionais prolongados, muitas vezes acompanhados por um pródromo viral que inclui dor de garganta, cefaleia, tosse não produtiva — às vezes intratável — e febre baixa. Sintomas como vasculite e trombose podem ser observados nos casos causados por Mycoplasma, ou manifestações gastrointestinais e anormalidades em casos de etiologia por *L. pneumophila.*

Exame físico

- Febre, regular ou mau estado geral, taquipneia, desconforto respiratório, batimento de asas de nariz, saturação de O_2 < 95% em ar ambiente, tiragem (intercostal, fúrcula, diafragmática), ausculta de crepitação localizada, diminuição do som claro pulmonar, sibilos, submacicez.
- Em lactentes, principalmente os mais jovens, podemos observar a incapacidade relatada de aceitar a alimentação, com gemência e/ou apneia.
- Nenhum achado de exame físico isolado pode diagnosticar com exatidão a pneumonia. No entanto, a combinação de vários sintomas, como febre, comprometimento do estado geral, taquipneia, crepitações localizadas e a diminuição do murmúrio vesicular, aumenta a sensibilidade para o diagnóstico clínico.
- Nas pneumonias virais, a criança não parece toxemiada. Os achados à ausculta são geralmente difusos e bilaterais, com a sibilância sendo mais frequente em pacientes com pneumonia viral do que não bacteriana.
- Dependendo do grau de consolidação e da presença/ausência de derrame pleural, o aumento do frêmito vocal, a egofonia e a macicez à percussão são os principais sinais clínicos.

Exames laboratoriais

- Geralmente não são necessários, exceto em casos de toxemia.
- Leucocitose no hemograma > 15.000-40.000/mm^3 pode ser associada à pneumonia por *pertussis*.
- Podem ser necessárias pesquisas virais, por exemplo, vírus sincicial respiratório e influenza, pois frequentemente a etiologia pode ser viral ou termos associação de vírus e bactérias.

Radiografia de tórax

- Não há diretrizes claras para o uso de rotina da radiografia de tórax na população pediátrica.
- Radiografias de tórax de rotina não são necessárias para confirmar o diagnóstico de pneumonia adquirida na comunidade em crianças com infecção do trato respiratório inferior leve e não complicada que estão bem o suficiente para serem tratadas como pacientes ambulatoriais.
- Lembrar de: efeitos deletérios da exposição à radiação, da elevação dos custos dos cuidados de saúde, de resultados falso-negativos, e do aumento da indicação desnecessária aos antibióticos.
- O diagnóstico de pneumonia é clínico. A radiografia de tórax deve ser realizada para confirmar achados clínicos, avaliar a extensão do processo e verificar a presença de complicações associadas.
- Achados radiográficos são indicadores ruins do diagnóstico etiológico e devem ser usados em conjunto com outras características clínicas para a tomada de decisões terapêuticas.
- Assim, não é necessária a radiografia se a história clínica e o exame clínico são sugestivos e se não há sinais de complicações da pneumonia (muito extensa, bilateral ou com derrame pleural), considerando-se que, nos primeiros dias do quadro clínico, a radiografia de tórax pode ser normal.
- Radiologia de tórax está indicada para confirmação/exclusão do diagnóstico quando os achados clínicos são inconclusivos.
- Deve ser reservada para crianças que apresentam toxemia, com curso recorrente ou prolongado da doença apesar do tratamento adequado, lactentes de 0 a 3 meses com febre, suspeita de aspiração de corpo estranho ou malformação pulmonar congênita.

- Também pode ser considerada em crianças com menos de 5 anos que apresentam comprometimento do estado geral, febre, leucocitose, e infecção de origem indeterminada.
- Os exames de imagem também podem ser úteis naquelas situações com agravamento agudo das infecções respiratórias superiores ou para descartar massa subjacente em crianças com "pneumonia redonda".
- Deve ser realizada em casos de pneumonia recorrente, quadros prolongados e naqueles que não respondem à terapia antimicrobiana.
- Deve ser considerada nos quadros com comprometimento pulmonar extenso, nos de má evolução ou na suspeita de complicações, como derrames pleurais, atelectasias e abscessos.
- Pode auxiliar na exclusão de dificuldade respiratória por aspiração de corpo estranho ou insuficiência cardíaca, particularmente em pacientes com condições cardiopulmonares ou médicas subjacentes.
- Na internação, para documentar a presença, o tamanho e caráter dos infiltrados parenquimatosos e avaliar possíveis complicações.
- Além do infiltrado pulmonar, a radiologia de tórax pode fornecer pistas sobre o tipo de pneumonia, lobar ou intersticial, e evidenciar derrame parapneumônico.
- Pneumonias mostram opacidades alveolares de extensão variável que acometem mais de um segmento pulmonar resultando na consolidação lobar (geralmente bacteriana). Bactérias típicas geralmente causam pneumonia lobar com ou sem derrames pleurais parapneumônicos.
- Opacidades associadas a espessamento das paredes brônquicas e áreas com atelectasia podem indicar associação com infecção viral ou *Mycoplasma pneumoniae* e *Chlamydophila pneumoniae*.
- *Chlamydia trachomatis* e *Bordetella pertussis* desenvolvem um padrão alvéolo-intersticial com distribuição radial e opacidades paracardíacas (coração felpudo).
- Tomografia computadorizada (TC) é indicada para pneumonias quando há suspeita de malformação pulmonar ou complicações (abscesso pulmonar, empiema, pneumonia necrotizante).

Ultrassonografia

- Recentemente, o uso da ultrassonografia (USG) pulmonar *point-of-care* pelo pediatra tem se apresentado como alternativa para o diagnóstico e acompanhamento da pneumonia adquirida na comunidade.

- Evidências revelam alta sensibilidade e especificidade diagnóstica da USG, semelhantes às da TC, com as vantagens da não exposição à radiação ionizante, custo relativamente baixo e resultados imediatos.
- Achados de USG sugestivos de pneumonia são: detecção da consolidação, que é associada à presença de linhas B difusas ou localizadas, e broncograma aéreo dinâmico. É possível observar derrame pleural, mesmo os pequenos e laminares, muitas vezes não detectados pela radiografia de tórax.
- No entanto, como técnica dependente do operador, a USG exige treinamento para a aquisição adequada da imagem, interpretação correta e integração com os dados clínicos para a tomada de decisão apropriada.

Swab nasofaríngeo

- Exames de *swab* nasofaríngeo, para vírus influenza, vírus sincicial respiratório e metapneumovírus humano, quando disponíveis são apropriados em crianças com quadros de gripe ou bronquiolite.
- Crianças que estiveram em áreas endêmicas de tuberculose, ou têm história de exposição à doença, e apresentam sinais e sintomas suspeitos de pneumonia devem ter amostras de escarro ou aspirados gástricos coletados para cultura.

Outros exames

- Crianças com doença leve não devem realizar exames.
- Crianças com doença grave e toxemia deverão realizar hemograma completo, dosagem de eletrólitos, testes de função renal e hepática, e hemoculturas.
- Na tentativa de diferenciar quadros bacterianos e virais, o que não é possível apenas pela clínica, têm sido utilizados marcadores inflamatórios como a proteína C reativa (PCR), interleucina 6 (IL-6) e a procalcitonina (PCT). Na prática clínica, os marcadores inflamatórios pouco ajudam a distinguir entre pneumonia viral e bacteriana. No entanto, valores de PCR ≥ 2 ng/mL e PCT ≥ 150 ng/mL podem ser associados à pneumonia bacteriana. A PCR e, principalmente, a PCT podem auxiliar na avaliação da progressão da doença e servir como indicadores de prognóstico.
- Crianças com suspeita de tuberculose, histórico de exposição à doença e sinais ou sintomas de pneumonia devem ter amostras de escarro ou aspirados gástricos coletados para cultura específica.

- A cultura e colocação Gram do escarro não são valorizadas, pois as amostras são contaminadas pela flora oral. Hemoculturas geralmente são negativas. A sorologia pode ser usada, em casos específicos, para determinar a presença de *Mycoplasma*, *Legionella* ou *Chlamydia*.

Diagnóstico diferencial

- Pneumonia viral, bronquiolite, asma, sepse, infecção das vias aéreas superiores, crupe e outros.

Sinais de alerta

- Presença de comorbidades: displasia broncopulmonar ou doenças pulmonares da prematuridade, fibrose cística, cardiopatias congênitas, imunodeficiências ou neuropatias graves.
- Antecedentes de saúde relevantes, como história de pneumonia grave anterior ou de repetição ou admissão anterior em unidade de terapia intensiva (UTI).
- Presença de complicações, como abscesso pulmonar, pneumonia bilateral ou extensa ou derrame pleural.

TRATAMENTO

Cuidados gerais

- O tratamento deve ser direcionado a uma etiologia específica suspeita com base na idade da criança, história e no exame físico.
- O manejo de suporte e sintomático inclui o oxigênio suplementar para hipóxia, antipiréticos para febre e fluidos para desidratação quando necessários. Antitussígenos ou xaropes para a tosse não são recomendados.
- Os pais/cuidadores devem ser sempre orientados sobre sinais de piora da doença, de sinais de dificuldade respiratória, queda do estado geral e quando procurar assistência médica imediata.
- Estudos recentes em países desenvolvidos têm levantado a possibilidade de esquemas curtos de antibióticos para tratamento de pneumonia adquirida na comunidade não complicada, no entanto ainda teremos de ter mais evidências para sua adesão em países em desenvolvimento.

Antibiótico

- Na suspeita de pneumonia bacteriana, tratar empiricamente com antibióticos, de acordo com história, exame físico e patógenos bacterianos comuns a cada faixa etária específica.
- Para lactentes e crianças com mais de 3 meses, o *Streptococcus pneumoniae* é o agente bacteriano mais comum, com o tratamento de escolha sendo a amoxicilina oral.
- Amoxicilina 50 mg/kg/dia, máximo 875 mg/dose, VO, a cada 12 horas por 10 dias.
- Recém-nascidos devem receber ampicilina mais um aminoglicosídeo ou cefalosporina de terceira geração.
- A pneumonia atípica é comum em lactentes de 1 a 3 meses, e deve ter cobertura adicional com eritromicina ou claritromicina.
- Em crianças com mais de 5 anos, os agentes atípicos são mais frequentes, e os antibióticos macrolídeos são a terapia de primeira linha.
- Pneumonia atípica: considerar, em crianças acima de 5 anos:
  - Azitromicina (10 mg/kg/dia), via oral, 1 x/dia, máximo 500 mg, por 5 dias.
  - Claritromicina 15 mg/kg/dia, máximo 500 mg/dose, VO, a cada 12 horas por 10 dias.

Hospitalização

- Toxemia ou quadro séptico.
- Hipoxemia, insuficiência respiratória com saturação de $O_2 < 95\%$.
- Crianças menores de 3 meses.
- Incapacidade de tolerar medicação oral.
- Falência do tratamento ambulatorial.
- Complicações como derrame pleural, abscesso pulmonar, pneumatocele, pneumotórax.
- Incapacidade de beber ou alimentar-se, vômitos persistentes, convulsões, tiragem, cianose central, letargia, batimento de asas de nariz, gemido respiratório e saturação de oxigênio < 90% são preditores de morte e podem ser usados como indicadores de hospitalização.
- Portadores de doenças crônicas de base, como anemia falciforme, fibrose cística, HIV e doenças imunossupressoras, ou que levem a estados de imunossupressão, como a varicela.

- Crianças com problemas socioeconômicos que impedem o acesso a cuidados adequados também devem ser hospitalizadas.

Reavaliação

- De 48 a 72 horas.
- Manter tratamento se não houver sinais de hipóxia, sem piora do desconforto respiratório ou a presença de insuficiência respiratória, e boa aceitação do tratamento oral.

Complicações

- Empiema.
- Derrame pleural.
- Abscesso pulmonar.
- Pneumatoceles.
- Pneumonia necrosante.
- Sepse.

ALGORITMO PARA DIAGNÓSTICO E TRATAMENTO

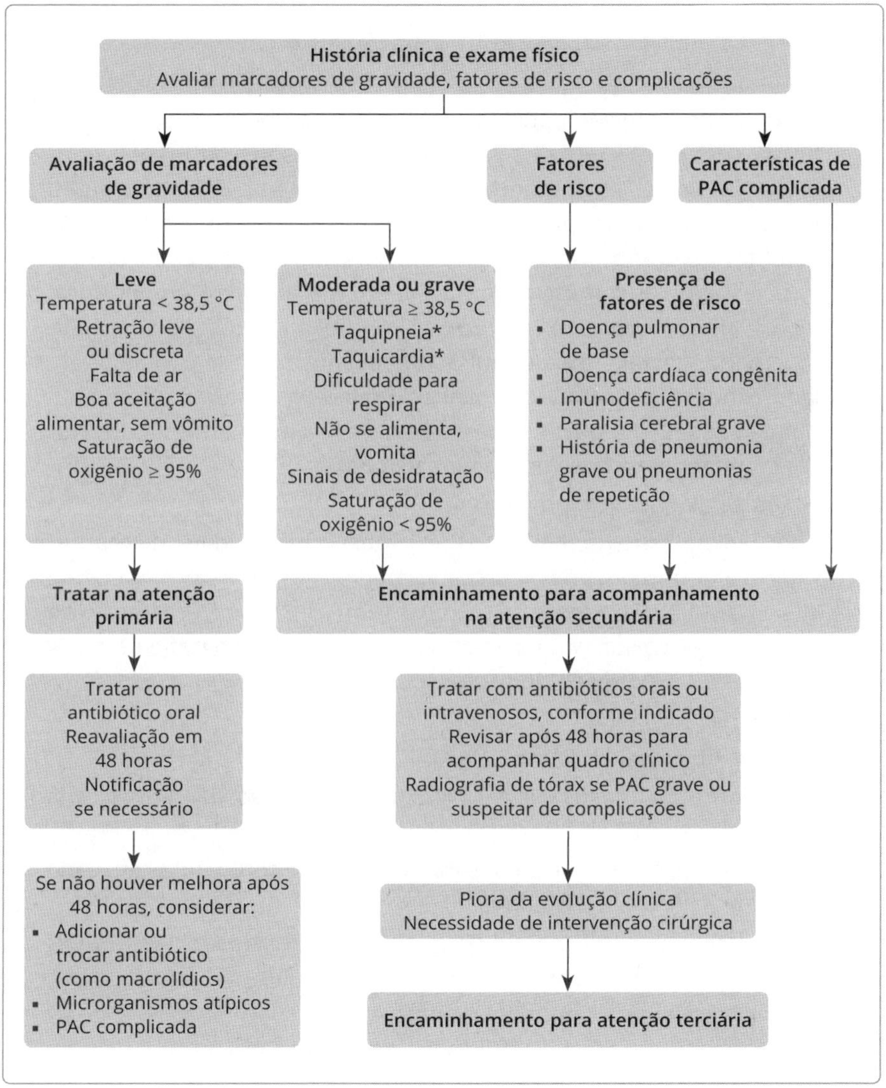

* De acordo com parâmetros normais para a idade.
PAC: pneumonia adquirida na comunidade.
Fonte: Haq IJ et al., 2017.

PRESCRIÇÃO NA PRÁTICA

Exemplo de prescrição (cada caso deve ser avaliado individualmente e a decisão deve ser tomada pelo médico responsável pelo caso).

- M., de 2 anos, previamente hígida, foi trazida ao pronto-socorro com história de coriza e febre há 3 dias. Há 1 dia passou a ter tosse produtiva e "falta de ar", inapetência e comprometimento do estado geral. A mãe refere preocupação, pois o quadro respiratório e o estado geral têm piorado nos últimos dias. Ao exame físico, está com regular estado geral, tosse produtiva, febril e dispneica. Temperatura: 38,5 °C, FC 140 bpm e FR 60 irpm. Sem meningismos. Apresenta tiragem intercostal. Ausculta pulmonar: expansibilidade diminuída do lado esquerdo, murmúrio vesicular diminuído no terço inferior do pulmão esquerdo, sibilos esparsos em ambos os pulmões e estertores crepitantes na base do pulmão esquerdo.
- Hipótese diagnóstica: pneumonia.
- Após o diagnóstico, a mãe questiona sobre a necessidade de realizar radiografia dos pulmões, ao que o médico responde que o exame clínico de M. faz o diagnóstico de pneumonia, mas que, em função de o estado geral estar comprometido, solicitará a radiografia de tórax para avaliar a extensão do processo.
- Prescrição:
  - Nome do paciente, 2 anos. Peso: 12 kg.
  - Uso interno: amoxicilina 400 mg/5 mL: suspensão; dar 4 mL a cada 12 horas por 10 dias.
  - Uso tópico: soro fisiológico 0,9%: aplicar meio conta-gotas em cada narina 3 x/dia por 1 semana.
  - Uso inalatório: salbutamol *spray* oral 100 mcg/dose: fazer 3 *puffs* (jatos) com espaçador a cada 6 horas por 5 dias.
- A criança recebeu salbutamol no pronto-socorro e apresentou sinais de melhora, pelo que foi dispensada para casa, com retorno programado para 48 horas para reavaliação ou antes, em caso de sinais de piora.

REFERÊNCIAS

1. Awasthi S, Pandey AK, Mishra S; CAP Study Group. Identifying risk of death in children hospitalized with community-acquired pneumonia. Bull World Health Organ. 2023;101(4):281-9.
2. Ebeledike C, Ahmad T, Martin SD. Pediatric Pneumonia (Nursing). 2023. In: StatPearls [Internet]. Treasure Island (FL): StatPearls Publishing; 2025.
3. Haq IJ, Battersby AC, Eastham K, McKean M. Community acquired pneumonia in children. BMJ. 2017;356:j686.
4. Nascimento-Carvalho CM. Community-acquired pneumonia among children: the latest evidence for an updated management. J Pediatr. 2020;96 Suppl 1:29-38.
5. Nguyen AD, Stamm DR, Stankewicz HA. Atypical Bacterial Pneumonia. 2025. In: StatPearls [Internet]. Treasure Island (FL): StatPearls Publishing; 2025.
6. Pahal P, Rajasurya V, Nguyen AD. Typical Bacterial Pneumonia. 2025. In: StatPearls [Internet]. Treasure Island (FL): StatPearls Publishing; 2025.
7. Rodrigues JC, Marcovici M. Pneumonias Agudas e Complicações. In Silva CAA, Gomes FMS, Sampaio MC, editores. Schvartsman C, Farhat SC, Reis AG, Couto TB, coordenadores. Pronto-Socorro. 4th ed. Santana do Parnaíba: Manole; 2023. p. 318-30.
8. Sattar SBA, Nguyen AD, Sharma S, Headley A. Bacterial Pneumonia (Nursing). 2024. In: StatPearls [Internet]. Treasure Island (FL): StatPearls Publishing; 2025.
9. Sociedade Brasileira de Pediatria (SBP). Pneumonia adquirida na comunidade na infância. Documento científico. N. 3, julho de 2018. https://www.sbp.com.br/fileadmin/user_upload/Pneumologia_-_20981d-DC_-_Pneumonia_adquirida_na_comunidade-ok.pdf.
10. Toro MS, Martinez JLV, Falcão RV, Prata-Barbosa A, Cunha AJL. Point-of-care ultrasound by the pediatrician in the diagnosis and follow-up of community-acquired pneumonia. J Pediatr. 2021;97(1):13-21.
11. Zhou X, Guo M, Li Z, Yu X, Huang G, Li Z, et al. Associations between air pollutant and pneumonia and asthma requiring hospitalization among children aged under 5 years in Ningbo, 2015-2017. Front Public Health. 2023;10:1017105.
12. Wilkes C, Bava M, Graham HR, Duke T; ARI Review group. What are the risk factors for death among children with pneumonia in low- and middle-income countries? A systematic review. J Glob Health. 2023;13:05003.

29

Rinossinusite bacteriana aguda na infância: diagnóstico e tratamento

Maria Helena Valente

Filumena Maria da Silva Gomes

INTRODUÇÃO

- As infecções de vias aéreas superiores (IVAS) virais normalmente se resolvem sem tratamento, em 7 a 10 dias.
- Contudo, cerca de 5% a 10% delas evoluem para rinossinusite bacteriana aguda, inclusive em menores de 2 anos. A distinção entre essas duas patologias, que pode ser dificultada pela sobreposição de infecções virais, é o principal desafio para o diagnóstico das rinossinusites bacterianas agudas (RSA).
- Até os 3 anos: 10% das crianças terão pelo menos um episódio de rinossinusite.
- Crianças que frequentam a creche têm de duas a três vezes mais chances de desenvolverem RSA após episódio de IVAS viral do que as crianças que não frequentam a creche.
- A RSA é frequentemente negligenciada nas crianças pequenas, pelas manifestações clínicas inespecíficas e pelo equívoco de que a rinossinusite bacteriana é rara nessa faixa etária.

PATOGÊNESE

- A patogênese da rinossinusite envolve três fatores principais:
  - A obstrução dos óstios sinusais.
  - A disfunção do aparelho mucociliar.
  - O espessamento das secreções nasais.

- Dessa forma, está instalado um quadro de rinossinusite viral que, se não for tratado, pode evoluir para rinossinusite bacteriana.

DIAGNÓSTICO

História e sintomas

- A American Academy of Pediatrics (AAP) recomenda que o diagnóstico de rinossinusite bacteriana na criança seja realizado com base na história e no exame físico do paciente, não sendo necessários exames complementares de rotina.
- Pela AAP, devem-se considerar três maneiras de realizar o diagnóstico de rinossinusite bacteriana aguda em crianças que se apresentam com infecção de via aérea superior:
  - a) Sintomas persistentes: aquelas crianças com persistência por mais que 10 dias, sem melhora, de sintomas nasais (independentemente do aspecto da secreção) e/ou tosse diurna (que pode ser agravada à noite).
  - b) Piora da evolução: após melhora inicial dos sintomas, ocorre piora aguda ou novo início da secreção nasal ou tosse diurna ou febre, que geralmente ocorre no sexto ou sétimo dia de doença, quando a criança já deveria estar melhorando.
  - c) Sintomas preocupantes no início do quadro, com pelo menos 3 dias consecutivos de temperatura $\geq$ 39 °C e secreção nasal purulenta.

Exame físico

- Febre pode ser observada.
- Voz nasalada.
- Hálito fétido pode ocorrer, mas não é específico de rinossinusopatia.
- Drenagem purulenta nasal e/ou na orofaringe.
- Mucosa nasal eritematosa, pálida e/ou repleta de secreção.
- Pode haver secreção purulenta/esverdeada na cavidade nasal ou gotejando posteriormente na orofaringe. A secreção purulenta observada proveniente do meato nasal é condição fundamental para o diagnóstico da rinossinusite bacteriana aguda.

- O eritema orofaríngeo pode ser consequência da secreção nasal que goteja posteriormente.
- Rinoscopia anterior: avalia estado da mucosa nasal, presença ou cor da secreção nasal e origem da secreção purulenta. Descarga purulenta do meato médio sugere sinusite maxilar, frontal ou etmoidal anterior. Descarga purulenta na nasofaringe, observada por rinoscopia rígida, sugere secreção do meato superior, que indica rinossinusite esfenoidal ou etmoidal posterior.
- Áreas frontal, maxilar e etmoidal sensíveis à palpação e/ou percussão.
- Cefaleia e/ou dor facial com mudança de posição, aumentando de intensidade se o paciente se inclina para a frente.
- Edema periorbital sugere rinossinusite etmoidal.
- Proptose, edema ocular e comprometimento dos movimentos extraoculares sugerem infecção orbitária.
- Transiluminação dos seios da face não é útil nos menores de 10 anos. Nos adolescentes ou adultos, a transiluminação pode estar ausente ou normal. Ausência de transmissão de luz indica fluido na cavidade sinusal (rinossinusite), e quando a transiluminação é normal o diagnóstico de rinossinusite é improvável. Transiluminação reduzida ou opaca não pode confirmar ou refutar o diagnóstico de rinossinusite.

Exames complementares

- Radiografia dos seios da face:
  - É contraindicada a realização de exames radiológicos para distinguir infecção viral de bacteriana. Isso porque, nas infecções virais, a radiografia e a tomografia de seios da face estão significativamente alteradas, com os mesmos achados da sinusite bacteriana. Já um exame de imagem sem alterações praticamente exclui o diagnóstico de sinusite, porém não deve ser realizado.
- Tomografia computadorizada (TC) com contraste dos seios paranasais:
  - TC: indicada quando há falha de tratamento.
  - Útil na rinossinusite complicada, recorrente e crônica e/ou história de polipose.
- TC do crânio com contraste:
  - Indicada quando a rinossinusite é acompanhada por sinais de aumento da pressão intracraniana, irritação meníngea, proptose, aparência tóxica,

movimentos extraoculares limitados ou déficits neurológicos focais ou em pacientes considerados para cirurgia relacionada ao seio afetado.

- Ressonância magnética (RM) dos seios da face:
  - Indicada para casos complicados e pacientes imunocomprometidos nos quais há suspeita de infecção por fungos; mostrará espessamento mucoso e líquido.
  - A AAP e o American College of Radiology (ACR) recomendam TC com contraste e/ou RM com contraste dos seios paranasais, órbitas e cérebro na suspeita de complicações orbitais ou intracranianas.
- RM com contraste do crânio:
  - Alternativa ou adjuvante à TC com contraste, quando houver suspeita de complicações intracranianas.
- Atenção:
  - Radiografias dos seios da face podem ser anormais em crianças assintomáticas ou com infecção leve de vias respiratórias superiores.
  - Incidência relativamente alta de anormalidades sinusais na TC em crianças assintomáticas, especialmente nas menores de 12 meses.
  - Até 1/3 dos pacientes com sintomas de rinossinusite crônica podem ter tomografias normais.

TRATAMENTO

- A AAP recomenda o início imediato da terapia antimicrobiana para rinossinusite bacteriana aguda (RSA) em crianças com início grave (febre alta com secreção nasal purulenta) ou quando ocorre piora do curso. Para crianças com RSA como doença persistente (tosse e/ou secreção nasal por pelo menos 10 dias sem evidência de melhora), os médicos têm a opção de tratar com antibióticos imediatamente ou observar por um período de 3 dias. Neste último caso, os antibióticos devem ser iniciados se a criança não melhorar clinicamente após 3 dias de observação ou se houver deterioração do estado geral a qualquer momento.

Antibióticos

- Antimicrobianos, como amoxicilina, amoxicilina-clavulanato, cefdinir, levofloxacino, ceftriaxona, cefpodoxima, cefuroxima e ampicilina-sulbactam têm sido considerados eficazes para o tratamento de rinossinusite bacteriana aguda (RSA) em crianças.

- Consenso atual é que a antibioticoterapia seja continuada até que o paciente esteja livre dos sintomas e depois por mais 7 dias, o que pode exigir um curso de antibióticos de 10 a 21 dias.
- Com antibioticoterapia apropriada, a melhora clínica é esperada em 72 horas.
- A AAP recomenda o uso de amoxicilina ou amoxicilina-clavulanato para o tratamento da RSA. A Infectious Diseases Society of America, por outro lado, recomenda amoxicilina-clavulanato no tratamento de RSA pelo aumento de microrganismos resistentes.
- O consenso atual indica amoxicilina-clavulanato, na dose oral padrão de 45 mg/kg/dia do componente amoxicilina dividido em 2 doses, a ser usada como tratamento de primeira linha para RSA não complicada em crianças nas quais não há suspeita de resistência antibacteriana. Alternativamente, quando há suspeita de resistência bacteriana, pode ser administrada amoxicilina 90 mg/kg/dia em 2 doses por via oral (VO). Para aqueles com RSA grave ou rinossinusite aguda não complicada que estão em risco de doença grave ou resistência a antibióticos, amoxicilina-clavulanato oral em altas doses (90 mg/kg/dia do componente amoxicilina, dividido em 2 doses). Fatores de risco para resistência bacteriana incluem idade < 2 anos, residir em uma área com alta taxa endêmica (≥ 10%) de *H. influenzae* resistente e *S. pneumoniae* não suscetível à penicilina, tratamento antimicrobiano no último mês, hospitalização recente, frequência à creche, falta de imunização ou imunização parcial com vacina pneumocócica conjugada e imunodeficiência.
- Terapias alternativas incluem cefpodoxima 10 mg/kg/dia (máximo de 400 mg/dia) por VO dividida em 2 doses, cefdinir 14 mg/kg/dia (máximo de 600 mg/dia) por VO em dose única ou dividida em 2 doses e levofloxacino 10 a 20 mg/kg/dia (máximo 500 mg/dia) por VO em dose única ou dividida em 2 doses.
- Para alergia à penicilina (quadro tardio, > 72 horas) ou alergia tipo I (anafilaxia) em crianças ≥ 2 anos, usar cefdinir (14 mg/kg/24 horas), cefpodoxima 10 mg/kg/24 horas) ou axetilcefuroxima (30 mg/kg/24 horas, 2 x/dia).
- Ceftriaxona 50 mg/kg endovenosa (EV) ou intramuscular (IM) em dose única pode ser usada em crianças que não conseguem tolerar ou estão vomitando.
- Para alergia à penicilina nos menores de 2 anos, considerar clindamicina combinada com cefixima para cobrir bactérias resistentes.

- Macrolídeos e sulfametoxazol-trimetoprima não recomendados pelas altas taxas de resistência.
- Considerar mudança da cobertura de antibióticos e/ou obtenção de cultura quando os sintomas não melhoram após de 3 a 5 dias de antibiótico, especialmente se a criança está hospitalizada.
- Rinossinusite complicada: envolvimento da órbita e/ou sistema nervoso central (SNC), ou criança de aspecto toxemiado: indicar hospitalização e antibiótico EV que podem ser: ceftriaxona (100 mg/kg/24 horas em 2 doses) ou ampicilina-sulbactam (200 a 400 mg do componente de ampicilina/kg/24 horas divididos em 4 doses); cefotaxima 150 a 225 mg/kg/24 horas a cada 6 horas ou levofloxacino 10 a 20 mg/kg/24 horas a cada 12 a 24 horas.
- Se a criança hospitalizada não apresentar melhora com os antibióticos anteriores, considerar acrescentar vancomicina (60 mg/kg/24 horas em 4 doses) para *S. pneumoniae* penicilina-resistente/metronidazol (30 mg/kg/24 horas em 4 doses) para cobrir anaeróbicos.
- Rinossinusite crônica: considerar antibiótico de largo espectro como amoxicilina-clavulanato) (80 a 90 mg/kg/24 horas de amoxicilina em 2 vezes) por pelo menos 3 semanas, juntamente com irrigação nasal ou glicocorticoides nasais; considerar cultura se não houver melhora em 1 semana de tratamento.

Outros medicamentos

- Descongestionantes e anti-histamínicos: não são recomendados, por conta dos efeitos colaterais e da falta de evidências de melhora clínica com o uso.
- Mucolíticos podem melhorar o clearance mucoso.
- Esteroides nasais: podem reduzir e prevenir o edema mucoso, que determina a oclusão do óstio, em pacientes com rinite alérgica.

Outros tratamentos

- Umidificador: pode melhorar o clearance mucociliar.
- Solução salina: a irrigação é utilizada para alívio dos sintomas, pois aumenta a umidade e melhora o transporte mucociliar.

Cirurgia e outros procedimentos

- A aspiração de seio maxilar deve ser indicada quando: falta de resposta aos inúmeros antibióticos, dor facial importante e complicações de SNC e órbita, realizada por especialista em otorrinolaringologista.
- Cirurgia deve ser realizada como último recurso após tratamento médico, e em pacientes com complicações orbitais e de SNC.

Acompanhamento

- Encaminhamento imediato aos especialistas apropriados, incluindo neuropediatria, oftalmologia e otorrinolaringologia, quando houver comprometimento do SNC, edema periorbital, alterações visuais, edema facial, comprometimento muscular extraocular ou proptose.
- Alterações radiográficas nos tecidos moles podem durar até 8 semanas; portanto, a repetição de imagens é de valor limitado.
- Encaminhamento para otorrinolaringologista quando a rinossinusite é recorrente, complicada ou quando há polipose.

Prognóstico

- Resolução espontânea em até 50% dos pacientes.
- Geralmente melhora dentro de 72 horas após o início dos antibióticos.
- Excelente nas crianças saudáveis.

Complicações

- Celulite pré-septal (mais comum, caracterizada por edema e eritema palpebral).
- Celulite pós-septal e abscesso orbitário (dor à movimentação ocular, edema conjuntival, proptose, oftalmoplegia, diplopia e perda visual).
- Meningite.
- Abscesso intracraniano-epidural, subdural e cerebral, complicações infecciosas intracranianas.
- Neurite óptica.
- Trombose do seio sagital cavernoso.
- Osteomielite maxilar.

- Osteomielite do osso frontal.
- Abscesso subperiosteal.

PRESCRIÇÃO NA PRÁTICA

Exemplo de prescrição (cada caso deve ser avaliado individualmente e a decisão deve ser tomada pelo médico responsável pelo caso).

- Menina de 4 anos, previamente hígida, foi trazida ao pronto-socorro por estar "resfriada" há 2 semanas. A mãe refere preocupação, pois o quadro respiratório e o estado geral têm piorado nos dois últimos dias, quando a menina passou a ter febre muito alta de 40 graus, e a ficar muito toxemiada. Apresenta tosse de decúbito, cefaleia e secreção nasal inicialmente hialina, que agora se tornou purulenta. Ao exame físico, está com bom estado geral, tosse produtiva quando decúbito dorsal, mucosa nasal eritematosa e pálida, drenagem purulenta nasal e, na orofaringe, secreção purulenta/esverdeada na cavidade nasal com gotejamento posteriormente na orofaringe, voz nasalada, eritema orofaríngeo, área maxilar sensível à palpação e percussão.
- Ausculta pulmonar normal. Restante do exame físico normal.
- Hipótese diagnóstica: rinossinusite bacteriana aguda.
- Após o diagnóstico, a mãe questiona sobre a necessidade de radiografia dos seios da face, ao que o médico responde não estar indicado a radiografia, já que o diagnóstico da rinossinusite aguda bacteriana é clínico.
- Prescrição:
  - Nome do paciente, 4 anos. Peso: 16 kg.
  - Uso interno: amoxicilina-clavulanato 400 mg/5 mL, 2 vidros; preparar o antibiótico e conservar em geladeira; 4,5 mL a cada 12 horas, por 10 dias.
  - Uso tópico: soro fisiológico 0,9%; aplicar meio conta-gotas em cada narina 3 x/dia, por 1 semana.

REFERÊNCIAS

1. ABORL. Associação Brasileira Otorrinolaringologia e Cirurgia Cérvico-Facial. https://d1xe7tfg0uwul9.cloudfront.net/aborlccf.org.br/wp-content/uploads/2024/09/17163545/ABORL-CCF-Consenso-Rinites-2024-e.pdf.
2. Butler FM, Hernandez DR. Acute Rhinosinusitis: Rapid Evidence Review. Am Fam Physician. 2025;111(1):47-53.
3. Fokkens WJ, Lund VJ, Hopkins PW, Kern R, Reitsma S, Bernal-Sprekelsen M, et al. European Position Paper on Rhinosinusitis and Nasal Polyps 2020. Rhinology. 2020;58(Suppl S29):1-464.
4. Jaume F, Valls-Mateus M, Mullol J. Common Cold and Acute Rhinosinusitis: Up-to-Date Management in 2020. Curr Allergy Asthma Rep. 2020;20(7):28.
5. Karen J, Marcdante KJ, Kliegman RM. Nelson Essentials of Pediatrics. 7th ed. Filadélfia: Elsevier-Saunders; 2015.
6. Leung AKc, Hon LK, Chu WCw. Acute bacterial sinusitis in children: an updated review. Drugs Context. 2020;9:2020-9-3.
7. Meister KD, Messner AH. Ear, Nose, and Throat. In: Naga OI. Pediatric Board Study Guide: a Last Minute Review. 2nd ed. Basileia: Springer; 2020. p. 611-42.
8. Siddiqui Z, Tahiri M, Gupta A, Kin Nam RH, Rachmanidou A. The management of paediatric rhinosinusitis. Int J Pediatr Otorhinolaryngol. 2021;147:110786.
9. Ramadan HH, Chaiban R, Makary C. Pediatric Rhinosinusitis. Pediatr Clin North Am. 2022;69(2):275-86.
10. Zamperlini MP, Nanbu DY. Afecções das vias aéreas superiores. In: Silva CAA, Gomes FMS, Carneiro-Sampaio M, editores; Schvartsman C, Farhat SCL, Reis AG, Couto TB, coordenadores. Pronto-Socorro. 4. ed. Santana do Parnaíba: Manole; 2023.

30

Vacinação da criança alérgica ou com imunodeficiência: centros de referência, variedade de vacinas, prescrição na prática

José Roberto Mendes Pegler

Filumena Maria da Silva Gomes

Maria Helena Valente

INTRODUÇÃO

- As infecções estão entre as maiores causas de morbimortalidade em pacientes alérgicos e, sobretudo, nos imunodeficientes. As vacinas são o principal meio de prevenção ativa de doenças infecciosas e estão amplamente disponíveis no país, devido ao Programa Nacional de Imunizações.
- As vacinas podem ser atenuadas, ou seja, compostas por microrganismos vivos atenuados (atualmente, no Brasil, temos as vacinas de sarampo/caxumba/rubéola, varicela [e a tetraviral], herpes-zóster, febre amarela, rotavírus, BCG e dengue), ou podem ser inativadas (compostas por microrganismos não vivos ou suas frações, toxinas inativadas), que podem ser polissacárides ou conjugadas a proteínas.
- São contraindicações iniciais gerais para a aplicação das vacinas e necessidade de avaliação com especialista:
  - História de reações alérgicas graves (anafilaxias) em decorrência da aplicação anterior de dose da vacina, ou a algum de seus componentes.
  - Uso de vacinas vivas atenuadas em pacientes com imunodeficiências graves e gestantes.

CENTROS DE REFERÊNCIA PARA IMUNOBIOLÓGICOS ESPECIAIS

- Os Centros de Referência para Imunobiológicos Especiais (CRIE) têm como finalidade facilitar o acesso da população, em particular dos portadores de imunodeficiências e de outras condições especiais de morbidade e os expostos a situações de risco, aos imunobiológicos especiais, visando à prevenção das doenças, que são objeto do Departamento de Imunização e Doenças Imunopreveníveis (DPNI).
- Os CRIE atendem indivíduos que apresentam condições especiais ou que possuem risco aumentado de doenças imunopreveníveis, como:
  - Imunodeficiências primárias ou erros inatos da imunidade.
  - Imunodeficiência adquirida — HIV/AIDS.
  - Imunodeficiências decorrentes de imunodepressão terapêutica.
  - Imunodeficiências devidas ao câncer.
  - Atualização pós-quimioterapia.
  - Transplantes de órgãos sólidos.
  - Transplantes de células-tronco hematopoiéticas (medula óssea).
  - Indivíduos que apresentam intolerância aos imunobiológicos da rotina.
  - Indivíduos que convivem com imunodeprimidos (profissionais da saúde ou seus parentes próximos).
  - Vacinação contra febre amarela em alérgico a ovo.
  - Asplenia anatômica ou funcional.
  - Hemoglobinopatias.
  - Doenças de depósito e outras condições associadas à disfunção esplênica.
  - Outras condições clínicas crônicas de risco (doenças neurológicas, cardiopatias, pneumopatias, fibrose cística, hepatopatias, diabete, trissomias, implante coclear, doenças dermatológicas graves etc.).
  - Casos suspeitos de eventos supostamente atribuíveis à vacinação ou imunização, para investigação, acompanhamento e definição de conduta.

VACINAÇÃO NA CRIANÇA ALÉRGICA

Vacinação e alergias alimentares

Alergia ao ovo

- Pacientes com alergia IgE mediada ao ovo estão virtualmente sob o risco de desenvolverem reações mesmo ao entrar em contato com pequenas quantidades de proteínas do ovo.
- Algumas vacinas são cultivadas em material derivado de ovos embrionados, como as vacinas de febre amarela e *influenza*. A vacina tríplice viral é cultivada em fibroblastos de frango, com quantidade desprezível de proteínas do ovo.
- Atualmente a quantidade de proteínas do ovo na vacina *influenza* é muito baixa (< 1,2 mcg/mL), notando-se a mesma frequência de reações vacinais em pacientes alérgicos ou não ao ovo.
- Na vacina de febre amarela, há maior quantidade de proteínas do ovo, havendo relatos de reações graves após a administração. Nesse caso, há necessidade de avaliação prévia com o especialista em alergia/imunologia para a administração vacinal, com necessidade de testes cutâneos e ocasionalmente aplicação fracionada (Quadro 1).

QUADRO 1 Aplicação de vacinas em pacientes alérgicos ao ovo.

Vacina	Administração
Sarampo/caxumba/rubéola	Administração liberada, sem necessidade de cuidados adicionais aos habituais
Influenza	Administrada de maneira habitual em local com assistência médica adequada e preparado para o tratamento de possíveis reações, devendo o paciente aguardar em observação ao menos 30 minutos após a aplicação
Febre amarela	Necessário avaliação de especialista previamente à administração

Fonte: Vallada MG, Dorna MB, 2018.

Alergia ao leite

- Pacientes com alergia IgE mediada ao leite estão virtualmente sob o risco de desenvolverem reações mesmo ao entrar em contato com pequenas quantidades de proteínas do leite.
- Algumas vacinas são preparadas em meios de cultivo ou com estabilizantes derivados de proteínas do leite de vaca, podendo conter quantidades mínimas de caseína bovina, como a tríplice bacteriana (difteria/tétano/coqueluche) do Serum Institute of India.

- Na última década, foram relatados casos de anafilaxia em pacientes alérgicos ao leite que receberam a vacina tríplice viral (sarampo/caxumba/rubéola) do Serum Institute of India. A vacina deste fabricante pode conter a proteína lactoalbumina, e nos pacientes alérgicos ao leite está contraindicada a vacina com essa origem, devendo ser usada uma de outro fabricante.
- Com relação à vacina de rotavírus, não há estudos que mostram aumento ou desencadeamento de alergia ao leite de vaca após sua utilização. Lactentes que estejam com sintomas como doença diarreica moderada/grave, vômitos ou sangramento intestinal devem aguardar a recuperação clínica para o uso dessa vacina.

Vacinação e asma

- A asma é a doença pulmonar crônica mais prevalente em pacientes jovens, ainda hoje responsável por um alto número de internações hospitalares. As infecções respiratórias são importantes fatores contribuintes para a morbidade e a descompensação da doença.
- Vacina de *influenza*: dentre os diversos vírus respiratórios, o *influenza* é um dos que podem gerar infecções mais graves e atualmente é um dos únicos cuja prevenção pode ser feita por meio de vacinas. Está indicada a vacinação anual nos pacientes asmáticos, com a vacina quadrivalente (preferencialmente) ou trivalente (disponível para pacientes com asma nos CRIE).
- Vacinas de pneumococos: a asma é um fator de risco para infecções pneumocócicas, e a vacinação diminui consideravelmente o risco de doença pneumocócica invasiva. Todos os pacientes asmáticos devem estar imunizados com a vacina pneumocócica conjugada (preferencialmente a vacina 13-valente). O Programa Nacional de Imunizações disponibiliza a vacina 10-valente para todos os lactentes a partir de 2 meses. Para os pacientes com asma persistente moderada/grave, está disponível nos CRIE a vacinação com a vacina polissacarídica 23-valente, indicada a partir dos 2 anos. Atualmente, apenas a rede privada tem disponível as vacinas pneumocócicas 13, 15 ou 20 valentes.
- Vacinas de coqueluche (*Bordetella pertussis*): a coqueluche continua sendo um problema de saúde pública. Há uma associação de risco entre asmáticos e infecções por *Bordetella pertussis*. Por esse motivo, pacientes com asma devem preferencialmente realizar seus reforços periódicos com vacinas dTpa no lugar da vacina dT a partir dos 7 anos, disponível nos CRIE.

Alergia aos componentes das vacinas

- As vacinas podem ser compostas de: agente imunizante, líquido de suspensão, conservantes, estabilizadores (nutrientes), substâncias germicidas e adjuvantes. Diferentes substâncias entre esses componentes podem causar reações de hipersensibilidade pós-vacinal.
- Timerosal (conservante): geralmente é causador de reações locais, como dermatite de contato, sem relatos de anafilaxias associadas a ele. Em pacientes alérgicos a essa substância, utilizar uma alternativa de vacina que não a contenha, porém, quando isso não é possível, não há contraindicação à sua aplicação.
- Gelatina (estabilizante): encontrada em diversas vacinas, pode ser causadora de reações de hipersensibilidade imediata, como urticárias ou até anafilaxias. Um paciente com histórico de alergia a alimentos que contenham gelatina ou a vacinas que contenham esse componente deve ser avaliado por especialista, sendo possível realizar testes alérgicos tanto com a gelatina quanto com possíveis vacinas que devem ser administradas.
- Antimicrobianos: são encontrados em algumas vacinas substâncias como gentamicina, neomicina, estreptomicina, polimixina B, tetraciclina, anfotericina B. A história prévia de anafilaxia a alguma dessas medicações constitui contraindicação absoluta na aplicação de vacinas contendo essa substância.
- Látex: não é um componente das vacinas em si, mas pode estar presente nos frascos e nas seringas de aplicação. É possivelmente associado a reações imediatas generalizadas ou reações tardias, como dermatite de contato. Em pacientes com histórico de anafilaxia ao látex, é imperativo o cuidado absoluto para evitar o contato com essa substância em todo o processo de preparo e aplicação das vacinas (Quadro 2).

QUADRO 2 Principais alérgenos presentes nas vacinas utilizadas rotineiramente.

Alérgeno	Vacinas
Anfotericina B	Raiva
Caseína	TDaP, Tdap, TDaP/IPV, TDaP/IPV/Hib, TDaP/IPV/Hib/HepB, febre tifoide
Lactoalbumina	Tríplice viral (SCR [Serum Institutte of India])
Ovo	*Influenza*, tríplice viral (SCR), tetraviral (V-SCR), febre amarela
Gelatina	Raiva, *influenza*, tríplice viral (SCR), tetraviral (V-SCR), varicela, encefalite japonesa, febre amarela, DTaP
Gentamicina	*Influenza*
Neomicina	*Influenza*, hepatite A, raiva, tríplice viral (SCR), tetraviral (V-SCR), varicela-zóster, TDaP/IPV, TDaP/IPV/Hib, hepatite A+B
Polimixina B	IPV, TDaP/IPV, TDaP/IPV/Hib, *influenza*
Timerosal	*Influenza* (frasco multidose), Hib, DT, hepatite B
Levedura	Hepatite B, hepatite A+B, pneumococo conjugada, HPV, meningococo ACWY
Látex	Como componente da seringa ou da tampa do frasco da vacina

Fonte: Vallada MG, Dorna MB, 2018.

VACINAÇÃO NA CRIANÇA IMUNODEFICIENTE

- Os pacientes com algum grau de imunodeficiência estão entre aqueles que mais se beneficiam com a potencial prevenção de infecções fornecida pelas vacinas. Porém, deve-se considerar que eles podem não gerar uma resposta imunológica adequada e estão mais suscetíveis a alguns efeitos adversos, sobretudo em relação a vacinas de agentes vivos atenuados.
- Algumas condições gerais devem ser consideradas na vacinação de pacientes possivelmente imunodeprimidos:
  - Sempre avaliar a condição imunológica e os riscos/benefícios da aplicação.
  - Vacinar antes de imunossuprimir, sempre que possível.
  - Vacinas inativadas geralmente são seguras e de vírus vivos atenuados geralmente contraindicadas.
  - Considerar avaliar a resposta vacinal através da dosagem de sorologias.

Imunodeficiências primárias

Imunodeficiências humorais

- Em imunodeficiências humorais leves, como a deficiência de IgA (DIgA) ou defeito na produção de anticorpos polissacarídeos, estão indicadas sempre todas as vacinas inativadas. Vacinas de vírus vivos atenuadas em geral também estão liberadas, com exceção da vacina oral para poliomielite e da BCG em pacientes com DIgA. A vacina da febre amarela deve ser considerada em situações de alto risco epidemiológico.
- Nos defeitos graves de produção de anticorpos (agamaglobulinemia e imunodeficiência comum variável), as vacinas de vírus vivos estão em geral contraindicadas. Todas as vacinas inativadas podem ser realizadas; porém, dependendo do grau de deficiência imunológica, podem não gerar resposta vacinal.

Imunodeficiências combinadas

- Em pacientes com imunodeficiência combinada grave (SCID), provavelmente todas as vacinas serão ineficazes. As vacinas inativadas podem ser realizadas como parte de avaliação de resposta vacinal, mas as vacinas de vírus vivos atenuados são estritamente contraindicadas.
- Em outros defeitos combinados (de linfócitos T e B), o comprometimento imunológico deve ser avaliado caso a caso na tomada de decisão sobre a vacinação. Em imunodeficiências combinadas associadas a síndromes (como DiGeorge), a vacinação com agentes vivos atenuados, como a tríplice viral e a varicela, pode ser realizada se a contagem de linfócitos T CD4 for > 500 células/mm^3, CD8 > 200 células/mm^3 e a proliferação de linfócitos for normal.

Imunodeficiências de fagócitos

- Em pacientes com defeitos funcionais de fagócitos, como doença granulomatosa crônica (DGC) ou deficiência de adesão leucocitária (LAD), as vacinas com bactérias vivas atenuadas (BCG, *Salmonella typhi*) são sempre contraindicadas. Vacinas inativadas e vacinas virais atenuadas podem ser aplicadas, com exceção da vacina de febre amarela para LAD.

Imunodeficiências de complemento

- Estes pacientes não têm contraindicações à aplicação de vacinas, sejam elas inativadas, sejam vivas atenuadas. São especialmente recomendadas as vacinas contra bactérias encapsuladas (pneumococos, meningococos, *H. influenzae* B), sendo indicadas inclusive doses extras repetidas quando necessário (Quadro 3).

HIV-AIDS

- Os pacientes infectados pelo HIV sem alterações imunológicas ou sintomas clínicos da síndrome de imunodeficiência humana devem receber as vacinas indicadas para as suas idades o mais breve possível.
- Pacientes que têm clínica de imunodeficiência ou alterações imunológicas laboratoriais devem preferencialmente ter sua vacinação adiada, até que um grau satisfatório de reconstituição imune seja obtido com o tratamento antirretroviral, com o intuito de melhorar a resposta vacinal e reduzir o risco de efeitos adversos.
- A aplicação de vacinas de agentes vivos atenuados deve ser analisada individualmente em cada caso e contraindicada em caso de imunossupressão grave (categoria imunológica 3) (Quadro 4).

Pacientes com necessidade de transplante de células-tronco hematopoiéticas

- Pacientes candidatos a transplante de células-tronco hematopoiéticas (TCHC), que não estejam sob imunossupressão e cuja doença de base permita uma boa resposta imunológica, devem idealmente ser vacinados antes da realização do condicionamento para o transplante. Nesse caso as vacinas de agentes vivos atenuados devem ser realizadas ao menos 4 semanas antes do início da imunossupressão, e as outras vacinas, no mínimo 2 semanas antes. Mesmo assim, é esperado que o paciente perca a imunidade protetora no pós-transplante.
- Após o início do condicionamento para o TCHC, não se deve vacinar o paciente pelo menos até 6 meses após o transplante, podendo então ser liberada a vacinação com agentes inativados se a condição imunológica permitir e o paciente não estiver mais usando medicações imunossupressoras. Vacinas de agentes vivos atenuados só são liberadas ao menos 2 anos após o transplante, desde que o paciente não esteja imunossuprimido e não apresente doença do enxerto *versus* hospedeiro.

QUADRO 3 Recomendação para vacinação de pacientes com imunodeficiências primárias.

Categoria de IDP	Exemplo de imunodeficiência	Vacinas contraindicadas pelo Red Book, 2012	Eficácia e comentários, incluindo risco específico da vacina	Observação de imunologistas
Linfócitos B (humoral)	Defeitos humorais graves (p. ex., XLA, IDCV)	VOP, varíola, vacina atenuada da gripe, febre amarela, BCG, *Salmonella typhi* Considerar vacina contra sarampo Ausência de dados sobre vacinas de varicela e rotavírus	Eficácia a qualquer vacina é incerta se dependente apenas da resposta humoral; IGIV interfere com a vacina do sarampo e possivelmente da varicela Eficácia da pneumocócica 23-valente não documentada em deficiências humorais graves Considerar vacina do sarampo e varicela	Concordam com as recomendações para pacientes com XLA Infecções virais vacinais pouco relacionadas à IDCV
	Defeitos humorais menos graves (p. ex., deficiência de IgA, deficiência de subclasses de IgG)	VOP, BCG, febre amarela; demais vacinas de agentes vivos parecem seguras, mas merecem cuidado	Todas as vacinas são provavelmente eficazes; resposta imune pode ser fraca Vacina pneumocócica e Hib recomendadas	Concordam com as recomendações

(continua)

QUADRO 3 Recomendação para vacinação de pacientes com imunodeficiências primárias. (*continuação*)

Categoria de IDP	Exemplo de imunodeficiência	Vacinas contraindicadas pelo Red Book, 2012	Eficácia e comentários, incluindo risco específico da vacina	Observação de imunologistas
Linfócitos T (celular e humoral)	Defeitos completos (p. ex., SCID, síndrome de DiGeorge completa)	Todas contendo agentes vivos atenuados	Todas as vacinas serão ineficazes Vacina pneumocócica e Hib recomendadas	Concordam com as recomendações
	SCID pós-TCTH	Vacinas contendo agentes vivos a depender do *status* da reconstituição imunológica	Eficácia das vacinas depende do grau de imunossupressão Vacina pneumocócica, meningocócica e Hib são recomendadas	Avaliação cuidadosa da competência imunológica é necessária antes de qualquer vacina com agentes vivos
	Defeitos parciais (p. ex., maioria dos pacientes com síndromes de DiGeorge e de Wiskott-Aldrich, ataxia-telangiectasia)	BCG, *Salmonella typhi*, vacina atenuada da gripe, SCR, varicela, herpes-zóster, VOP, febre amarela, varíola, rotavírus	Eficácia das vacinas depende do grau de imunossupressão Vacinas pneumocócica, meningocócica e Hib são recomendadas	Evidências clínicas não apoiam a restrição de todas as vacinas com agentes vivos se documentado T CD4+ > 500/mm^3

(*continua*)

QUADRO 3 Recomendação para vacinação de pacientes com imunodeficiências primárias. (*continuação*)

Categoria de IDP	Exemplo de imunodeficiência	Vacinas contraindicadas pelo Red Book, 2012	Eficácia e comentários, incluindo risco específico da vacina	Observação de imunologistas
Complemento	Componentes do complemento, properdina e deficiência de fator B	Nenhuma	Todas as vacinas de rotina serão provavelmente eficazes Pneumocócica, Hib e meningocócica são recomendadas	De acordo
Função fagocítica	DGC, LAD, deficiência de mieloperoxidase	Vacinas com bactérias vivas (BCG e *Salmonella typhi*)	Todas as vacinas inativadas são seguras e provavelmente eficazes Vacinas de vírus vivos são seguras e provavelmente eficazes	De acordo
Defeitos do eixo IFN-gama-IL12	Suscetibilidade a infecção adquirida pela vacina BCG	BCG, *Salmonella typhi*	Ausência de relatos de infecção induzida por vacinas virais atenuadas, mas o cuidado é necessário	Poucos dados sobre vacinas contendo agentes vivos outros que a BCG

Fonte: Vallada MG, Dorna MB, 2018.

QUADRO 4 Categorias imunológicas da infecção pelo HIV em crianças e adolescentes menores de 13 anos.

Classificação imunológica	Idade na data do teste de CD4					
	< 1 ano		1 a < 6 anos		≥ 6 anos	
	Céls./µL	%	Céls./µL	%	Céls./µL	%
1	≥ 1.500	≥ 34	≥ 1.000	≥ 30	≥ 500	≥ 26
2	750 a 1.490	26 a 33	500 a 999	22 a 29	200 a 499	14 a 25
3	< 750	< 26	< 500	< 22	< 200	< 14

Fonte: Pereira MFB et al., 2017.

Medicações imunossupressoras

Corticoesteroides

- Quando há uso de corticoide sistêmico em doses altas por mais de 14 dias (equivalente a maior que 2 mg/kg de prednisona em crianças menores de 10 kg ou mais de 20 mg de prednisona em pacientes maiores), as vacinas de agentes vivos atenuados só devem ser administradas 4 semanas após o término do tratamento. Uso de corticoide tópico, injeções locais ou sistêmicas em doses baixas/fisiológicas não deve atrasar a vacinação.

Quimioterapia

- Idealmente, deve ser certificado que o paciente recebeu todas as vacinas recomendadas para sua idade antes do início do tratamento. Caso não tenha ocorrido, é possível vacinar até 2 semanas antes do início da quimioterapia, levando em consideração os riscos e benefícios de acordo com a condição imunológica do doente. Após o início do tratamento, não é indicada a vacinação, com exceção da *influenza* inativada, que pode ser realizada em alguns casos (quando não há uso de rituximabe ou quimioterapia de alta intensidade). A vacinação pode ser retomada 3 meses após o término do tratamento (ou 6 meses, se houver uso de anticorpos contra linfócitos B), e, como existe possibilidade de perda de resposta humoral, é interessante a avaliação sorológica de resposta às vacinas realizadas previamente (Quadro 5).

QUADRO 5 Resumo de medicações imunossupressoras e dosagens que provocam imunodeficiência secundária.

<table>
<tr><th>Classe de medicamentos</th><th>Medicação</th><th>Dose imunossupressora</th></tr>
<tr><td rowspan="2">Glicocorticoide</td><td>Altas doses</td><td>≥ 2 mg/kg/dia ou ≥ 20 mg/dia por mais de 2 semanas</td></tr>
<tr><td>Metotrexato</td><td>> 15 mg/m²/semana</td></tr>
<tr><td rowspan="6">Imunossupressores não biológicos</td><td>Ciclosporina</td><td>> 2,5 mg/kg/dia</td></tr>
<tr><td>Azatioprina</td><td>1 a 3 mg/kg/dia</td></tr>
<tr><td>Ciclofosfamida</td><td>0,5 a 2,0 mg/kg/dia</td></tr>
<tr><td>Leflunomida</td><td>0,25 a 0,5 mg/kg/dia</td></tr>
<tr><td>6-mercaptopurina</td><td>1,5 mg/kg/dia</td></tr>
<tr><td>Infliximabe (anti-TNF-alfa)</td><td></td></tr>
<tr><td rowspan="3">Imunossupressores biológicos</td><td>Rituximabe (atividade anticélula B)</td><td rowspan="3">Qualquer dose é considerada imunossupressora</td></tr>
<tr><td>Abatacepte (reduz ativação de célula T)</td></tr>
<tr><td>Tocilizumabe (anti IL-6)</td></tr>
</table>

Fonte: Pereira MFB et al., 2017.

Asplenia

- O paciente com asplenia anatômica ou funcional não apresenta contraindicações a qualquer tipo de vacina e deve ter atenção especial à vacinação para bactérias encapsuladas, como pneumococos, meningococos e *H. influenzae* do tipo B.
- Idealmente, ele deve receber as vacinas meningocócicas ACWY e B. No Brasil, é oferecida no Sistema Único de Saúde (SUS) a vacina meningocócica C para todas as crianças e para os pacientes de grupos de risco, além da vacina meningocócica ACWY aos 12 meses e para adolescentes de 11 e 12 anos.
- Sempre que possível, devem ser vacinados com vacina pneumocócica conjugada 13 valente. A vacina pneumocócica conjugada 10 valente é oferecida para todas as crianças no SUS. Após a vacinação com a vacina conjugada, devem receber a vacina pneumocócica polissacárida 23 valente, com uma dose de reforço 5 anos após a primeira dose. Essa vacina está disponível nos CRIE para esses pacientes.

- Esses pacientes devem receber a vacina pentavalente no calendário habitual (2, 4 e 6 meses) para garantir a proteção contra o *H. influenzae* do tipo B, e têm indicação de um reforço com vacina de *H. influenzae* B entre os 12 e 15 meses de vida, que é fornecido nos CRIE.

VACINAÇÃO EM FAMILIARES E COMUNICANTES

- Em geral, os contactantes dos pacientes com imunodeficiência devem receber as imunizações orientadas pelo calendário vacinal, sobretudo todas as vacinas inativadas. As poucas exceções são a vacina com vírus da poliomielite atenuado oral, que deve ser substituída pela vacina inativada em todas as pessoas que têm contato com imunodeficientes que não possam tomar essa vacina.
- A vacina de rotavírus pode ser aplicada em lactentes comunicantes de pacientes imunodeprimidos; porém, quando for o caso, o paciente deve evitar trocar as fraldas do lactente vacinado nas 4 semanas após a aplicação dessa vacina.
- As vacinas de vírus vivos atenuados como sarampo/caxumba/rubéola, varicela e febre amarela devem ser administradas nos familiares e cuidadores, pois o risco de transmissão de vírus vacinal é muito baixo (a exceção é de contactantes de pacientes com imunodeficiência combinada grave, como o SCID); porém, se houver suspeita de doença causada pelo vírus vacinal, os contactantes devem permanecer isolados dos pacientes até a resolução do quadro.
- É especialmente importante a vacinação anual com *influenza* inativada em todos os comunicantes que têm contato com pacientes com imunodeficiência.

PRESCRIÇÃO NA PRÁTICA

Exemplo de prescrição (cada caso deve ser avaliado individualmente e a decisão deve ser tomada pelo médico responsável pelo caso).

- Um paciente de 2 anos comparece à consulta ambulatorial referindo que possui alergia ao ovo, com dois episódios de anafilaxia na vida, o último há 5 meses. Possui exames laboratoriais com IgEs específicas positivas para ovo e suas proteínas (ovoalbumina e ovomucoide). Ao checar sua carteira vacinal, nota-se que ele não recebeu as vacinas

(continua)

(continuação)

de *influenza* e febre amarela. A mãe refere que tinha medo dessas vacinas, pois um médico a informou que poderiam causar reações. Nega outras queixas, não apresenta alterações ao exame físico e tem bons desenvolvimento e crescimento.

- O paciente é encaminhado para aplicação da vacina de *influenza* numa unidade de saúde com capacidade para reconhecimento e tratamento de reações alérgicas graves, e orientado a permanecer sob observação por pelo menos 1 hora após a aplicação da vacina. Ele a recebe sem intercorrências, não apresentando qualquer tipo de reação.
- O paciente é encaminhado ao alergista e imunologista para avaliação referente à aplicação da vacina de febre amarela. Apresenta teste cutâneo positivo ao ovo e teste intradérmico positivo à vacina de febre amarela. É optado então, em conjunto com a família, pela aplicação fracionada da vacina, em ambiente apto ao reconhecimento e tratamento de reações graves como anafilaxia. A criança recebe a vacina em doses fracionadas (0,05 mL em diluição de 1/10 – 0,05 mL – 0,15 mL – 0,3 mL), sob observação, e não apresenta qualquer reação após.

REFERÊNCIAS

1. Brasil. Ministério da Saúde. Manual dos Centros de Referência para Imunobiológicos Especiais. 5th ed. Brasília, DF: Ministério da Saúde; 2019.
2. Brasil. Ministério da Saúde. Secretaria de Vigilância em Saúde e Ambiente. Departamento de Imunizações e Doenças Imunopreveníveis. Manual dos Centros de Referência para Imunobiológicos Especiais. Coordenação-Geral do Programa Nacional de Imunizações. 6th ed. Brasília, DF: Ministério da Saúde; 2023. 176 p.
3. Brasil. Ministério da Saúde. Secretaria de Vigilância em Saúde e Ambiente. Departamento do Programa Nacional de Imunizações. Manual de Normas e Procedimentos para Vacinação. 2nd ed. Brasília, DF: Ministério da Saúde; 2024. 294 p.
4. Hall E, Wodi P, Hamborsky J, Morelli V, Schillie S, editors. Epidemiology and Prevention of Vaccine-Preventable Diseases: The Pink Book. 14th ed. Washington, D.C.: Public Health Foundation; 2021.
5. Pereira MFB, Barrientos ACM, Borrelli VLM. Vacinação na criança imunodeprimida. In: Marques HHS, Sakane PT. Infectologia. 2nd ed. Barueri: Manole; 2017.
6. Prefeitura Municipal do Rio de Janeiro. Guia Rápido de Vigilância em Saúde: Imunobiológicos Especiais e Suas Indicações. 2024. 34p. https://epirio.svs.rio.br/wp-content/uploads/2024/05/Livro_ImunobiologicosEspeciais_PDFDigital_2024.pdf.

7. Sociedade Brasileira de Imunizações. Calendários de Vacinação: Pacientes Especiais. https://sbim.org.br/images/calend-vacinacao-pacientes-especiais-2025-250821.pdf_2025-08-21.pdf.
8. Sociedade Brasileira de Imunizações. Calendários SBIm de vacinação. https://sbim.org.br/calendario-de-vacinacao.
9. Sociedade Brasileira de Imunizações. Guia de Imunizações SBIm/ASBAI – Asma, Alergia e Imunodeficiências 2020-2021. São Paulo: ASBAI; 2020.
10. Vallada MG, Dorna MB. Vacinação do paciente alérgico e imunodeficiente. In: Pastorino AC, Castro APBM, Carneiro-Sampaio M. Alergia e imunologia para o pediatra. 3rd ed. Barueri: Manole; 2018.

Índice remissivo

A

B

C

D

E

F

G

H

I